KB040874

미라클 브레인 푸드

This Is Your Brain on Food:
An Indispensable Guide to the Surprising Foods
that Fight Depression, Anxiety, PTSD, OCD, ADHD, and More
by Uma Naidoo, MD
Originally Published by Little, Brown Spark,
an imprint of Little, Brown and Company,
a division of Hachette Book Group, Inc., New York.

Copyright © 2020 by Uma Naidoo
All rights reserved.

Korean Translation Copyright © 2021 by The Business Books and Co., Ltd.
This edition published by arrangement with Little, Brown and Company, New York
through EYA(Eric Yang Agency), Seoul.

이 책의 한국어판 저작권은 EYA(Eric Yang Agency)를 통해
저작권자와 독점 계약을 맺은 (주)비즈니스북스에게 있습니다.
저작권법에 의해 국내에서 보호를 받는 저작물이므로 무단 전재와 복제를 금합니다.

망가진 정신 건강을 회복시키는 음식의 놀라운 힘

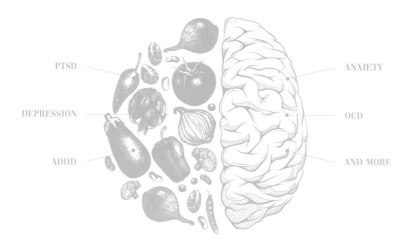

PTSD

DEPRESSION

ADHD

ANXIETY

OCD

AND MORE

미라클
브레인 푸드

우마 나이두 지음 | 김지혜 옮김

북라이프

옮긴이 **김지혜**

연세대학교에서 심리학을 전공하고 서울대학교 경영전문대학원(MBA)에서 석사 학위를 받았다. 음악 회사에서 전략 기획, 매출 관리 업무를 수행하던 중 숫자가 아닌 글로 소통할 수 있는 방법을 고민하다 번역의 길에 뛰어들었다. 글밥아카데미 출판번역과정 수료 후 바른번역 소속 번역가로 활동 중이다. 옮긴 책으로는 《빅 워크》, 《사람들은 왜 스타벅스로 가는가?》, 《마음을 고치는 기술》, 《지금, 인생의 체력을 길러야 할 때》 등이 있다.

미라클 브레인 푸드

1판 1쇄 발행 2021년 5월 28일
1판 2쇄 발행 2021년 6월 25일

지은이 | 우마 나이두
옮긴이 | 김지혜
발행인 | 홍영태
발행처 | 북라이프
등 록 | 제313-2011-96호(2011년 3월 24일)
주 소 | 03991 서울시 마포구 월드컵북로6길 3 이노베이스빌딩 7층
전 화 | (02)338-9449
팩 스 | (02)338-6543
대표메일 | bb@businessbooks.co.kr
홈페이지 | http://www.businessbooks.co.kr
블로그 | http://blog.naver.com/booklife1
페이스북 | thebooklife
ISBN 979-11-91013-24-5   03510

* 잘못된 책은 구입하신 서점에서 바꾸어 드립니다.
* 책값은 뒤표지에 있습니다.
* 북라이프는 (주)비즈니스북스의 임프린트입니다.
* 비즈니스북스에 대한 더 많은 정보가 필요하신 분은 홈페이지를 방문해 주시기 바랍니다.

비즈니스북스는 독자 여러분의 소중한 아이디어와 원고 투고를 기다리고 있습니다.
원고가 있으신 분은 ms2@businessbooks.co.kr로 간단한 개요와 취지, 연락처 등을 보내 주세요.

작고하신 사랑하는 우리 아버지와 파인타운 할머니,
내 삶에서 최고로 중요한 조언을 남겨 준 우리 엄마,
이 책을 세상에 선보일 수 있게 한 장본인인 남편에게
이 책을 바칩니다.

예로부터 동양 의학에서는 의식동원醫食同源이라는 인식이 전해 내려왔다. 식사와 질병 치료는 인간의 건강을 유지하기 위한 것으로 그 근원이 동일하다는 의미다. 이러한 인식에 따라 전통 의학에서는 식사를 개선하여 질병을 치료하려는 접근법이 사용되어 왔다. 서양 의학의 아버지로 불리는 히포크라테스가 말한 의료의 윤리적 지침인 '히포크라테스 선서'에도 "나는 나의 능력과 판단에 따라 환자를 이롭게 하기 위해 섭생법(식사요법)을 사용하겠다."라는 내용이 있다. 이러한 전통이 현재까지 이어져 서양 의학에서도 당뇨병, 이상 지질 혈증, 심혈관 질환, 암 등 대부분의 질환 치료에서 식이요법이 중요한 부분을 차지하고 있다.

출판사로부터 이 책의 감수를 의뢰받았을 때 고민을 많이 했던 것이 사실이다. 지난 30여 년간 비만, 대사질환 등을 치료하면서 가장 역점을 두었던 치료법 중 하나가 식사 처방이었다. 그러므로 식사가 질병과 밀접한 관련이 있다는 것은 잘 알고 있지만, 정신 질환을 치료하고 개선하기 위해 식이요법을 사용한다는 개념은 생소하고 조심스러웠기 때문이다. 고민 끝에 원고 내용을 읽어 보고 감수 여부를 결정하겠다고 양해를 구했다. 원고를 받아 내용을 읽어 나가면서 우려는 기쁨으로 바뀌었고 즐거운 마음으로 감수를 수락하게 되었다.

이 책의 저자는 정신과 의사이자 영양학자이자 수련을 거친 전문 요리사다. 이 책에서는 뇌와 장의 아주 복잡 미묘한 관계와 마찬가지로 식단과 정신 건강 역시 서로 불가분의 관계이며 이는 쌍방향으로 전개된다고 설명하고 있다. 즉 바람직한 식단을 선택하지 않는 경우가 잦으면 정신 건강 문제로 이어지고, 그 결과 초래된 정신 건강 문제가 더 나쁜 식습관으로 이어진다. 따라서 이러한 악순환의 고리를 끊어야 정신 질환이 치료될 수 있다. 정신 의학과 영양학 그리고 조리 기술에 대한 지식으로 무장한 저자는 영양 정보와 생활 방식을 임상 작업에 통합시키면서 전인·통합적 정신 의학 접근법을 만들었고 미국 최초로 매사추세츠 종합 병원에 영양 및 생활 정신 의학 프로그램을 개설했다.

이 책의 장점은 의·과학적인 근거에 기반을 두어 입증된 사실만 제시하고 정신 질환 치료에 있어서 식이요법이 기여할 수 있는 부분을 명확하고 균형감 있게 소개하고 있다는 점이다. 따라서 단순히 저자의 주장이 아닌 다양한 관련 연구 결과를 통해 식단이 정신 질환의 예방과 치료에 미치는 영향을 함께 소개한다.

음식이 우리 뇌에 직간접적으로 영향을 미친다는 사실은 이미 잘 알려져 있다. 섭취한 음식이 장내 미생물총에 의해 발효되고 소화 및 흡수되면 신경 전달 물질인 세로토닌, 도파민 같은 물질에 직접 영향을 미친다. 이러한 신경 전달 물질은 뇌로 이동하여 우리가 생각하고 느끼는 방식은 물론이고 정신 질환의 발생과 악화에 영향을 미친다. 따라서 어떤 음식을 선택하여 섭취하는가에 따라 장내 유익균의 성장을 촉진하거나 억제함으로써 정신 질환을 치료하는 데 도움을 줄 수 있다.

하나 아쉬운 점은 저자가 모든 식단을 과학적인 연구 결과에 근거하여 제시했기에 임의로 우리 식탁에 흔한 음식으로 식단을 바꾸는 것이 불가능했다는 점이다.

그럼에도 불구하고 이 책의 내용이 정신 질환으로 고통받는 많은 이에게 큰 도움이 되리라 믿기에 적극 추천하는 바이다.

성균관 의대 강북삼성병원 가정의학과 강재헌 교수

식품 영양과 정신 의학은 언뜻 썩 잘 어울리는 조합이 아닌 듯하다. 프로이트Sigmund Freud 박사가 가죽 소파에 앉아 담배 파이프를 물고 있는 모습을 상상해 보라. 이때 프로이트가 진단서에 연어 구이 레시피를 갈겨 적고 있지는 않았을 것이다. 내 경험에 비추어 보건대 정신과 의사들은 환자에게 약을 처방하거나 다른 종류의 치료를 받을 수 있도록 소개서를 써 주지 환자가 진료실 소파에 드러눕게 된 원인을 해결하는 데 어떤 음식이 도움 될지 안내하지는 않는다. 물론 요즘은 음식이 심장, 환경 그리고 가장 중요한 허리 사이즈에 어떤 영향을 미치는지 꾸준히 그리고 꼼꼼하게 챙기는 사람이 많다. 그럼에도 우리는 여전히 음식이 뇌에 미치는 영향에 대해서는 생각하지 않는다.

식품 영양과 정신 건강의 연관성을 단번에 이해하기 어려울 수 있다. 하지만 이 두 분야야말로 현대인의 건강 문제를 이해하기는 위한 주요한 열쇠다. 의학 지식과 기술력이 과거 그 어느 때보다 좋아졌음에도 여전히 정신 질환과 불량한 식습관으로 인한 건강 문제는 충격적일 정도로 흔하다. 매해 미국 성인 다섯 명 중 한 명은 정신 질환 진단기준을 충족한다. 향후에 정신 질환 기준을 충족할 가능성이 다분한 미국인의 비율도 46퍼센트에 달한다. 비만 진단을 받은 미국인은 전체 인구의 37퍼센트, 과체중 인구의 비율은 32.5퍼센트다. 이 둘을 합치면 대략 70퍼센트에 가까운 미국인이 적정 체중을 넘어선 상태다. 게다가 미국인 2310만 명은 당뇨병 진단을 받은 상태이며 아직 진단을 받지 않은 미확인 환자도 720만 명에 이르리라 추정된다. 이를 다 합치면 총 3030만 명으로 이는 미국 인구의 약 10퍼센트에 육박한다.

이 책의 기반인 뇌와 장의 아주 복잡미묘한 관계와 마찬가지로 식단과 정신 건강 역시 서로 불가분의 관계이며 이 관계는 쌍방향으로 전개된다. 즉 바람직한 식단을 선택하지 않는 경우가 잦으면 이는 정신 건강 문제로 이어지고 그 결과 망가진 정신 건강이 다시 형편없는 식습관으로 이어지는 식이다. 아무리 많은 약물 및 심리 치료를 해도 영양 문제를 해결하지 않으면 우리 사회에서 정신 문제가 늘어나는 상황을 막을 수 없다.

식습관과 정신 건강의 망가진 관계를 복구하는 일은 사회 차원에서도 분명 중요하지만 개인 차원에서도 결정적 차이를 만들어 낸다. 이는 단순히 정신 질환으로 힘들어 하는 사람에게만 해당하는 이야기가 아니다. 우울증이나 불안증으로 정신 건강 전문가를 만난 경험의 유무는 개인마다 다르지만 슬픔이나 초조함은 모두가 경험하는 감정이다. 우리는 크든 작든 강박과 트라우마를 겪는다. 일상에서 예리한 집중력과 기억력을 유지하고 싶어 하며 달콤한 숙면과 만족스러운 성생활을 원한다.

이 책에서 나는 식습관을 활용해 어느 면에서건 건강하고 만족스러운 정신 상태에 도달할 수 있는 방법을 보여 주고자 한다.

사람들은 내가 정신과 의사이자 영양학자이자 수련을 거친 전문 요리사라고 하면 아주 어렸을 때부터 요리를 했고 뒤늦게 의학에 관심을 보였으라 짐작한다. 하지만 오히려 그 반대다. 사실 비교적 늦게 요리를 배웠다. 나는 남부 아시아 출신 대가족에서 성장했는데 할머니와 이모, 엄마, 심지어 시어머니까지 모두 아주 훌륭한 요리사였다. 덕분에 나는 전혀 요리를 할 필요가 없었다! 전문의 자격을 두 개나 갖췄을 뿐 아니라 훌륭한 요리사이자 제빵사이기도 했던 엄마 덕분에 나도 빵 만들기에는 어느 정도 관심이 있었다. 어쩌면 재료를 정확하게 계량했던 경험이 과학을 향한 애정의 뿌리가 되었을 수 있다. 하지만 제빵 외에 부엌에서 하는 다른 일들은 기꺼이 가족들에게 맡겨 두었다.

하버드 대학교에서 정신과 전문의 수련을 받기 위해 보스턴으로 이사 왔을 때 나는 대가족의 사랑과 온기 그리고 고향을 상징하는 맛있는 음식들로부터 완전히 분리된 느낌이었다. 동시에 새로운 도시에서 자리 잡기 위해서는 요리를 배워야 한다고 생각했다. 남편은 이미 훌륭한 요리사였지만 나는 일부러 남편을 부엌에서 쫓아내고(적어도 남편은 이 농담을 좋아한다. 사실 남편이야말로 소중한 요리 안내자이자 혹독하리만치 냉정한 기미 상궁이었다.) 이전에 배웠던 레시피 몇 개를 시도하기 시작했다.

요리 영감을 얻기 위해 나는 파인타운Pinetown 할머니라 불렀던 우리 외할머니를 떠올렸다. 내가 아주 어렸을 때 엄마가 의대 수업을 들으러 가면 나는 할머니가 요리하시는 것을 지켜보곤 했다. 세 살이 되자 뜨거운 불판이나 오븐 근처만 아니면 할머니 가까이에서 모든 요리 과정을 지켜볼 수 있었다. 우리는 텃밭에서 신선한 채소를 따는 일로 하루를 시작했고 점심에는 그 채소로 식탁을 차린 뒤 이야기를 나누며 식사를 하고 낮잠을 자곤 했다.

보스턴에 막 자리를 잡아 가던 당시에는 케이블 방송 역시 사치였기에 공영 방송만 볼 수 있었다. 하지만 그 덕분에 감격 그 자체라 할 수 있는 인물 줄리아 차일드Julia Child를 알게 되었다. 그녀는 오믈렛 만들기부터 시작해 정통 프랑스 요리법을 가르쳐 주었다. 그녀는 요리를 하는 데 큰 용기를 불어넣어 주었고 연구 활동으로 바쁜 남편 때문에 혼자서 외롭게 보내야 했던 긴 시간 동안 친구가 되어 주었다. 느리지만 꾸준히 요리는 나의 일부로 자리 잡기 시작했고 레지던트로 일할 당시에는 엄청난 압박감으로부터 숨통을 틔워 주었다.

심지어 정신과 수련의로 일을 하기 시작한 후에도 요리를 향한 나의 열정은 수그러들지 않았다. 남편은 이런 나에게 미국 조리 전문 학교Culinary Institute of America에 다녀 볼 것을 권했고 그렇게 듣게 된 요리 수업은 무척 만족스러웠다. 하지만 의사로서 바쁜 나날을 보내야 했기 때문에 꾸준히 통학하기가 어려웠다. 그래서 집으로부터 다소 멀리 떨어진 CIA 대신 보스턴에 있는 훌륭한 조리 학교인 케임브리지 조리 기술 학교Cambridge School of Culinary Arts에 등록했고 정신 의학과 요리 모두에 매진하리라 다짐했다.

나는 TV 속 의학 드라마가 의료계 실상과는 동떨어진 매력적인 모습만을 보여 주는 것과 달리 프로 요리사의 세계는 드라마에서 묘사하는 상황이 실제로 벌어지는 곳이라는 걸 금세 깨달았다. 고든 램지 Gordon Ramsay만큼 입이 험하지는 않을지 몰라도 총주방장이 고함치거나 소리 지르는 일은 예사였다. 그런 상황에 스트레스를 받을 때도 있었지만 내가 친 머랭이 완벽한 형태를 유지할 때 혹은 흠잡을 데 없이 만들어진 콩소메Consommé 수프(두 종류 이상의 육류를 삶아 낸 물에 간을 한 말간 수프—편집자)의 깊은 풍미를 느낄 때 또는 내가 만든 파테Pâté (고기나 생선 등을 야채와 함께 갈아서 차가운 무스 형태로 빵 등에 발라 먹는 요리—옮긴이)가 버터크림만큼 부드러운 질감으로 완성되었을 때의 만족감으로 이겨 낼 수 있었다.

나는 이 모든 일을 병원에서의 수련 과정과 동시에 해냈다. 돌이켜 보면 어떻게 그 일을 다 했는지 모르겠다. 요리 학교의 필기시험 공부를 하면서 저녁을 먹을 때도 많았다. 수업이 끝나면 밀린 업무 처리와 이메일 확인, 처방전 작성과 부재중 전화에 답변하느라 시간이 어떻게 가는지조차 몰랐다. 어쨌든 나는 해냈다. 이제 와 생각하면 두 세계를 향한 열정이 나를 이끌어 주었던 것 같다. 진심으로 정신 의학과 요리를 똑같이 사랑한 덕분이다.

이 시기를 거치면서 음식의 영양학적 가치에 더 매료되었다. 항우울제 때문에 살이 찐다고 불평하는 환자들에게 달콤한 커피 한 잔에 얼마나 많은 크림과 설탕이 들어가는지 적극적으로 이야기하기 시작했다. 영양 성분에 대한 지식을 늘리고 현장에서 좀 더 자신 있게 식습관에 관해 조언할 수 있도록 조리 학교 졸업 후 영양 과학 프로그램까지 수료했다.

정신 의학과 영양학 그리고 조리 기술에 대한 지식으로 무장한 나는 영양 정보와 생활 방식을 임상 작업에 통합하면서 나만의 고유한 전인·통합적 정신 의학 접근법을 다듬어 나갔다. 이 방식은 내 업무의 청사진이 되었고 결국 미국 최초로 매사추세츠 종합 병원Massachusetts General Hospital에 영양 및 생활 정신 의학 프로그램Nutritional and Lifestyle Psychiatry Program을 개설함으로써 그 정점을 찍었다.

전문 분야에서 그토록 많은 훈련을 하고 경험을 쌓았음에도 영양 정신 의학Nutritional Psychiatry에 관한 지식은 내가 직접 그 힘을 경험한 후에야 비로소 완성되었다. 몇 년 전 나는 베벌리힐스의 최고급 호텔에서 반짝반짝 비치는 햇살을 바라보며 책을 읽다 스르르 낮잠에 빠져드는 게 얼마나 기분 좋은 일인지 몸소 만끽하고 있었다. 남편의 생일을 맞아 아주 오래도록 기다렸고 또 충분히 누릴 만하다고 생각한 행복한 주말을 즐기는 중이었다. 언제부턴가 남편 생일마다 우리는 연례행사처럼 일상에서 벗어나 휴식을 취하며 삶을 재정비하곤 했다.

낮잠을 자려고 자리 잡고 누워 책을 한쪽으로 치우다가 평소에는 거의 손댈 일 없는 가슴께를 긁적였다. 혹이 만져졌다. 처음에는 피곤해서라고 생각했다. 하지만 다시 한번 만져 본 뒤 자리에서 벌떡 일어났다. 믿을 수 없었다. 멍울이 만져졌고 이건 암이었다. 내 진단의 정확성을 의심하고 싶었지만 의사로서 그럴 수 없었다.

보스턴으로 돌아온 나는 일주일 만에 진단을 받았다. 그 짧은 시간 동안 수많은 검사와 진료 예약이 정신없이 휘몰아쳤다. 세계적으로 손꼽히는 최고의 의료 서비스를 이용할 수 있다는 사실에 얼마나 감사했는지 모른다. 친구와 동료들이 도와주기는 했지만 나는 인생에서 처음으로 꿈에도 생각지 않았던 상황을 마주해야 했다. 누구도 자신이 암에 걸릴 것이라고는 예상하지 못하는 법이다. 무력감이 덮쳐 왔다. 살면서 무엇을 잘못했는지 끊임없이 생각했다. 다행히도 대대로 물려받은 강력한 힌두교 뿌리 덕분에 상황을 새롭게 바라볼 수 있었다. 할머니와 엄마가 어릴 때부터 내게 해 주었던 말을 다시금 전해 주었다. "이건 네가 반드시 마주해야 하는 네 업보의 일부란다. 이를 인정하고 자비로운 마음으로 다루어라. 신에 대한 믿음을 가지고 말이야. 그러면 모든 것이 다 잘될 거야." 물론 나를 포함한 가족 모두 엄청난 충격에 빠졌지만 이 가르침은 진실로 마음을 울렸다.

그러나 여전히 나는 감정을 추스르느라 애를 먹었다. 정신과 전문의로서의 경험은 뇌를 휘젓는 감정의 소용돌이를 잠재우는 데 아무런 도움이 되지 않았다. 의사로 살면서 처음으로 병이 초래할 결과를 통제하는 데 실패했다. 완전히 속수무책이었다. 내가 할 수 있는 일이라곤 혈액 검사를 위해 팔을 뻗는 것밖에 없었다. 그리고 머지않아 지금처럼 똑같이 팔을 뻗어 항암 화학 요법을 위한 약물을 대량으로 투여받게 될 터였다. 처음에는 절망과 공황 상태에 빠져 있었지만 나중에는 아무런 감정이 느껴지지 않는 상태가 되었다. 웃음도 눈물도 나지 않았고 공포나 즐거움도 느껴지지 않았다. 내면의 깊숙한 감정까지 다 빠져나간 것 같았다.

첫 항암 치료를 받는 날 아침에 마음을 진정시키고자 강황차 한 잔을 마시기로 했다. 나는 어떻게 삶이 이토록 순식간에 180도 바뀔 수 있는지 끝없이 곱씹었다. 용기를 내려고 애썼지만 두렵고 떨렸다. 항암 치료에 성공하게 되더라도 어떤 끔찍한 부작용을 겪게 될지 아주 잘 알고 있었다. 그런데 전기 포트의 전원을 탁 켜는 순간 마치 만화에서처럼 내 머릿속 작은 전구에도 불이 들어왔다. "나는 요리할 줄도 알고 몸에 대해서도 잘 알아. 그러니 식생활을 조절하면 건강을 되찾을 수 있을 거야."

영양 정신 의학 전문가의 결심치고는 유치해 보일 수도 있다. 하지만 환자로서의 입장은 의사일 때와는 완전히 다를 수밖에 없었다. 특히 그동안 나는 운이 좋게도 언제나 건강했기에 더더욱 그랬다. 하지만 이렇게 된 이상 암이 나를 어떻게 괴롭히든 건강한 음식을 챙겨 먹음으로써 내 몸과 마음을 보살피리라 결심했다.

그 후 16개월은 항암 화학 요법과 수술 그리고 방사선 치료가 쉴 틈 없이 몰아치는 시간이었다. 내 동료였던 종양 내과 의사는 내가 화학 요법 치료를 받을 때마다 어떤 먹을거리를 챙겨 왔는지 묻곤 했다. 그럼 나는 점심 도시락을 꺼내 프로바이오틱스가 풍부한 요거트와 베리류, 아몬드밀크와 케피르ₖₑfir(동유럽권에서 먹는 우유 발효 음료의 일종—옮긴이), 다크초콜릿으로 만든 영양 가득한 스무디를 보여 주었다. 이렇게 챙겨 먹은 덕분에 치료 내내 한 번도 메스꺼움을 느끼지 않았다. 여러 약물을 쓰면서 부작용 때문에 체중이 오락가락했고 이에 따라 식욕도 들쑥날쑥했지만 약 때문에 미각이 변했을 때도 좋아하는 음식을 찾아 먹었다.

항암 치료라는 무차별적인 집중포화에도 불구하고 나는 놀라울 정도로 건강하다는 느낌이 들었다. 끝이 보이지 않는 치료를 받으면서도 나름대로 기운을 차리는 방법을 찾아냈다. 고백건대 아픈 신체를 감당하는 일보다 더 어려웠던 것은 바로 정신 건강을 최상의 상태로 유지하는 것이었다. 그리고 이번에도 음식이 또렷하고 긍정적인 감정 상태를 유지하는 데 결정적인 역할을 해 주었다. 나는 커피도 끊고 와인도 포기했다. 집에선 직접 깨끗이 씻어서 준비한 신선한 과일을 먹었다. (달ₐₐₗ이라고도 불리는) 속이 편안한 인도식 고단백 고섬유질 렌틸 스튜에 엽산이 풍부한 시금치를 더해 먹었다.(404쪽 참고) 항암 치료를 받고 온 목요일 저녁에는 나에게 주는 보상으로 맛있는 핫초코 한 잔을 타 마시며 치유의 시간을 가졌다. 이런 것들이 그다음 치료를 기다릴 명분이 되어 주었다. 건강에 안 좋은 칼로리는 섭취하지 않도록 신중하고 현명하게 음식을 선택했다. 체력적인 문제로 운동은 어려워서 짧은 산책을 규칙적으로 했는데 몸을 움직이면 엔도르핀이 증가해서 기분이 좋아졌다. 화학 요법 치료를 받는 매주 목요일 즈음이면 생겨나는 불안감과 화학 요법이 진행되는 동안 나를 덮쳤던 보스턴의 어두컴컴한 겨울 날씨에 맞서 나는 기분 전환을 위한 식사에 신경을 썼다.

그동안 환자들에게 했던 여러 가지 추천 사항을 나 자신에게 직접 적용해 봄으로써 각 행위가 정신 건강을 어떻게 북돋우는지 직접 경험할 수 있었다. 이 과정은 나에게 큰 힘이 되었을 뿐만 아니라 '언행일치'를 직접 실천하는 시간이었다. 나는 내가 세운 전략들이 실제로 불안감을 정복하고 잠들 수 있도록 진정시키며 기분을 북돋우는지 스스로에게 실험해야 했다. 내가 성공 사례가 되리라는 확신은 없었지만 환자들에게 또 나 자신에게 나의 치료법으로 질병과 제대로 맞붙어 볼 기회를 줘야 한다는 느낌이 들었다.

또한 나는 암 덕분에 마음챙김을 깊이 받아들이고 삶의 방식에 대해 더욱 심도 있게 고찰할 수 있었다. 나는 대가족 속에서 부모님과 함께 규칙적인 명상을 하면서 성장했다. 인도의 고대 의학인 아유르베다Ayurveda 원칙은 삶 속에 자연스럽게 녹아들어 있었고 발레와 무용, 운동 역시 일상이었다. 암에 걸린 뒤에야 공부와 일에 매진했던 지난 수년 동안 이런 건강한 습관들에서 벗어났다는 것을 깨달았다. 친정 엄마는 다시 꾸준히 명상을 하길 권했다. 가장 친한 친구는 내가 예전에 발레 무용수였다는 점을 상기시켜 주었다. 덕분에 성인 발레 수업과 바르스타일Barre-style(발레 동작과 바를 활용한 스트레칭 및 근력 운동법—옮긴이) 수업에 다시 참석했다. 바쁘게 보냈던 지난날의 스트레스는 세포에까지 타격을 주었다. 생활 방식을 어떻게 꾸리는지가 삶을 풍요롭게 만드는 데 얼마나 중요한지 가슴 깊이 깨달았다. 일차원적인 방법이나 한 가지 원칙만 가지고는 몸과 마음이 건강한 삶을 누릴 수 없다. 우리는 복합적인 존재이므로 전체를 아우르는 관점으로 올바른 생활 습관을 실천해야 한다. 영양 정신 의학이 치료 과정의 중심이기는 하지만 식사 외 생활 방식 속 여러 요소에도 주의를 기울여야 한다.

이 글을 쓰고 있는 지금까지도 여전히 나는 암과 싸우고 있으며 이 사실을 아는 이는 많지 않다. 이제 막 화학 요법을 마쳤고 머리카락이 다시 자라기 시작했으며(어찌나 감사한지!) 매일 더 나아지리라는 기대를 품고 산책을 한다. 음식이 기분에 실제로 영향을 미친다는 점을 기억하면서 말이다.

내가 성장한 배경과 학교에서 배운 것, 임상 경험, 부엌에서 배운 지식 그리고 병에 이르기까지 모든 경험이 이 책을 쓰는 데 영감을 주었다. 앞으로 펼쳐질 이야기를 통해 여러분에게 영양 정신 의학이라는 흥미로운 분야를 소개하고자 한다. 뇌가 지닌 놀라운 능력을 극대화 하기 위해 어떤 식생활이 필요한지도 알려 주고 싶다.

우마 나이두

제1장 뇌와 장의 로맨스

제2장 우울증
: 프로바이오틱스, 오메가3, 지중해식 식이요법

제3장 불안
: 발효 음식, 식이섬유, 트립토판 미신

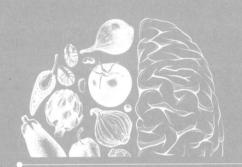

제 1 장

뇌와 장의
로맨스

내가 뜬눈으로 밤을 지새우는 경우는 그리 많지 않다. 잠을 워낙 좋아하는 까닭이다. 하지만 종종 잠들지 못하고 이리저리 뒤척일 때도 있다. 정신 의학 분야에서 그리고 의학계 전반에서 나무를 보는 데 정신이 팔려 숲을 보지 못한다는 생각이 들 때 그렇다.

물론 환자에게 찬물을 뿌리고 족쇄를 채우던 17세기나 18세기보다 많은 진전을 이루기는 했다. 야만적이던 그 시절에는 **광기**가 죄로 인한 것이라 여겼고 정신 질환을 앓는 환자는 감옥에 갇혀야 했다. 문명이 발달하면서 정신 질환자는 병원으로 옮겨졌다.[1] 문제는 정신 질환 환자의 골치 아픈 사고방식과 감정에 집중할수록 신체의 각 부분이 정신 질환과 깊은 관련이 있다는 사실을 간과하게 된다는 점이다.

항상 그랬던 것은 아니다. 2018년 역사학자 이언 밀러Ian Miller는 18~19세기경 많은 의사가 신체 부위들이 긴밀하게 연결되어 있다는 사실을 짐작하고 있었음에 주목했다.[2] 이들은 각기 다른 여러 장기 사이의 **신경적 교감**Nervous Sympathy에 대해 논하기도 했다.

하지만 19세기 후반에 들어서면서 이 같은 의사들의 관점에 변화가 생겼다. 의학이 전문화됨에 따라 무엇이 잘못되었고 어디를 고쳐야 하는지 결정하는 데만 매몰돼 신체 전반에 대한 큰 그림은 놓친 채 장기를 따로 떼어서 보기 시작한 것이다.

물론 의사들도 암이 다른 장기로 전이된다는 점, 전신 홍반성 루푸스Systemic Lupus Erythematosus 같은 자가 면역 질환이 체내 여러 장기에 영향을 미칠 수 있다는 점 정도는 알고 있었다. 하지만 멀리 떨어져 있는 장기들이 상당히 긴밀하게 영향을 주고받는다는 점은 무시해 버렸다. 병이라는 것은 언제든 한 다리 건너올 수도 있는데 말이다!

함께 협력해도 모자랄 판에 해부학자, 생리학자, 심리학자, 외과 의사가 서로 경쟁을 하자 문제는 더욱 심각해졌다. 이를 두고 1956년 영국의 한 의사는 이렇게 말했다. "경쟁자들이 저마다 서로 다른 치료법을 하도 시끄럽게 외쳐 대는 통에 환자가 듣고 깨닫기는커녕 귀가 먹을 지경이다."[3]

의학계에는 오늘날까지도 이런 풍조가 만연해 있다. 그래서 정신 건강에 문제가 발생했을 때 그 문제의 뿌리가 뇌에만 있지 않다는 사실을 간과하는 사람이 이토록 많은 것이다. 실제로 정신 질환은 뇌와 신체 영역 사이의 연결 고리가 최소 한 곳 이상 어긋났다는 신호다.

이런 연결 고리가 실재한다는 사실을 우리는 모두 잘 알고 있다. 우울증은 심장에 영향을 미친다. 부신에 병리적 문제가 생기면 공황 장애를 겪을 수 있다. 세균 감염이 혈류를 타고 빠르게 퍼지면 마치 정신 나간 사람처럼 보이기도 한다. 이처럼 몸의 병폐는 종종 마음의 동요로 나타난다.

이제 우리는 신체 질병이 정신 이상을 유발할 수 있음을 안다. 그리고 그 개념의 뿌리는 더욱 깊다는 사실도 안다. 뇌와 아주 멀리 떨어진 부위에 발생한 미묘한 변화에도 뇌는 바뀔 수 있다. 이러한 장거리 관계를 특히 긴밀하게 맺고 있는 기관이 뇌와 장이다. 현대 의학의 아버지라 불리는 히포크라테스는 이 둘의 연결 고리를 깨닫고 이렇게 경고했다. **소화 불량은 만악의 근원**Bad digestion is the root of all evil이며 **죽음은 장 속에 들어 있다**Death sits in the bowels고 말이다. 오늘날 우리는 그가 옳았음을 조금씩 깨닫고 있다. 아직 초기 단계이기는 하지만 뇌와 장의 관계는 최근 수년간 의학 분야에서 가장 다양하고 왕성하게 연구되는 주제로 영양 정신 의학 분야에 대단히 흥미로운 단서를 제공한다.

옛날 옛적에…

배아가 발달해 분화하는 것을 보고 있노라면 마치 만화경을 들여다보는 듯하다.

옛날 옛적에 정자 하나가 난자를 향해 여행을 떠났다. 범상치 않은 인연으로 그들은 하나가 되었다. 그 성공적인 결합 덕분에 우리가 잉태된 것이다. 엄마의 자궁에 포근하게 안착한 뒤 수정된 난자인 우리 (이제부터는 수정란Zygote이라 부르겠다.)는 변화하기 시작한다.

처음에는 수정란 바깥쪽 매끈한 표면이 잘 익은 산딸기처럼 갈라진다. 이 수정란은 시간이 지날수록 생물학적 주문에 따라 마법에 걸린 듯 모습을 바꾸어 마침내 아기의 형태를 띠게 된다. 아홉 달 후에는 심장과 내장, 폐, 뇌, 팔다리, 그 밖에 여러 훌륭한 신체 요소를 갖추고 세상에 존재를 알릴 준비를 마친다.

하지만 이 모든 일이 발생하기 전, 그러니까 우리가 세상에 등장할 준비를 마치기 전에는 뇌와 장이 뚜렷한 실체를 갖추지 못했고 두 기관은 하나였다. 뇌와 장 역시 몸속 다른 장기의 뿌리이기도 단 하나의 수정란에서 비롯되었기 때문이다.

뇌와 척수로 구성된 중추 신경계Central Nervous System는 신경 능선 세포Neural Crest Cells라 불리는 특수한 세포로부터 형성된다. 이 세포들은 발달 중인 배아의 내부를 광범위하게 이동하면서 장 신경계Enteric Nervous System라 불리는 체계를 형성한다. 장 신경계는 1억~5억 개의 뉴런을 포함하는데 이는 신체 내에서 가장 거대한 신경 집합체다. 그래서 장을 **제2의 뇌**라고 부르기도 한다. 이는 뇌와 장이 서로 그토록 강력한 영향을 주고받는 이유이기도 하다. 보기에는 서로 별개의 기관 같아도 이들의 뿌리는 결국 같다.

장거리 연애

나를 찾아온 한 환자는 마음을 다루는데 왜 장 이야기를 하냐며 혼란스러움을 내비쳤다. 두 장기가 서로 아무 상관없어 보였을 테니 그럴 만도 했다. 그녀는 이렇게 말했다. "어찌 됐든 뇌와 장은 멀리 떨어져 있잖아요."

뇌와 장의 관계는 과거에는 연결되어 있었고 현재는 서로 다른 부위에 위치한다고 정리할 만큼 단순하지 않다. 이들은 현재까지도 물리적으로 연결된 상태를 유지한다.

부랑자 신경 Wanderer Nerve이라고도 불리는 미주 신경Vagus Nerve은 뇌간에서 장까지 이동해 장과 중추 신경계를 연결한다. 이 신경이 장에 도달하면 작은 실 같은 형태로 풀어지는데 마치 복잡하게 짜인 스웨터처럼 불규칙한 무늬를 그리며 내장 전체를 감싼다. 미주 신경은 장벽腸壁을 관통하기 때문에 음식을 소화하는 데 반드시 필요하다. 그보다 더 중요한 미주 신경의 핵심 기능은 바로 뇌와 장이 신경 신호를 주고받을 수 있도록 함으로써 둘 사이에 꼭 필요한 정보를 전달하는 것이다. 뇌와 장 사이에서 신호가 양방향으로 오가는 덕분에 두 장기는 평생에 걸친 동반자가 되었다. 이것이 바로 뇌와 장이 나누는 로맨스의 기초다.

화학적 끌림

그렇다면 뇌와 장은 어떻게 미주 신경을 통해 메시지를 전달할까? 뇌와 장이 모종의 생물학적 전화기를 통해 서로 **통화를 한다**고 상상하면 이해하기 조금 쉬울까? 하지만 이 표현은 신체의 의사소통 체계가 가진 복잡함과 우아함을 묘사하기엔 부족하다.

기본적으로 모든 체내 의사소통은 화학 작용이다. 두통이 생겼다고 가정해 보자. 두통을 해결하기 위해 약을 삼키면 내가 삼킨 약은 그대로 장까지 내려가 소화 흡수되기 시작하고 약에 포함된 화학 물질은 장에서 혈류를 타고 뇌로 이동한다. 뇌에 도착한 화학 물질은 염증 반응을 줄이고 경직된 혈관을 풀어 준다. 이처럼 화학 물질이 뇌에서 성공적으로 효과를 보이면 우리는 통증으로부터 벗어날 수 있다.

장에서 생성된 화학 물질 역시 약에 들어 있는 화학 물질과 같은 방식으로 뇌에 도달한다. 또 뇌에서 생성된 화학 물질도 동일한 방식으로 장에 도달할 수 있다. 양방향 통행인 셈이다.

이러한 화학 물질은 (내분비계의 도움을 받는) 뇌의 주요 신경계에서 생성된다. 뇌와 척수로 구성된 중추 신경계, 교감 신경 및 부교감 신경으로 구성된 자율 신경계Autonomic Nervous System, 시상 하부와 뇌하수체, 부신으로 구성된 시상 하부 뇌하수체 부신축Hypothalamic-pituitary-adrenal Axis이 이에 속한다.

중추 신경계는 도파민, 세로토닌, 아세틸콜린과 같이 기분을 조절하고 사고와 감정을 처리하는 데 필수적인 화학 물질을 생성한다. 세로토닌은 우울감과 불안감을 느끼는 사람의 뇌에 부족한 주요 화학 물질로 뇌-장 연결 축을 통제하는 데 핵심 역할을 담당한다. 기분과 감정을 통제하는 역할 때문에 사람들 사이에서 가장 많이 회자되는 뇌 화학 물질 중 하나이지만 세로토닌 수용체의 90퍼센트가 장에 위치하고 있다는 사실을 아는 이는 많지 않다. 실제로 일부 학자들은 뇌의 세로토닌 부족에 장이 지대한 영향을 미친다고 본다. 이와 관련해서는 나중에 좀 더 자세히 살펴보겠다.

자율 신경계는 생존을 위한 필수 기능을 광범위하게 담당하고 있으며 이는 대부분 비자발적인 기능들이다. 예컨대 심장이 계속 뛰거나 호흡하는 것, 음식물을 소화하는 것은 모두 자율 신경계가 작용한 결과다. 어두운 방에서 더 많은 빛을 수용하기 위해 동공을 확장하는 것 또한 마찬가지다. 무엇보다 자율 신경계의 핵심 기능은 신체적 위협을 받는 상황에서 투쟁-도피 반응을 조절한다는 것이다. 이는 본능적인 위험 대응 체계로 안전이나 목숨을 위협받는 상황에서 몸 전체에 호르몬 및 생리 반응을 폭발적으로 쏟아 내는 반응이다. 나중에 살펴보겠지만 장은 특히 아드레날린과 노르아드레날린Noradrenaline(또는 에피네프린과 노르에피네프린) 호르몬 조절을 통해 투쟁-도피 반응에 지대한 영향을 미친다.

시상 하부 뇌하수체 부신축은 스트레스 대응 체계의 또 다른 핵심 영역이다. 이 축에서 생성되는 호르몬은 스트레스 호르몬이라고도 불리는 코르티솔의 분비를 자극한다. 코르티솔은 신체의 스트레스 대처 능력을 키워 어려운 상황에 대처하는 데 필요한 추가 에너지를 대폭 공급한다. 일단 위험 상황이 지나가면 코르티솔은 정상 수준으로 돌아온다. 장은 코르티솔 분비에 매우 중요한 역할을 수행하며 몸이 스트레스에 효과적으로 대응하도록 돕는다.

건강한 신체에서는 이러한 뇌 화학 물질 덕분에 뇌와 장이 자연스럽게 연동해 작동할 수 있다. 물론 다른 섬세한 체계에서 그러하듯 상황이 잘못되는 경우도 있다. 화학 물질이 너무 많이 생성되거나 혹은 부족해져서 둘의 연결 고리에 문제가 생기면 뇌와 장의 균형은 어그러진다. 중요한 화학 물질의 수치가 정상을 벗어나고 기분이 나빠진다. 집중력이 흐트러지며 면역력은 떨어진다. 장내 보호 장벽의 면역 작용이 망가지고 뇌까지 전달되어서는 안 될 대사 물질과 화학 물질이 뇌에 침입해 난장판을 만든다.

이 책에서 우리는 화학 물질의 대혼란 상태가 어떻게 우울과 불안은 물론 성 본능 감퇴 및 조현병, 조울증에 이르는 파괴적인 정신 질환 증세를 야기하는지 반복해서 살펴볼 것이다.

이러한 화학적 불균형을 교정하고 뇌와 몸의 질서를 바로잡기 위해서는 아주 신중하고 정교하게 설계된 약물이 필요하다고 생각할 수도 있다. 어느 정도는 맞는 말이다! 정신 질환을 다루기 위해 사용하는 대부분의 약물은 체내의 기존 화학 물질을 대체해 뇌가 건강한 상태로 돌아갈 수 있도록 돕는다. 일례로 선택적 세로토닌 재흡수 억제제Selective Serotonin Reuptake Inhibitors는 주로 우울증에 대항해 세로토닌 수치를 높이는 역할을 한다. 다양한 질환과 싸우고 있는 환자들에게 현대 정신 의학에서 사용하는 약물은 마치 신이 내린 선물과도 같다. 나 역시 수많은 상황에서 치료제로 쓰이는 약물의 중요성을 폄하하고 싶지는 않다.

하지만 오늘날 정신 건강에 관한 논의에서 배제되고 있는 진실은 아주 단순하다. 바로 우리가 먹는 음식이 약물만큼이나 뇌에 깊은 영향을 미칠 수 있다는 점이다. 어째서 식사라는 기본적이고 당연한 행위가 개발 및 테스트 과정에만 수백만 달러가 드는 약물만큼 강력한 것일까? 이 질문에 대한 첫 번째 해답의 실마리는 바로 박테리아에 있다.

작은 것은 왜 소중한가

뇌와 장의 로맨스 이면에는 장내에 위치한 거대한 규모의 미생물 군群이 있다.[6] 다양한 종류의 박테리아가 모인 것을 마이크로바이옴Microbiome(미생물 군집)이라고 부르는데 장내 마이크로바이옴은 인간과 동물 모두에게 존재한다. 장과 마이크로바이옴은 서로의 생존을 위해 의존한다는 점에서 또 다른 로맨스 주인공이라 할 수 있다. 장은 박테리아에게 생존과 번식을 위한 장소를 제공하며 박테리아는 그 대가로 우리 신체가 자체적으로 해결하지 못하는 핵심적인 일들을 대신 수행한다.

마이크로바이옴은 다양한 종류의 박테리아로 구성되며 장에 서식하는 마이크로바이옴은 체내 어느 곳보다도 종류가 다양하다. 많게는 약 1000종에 이르는 다양한 박테리아가 장내에 살고 있지만 기본적으로 *후벽균*Firmicutes과 *의간균*Bacteroides이라는 두 개의 그룹에 속한다. 두 그룹은 전체 마이크로바이옴의 75퍼센트를 차지한다.

이 책에서 미생물의 각 종류에 대해 논하는 데 많은 부분을 할애하지는 않을 것이다. 하지만 좋은 박테리아와 나쁜 박테리아가 있다는 점만은 짚고 넘어가자. 장에 서식하는 마이크로바이옴은 보통 좋은 녀석들이지만 어쩔 수 없이 나쁜 녀석들도 일부 섞여 있다. 우리 몸은 유익균과 유해균 사이의 적절한 균형을 유지하는 방법을 잘 알기 때문에 크게 걱정할 만한 일은 아니다. 하지만 만약 다이어트나 스트레스 혹은 다른 정신·물리적 문제가 발생해 장내 박테리아에 변화가 생기면 그 영향으로 여러 가지 부정적 효과가 발생할 수 있다.

마이크로바이옴이 신체가 기능하는 데 핵심적인 역할을 수행한다는 생각은 의학계에서 비교적 새로운 개념이다. (그동안 박테리아에 어떤 수식어가 붙었는지 생각해 보라. 생명 유지에 필수적인 유용한 미생물 집단이라는 말보다 **우리를 아프게 만드는 병균**이라는 말이 더 익숙하지 않은가?) 박테리아가 뇌에 영향을 미친다는 것은 더더욱 새로운 개념이다. 해를 거듭할수록 장내 박테리아가 정신 기능에 영향을 미친다는 과학적 근거가 쌓여 가고 있다.

약 30년 전 장내 박테리아의 변화가 정신 기능에 영향을 준다는 사실을 처음으로 알린 주목할 만한 연구가 발표됐다. 간 기능 장애로 인해 헛소리 증세를 보이는 간성 혼수Hepatic Encephalopathy 환자에 관한 연구였다. 간성 혼수에 빠지면 박테리아 중 **유해균**이 독소를 생성하는데 이 연구는 환자가 항생제를 경구 복용하자 망상 및 헛소리 증세가 사라졌다는 사실을 입증했다. 장내 박테리아 변화가 정신 기능에도 변화를 준다는 명백한 신호였다.

이후 학계는 장내 마이크로바이옴이 정신 건강에 어떻게 영향을 미치는지에 대한 방대한 분량의 지식을 쌓기 시작했다. 이 책에서 그 지식을 하나씩 살펴볼 것이다. 예를 들자면 이런 것이다. 과민성 대장 증후군Irritable Bowel Syndrome이나 장염에 걸리는 등 대장 기능에 문제가 생겼을 때 느껴지는 기분 변화가 박테리아 수의 변화 때문이라는 사실을 알고 있는가?[5] 일부 의사들이 불안과 우울을 줄이기 위한 약물 치료에 이로운 미생물의 활동을 촉진하는 프로바이오틱스Probiotics를 추가한다는 사실은? 조현병 환자의 장내 박테리아를 실험 쥐에게 이식했을 때 그 쥐가 조현병 증세를 보이기 시작했다는 이야기를 들어본 적 있는가?

정신 건강에 장내 박테리아가 이토록 지대한 영향을 미치는 주된 이유는 앞서 이야기한 뇌 화학 물질의 상당수가 박테리아에 의해 만들어지기 때문이다. 정상적인 장내 박테리아가 존재하지 않으면 도파민이나 세로토닌, 글루탐산염, 감마 아미노뷰티르산Gamma-Aminobutyric Acid과 같이 우리의 기분과 기억, 주의력 등을 조절하는 데 핵심적인 역할을 하는 주요 신경 전달 물질의 생성에 타격을 입는다. 앞으로 살펴보겠지만 정신과 질환의 상당수는 이러한 화학 물질의 부족이나 불균형에 기인하며 대부분의 정신과 약물은 이들의 수준을 조절하는 역할을 담당한다. 생명 유지에 필수적인 화학 물질의 생성 과정에 장내 박테리아가 긴밀하게 연관된다면, 장내 박테리아에 변화가 생길 경우 몸과 뇌 기능 사이의 복잡한 그물망이 손상될 수 있다고 보는 것이 이치에 맞다. 현미경으로나 겨우 볼 수 있을 만큼 작은 생명체 무리가 이토록 큰 책임을 지고 있는 것이다!

박테리아의 종류가 달라지면 뇌의 화학적 성격 역시 달라질 수 있다. *대장균*Escherichia, *간균*Bacillus, *락토코쿠스 속*Lactococcus, *유산균(락토바실루스 속)*Lactobacillus, *연쇄상 구균*Streptococcus의 비율과 기능에 변화가 생기면 그 결과 도파민 수준에도 변화가 일어날 수 있으며 이로 인해 파킨슨병과 알츠하이머병에 취약한 상태가 될 수 있다.[6] 또한 장내 박테리아의 비정상적 조합은 아세틸콜린, 히스타민Histamine, 내독소Endotoxin, 사이토카인Cytokine의 수치를 비정상적으로 높여 뇌세포에 손상을 줄 수 있다.

신경 전달 물질을 조절하는 것 말고도 미생물총Microbiota이 뇌와 장의 연결에 영향을 미치는 방법은 다양하다. 이들은 뇌유래 신경 영양 인자Brain-derived Neurotrophic Factor와 같이 중요한 합성 물질의 생성에도 관여한다. 뇌유래 신경 영양 인자는 기존 신경 세포의 생존을 돕는 동시에 새로운 신경 세포의 성장과 연결을 촉진하는 역할을 한다. 또한 장벽과 그 보호 기능을 온전하게 유지해 장에만 머물러야 하는 물질로부터 뇌 및 기타 신체 조직을 보호하는 역할도 한다. 박테리아는 뇌와 몸의 염증 반응에도 영향을 미치는데 특히 세포 손상을 유발하는 유해한 산화 과정에 영향을 준다.

쌍방 통행로

앞에서도 언급했듯 뇌와 장은 쌍방향으로 연결되어 있다. 장내 박테리아가 뇌에 영향을 주고 뇌도 장내 박테리아에 영향을 준다는 의미다.

심리적 스트레스 상황이 두 시간만 지속되어도 장내 박테리아 구성은 완전히 뒤바뀔 수 있다.[7] 다시 말해 크리스마스에 가족들과 함께 보내는 긴장감 넘치는 저녁 식사 자리나 유난히 지독한 교통 체증만으로도 마이크로바이옴의 균형이 무너질 수 있다는 뜻이다. 이러한 현상의 바탕이 되는 이론은 스트레스를 받을 때 자율 신경계와 시상하부 뇌하수체 부신축이 장내 박테리아에 신호 전달 분자를 보내는데 이것이 박테리아의 행동과 구성을 변화시켜 몸에 악영향을 초래한다는 견해다. 스트레스로 인해 변하는 박테리아 중 하나가 바로 *유산균*이다. 보통 유산균은 당을 젖산으로 분해하고 유해균으로부터 장 점막을 보호하며 곰팡이균이 일으키는 감염을 막는다. 하지만 스트레스를 받으면 그 영향으로 기능이 약해지며 결과적으로 장이 유해균에 노출된다.

또 뇌는 장의 물리적 움직임(장의 수축 등)에도 영향을 주며 산, 중탄산염, 점액 등 장을 보호하는 점막 구성 물질의 분비를 관장하기도 한다. 즉 뇌는 장의 유동성에 영향을 미친다고 볼 수 있다. 우울증이나 불안 등으로 뇌가 제대로 기능하지 않으면 이 모든 보호 효과가 제대로 작동하지 않는다. 그 결과 음식물이 체내에 적절하게 흡수되지 못하고 그로 인해 필요한 영양소를 공급받지 못한 신체의 나머지 부위도 부정적인 영향을 받는다.

상황이 안 좋아질 때

다시 말해 우리의 뇌가 안정적이고 건강한 상태를 유지하려면 장내 박테리아가 적절한 균형을 이루어야 한다. 또한 장이 내부 박테리아의 균형을 유지하려면 뇌가 안정적이고 건강한 상태를 유지해야 한다. 만약 이 순환 관계에 문제가 생기면 뇌와 장 모두에 문제가 생긴다. 마이크로바이옴이 건강하지 못하면 뇌 역시 건강할 수 없고 그 반대도 마찬가지다.

다음의 사례를 살펴보자. 2019년 4월 미레이아 발리스 콜로머Mireia Valles-Colomer와 동료들이 1000명이 넘는 사람들을 대상으로 마이크로바이옴의 특징과 웰빙 및 우울증 간의 관계를 밝히는 연구를 진행했다.[8] 이들은 부티레이트Butyrate를 생성하는 박테리아가 삶의 질과 관련한 지표와 연관성이 있음을 발견했다. 우울증을 앓고 있는 사람들의 경우 항우울제의 교란 효과를 보정했음에도 여러 종류의 박테리아가 감소한 상태임이 확인된 것이다. 그뿐만이 아니다. 장내 박테리아의 성장을 돕는 도파민 대사 물질인 3,4-디하이드록시페닐아세트산3,4-Dihydroxyphenylacetic Acid 수치가 높게 나타나면 정신 건강 상태가 좋은 것으로 나타난다는 점도 발견했다. 게다가 우울증을 앓고 있는 사람들은 감마 아미노뷰티르산을 잘 생성하지 못했다.

지금까지의 이야기는 빙산의 일각에 불과하다. 지금부터 우리는 마이크로바이옴과 정신 장애의 관계를 드러내는 뇌와 장의 특정한 문제 상황을 자세히 살펴볼 것이다. 각 장별로 우울증, 불안증, 외상 후 스트레스 장애PTSD, 주의력 결핍 과잉 행동 장애ADHD, 치매, 강박 장애, 불면증, 성 본능 감퇴, 조현병, 양극성 장애가 마이크로바이옴의 변화와 어떤 관련이 있는지 차례로 살피고자 한다. 이를 통해 오늘날 학계 연구가 도달한 지점까지 여러분을 안내하고 후속 연구에 대한 새로운 아이디어를 제공할 수 있기를 바란다.

우리는 앞으로 장내 박테리아의 붕괴가 어떻게 다양한 정신과적 문제를 야기하는지 살펴보고 건강한 장과 건강한 뇌를 만드는 데 도움이 될 만한 음식에 대해서도 열심히 알아볼 것이다.

음식은 우리 뇌에 직간접적으로 영향을 미친다.[9] 미생물총에 의해 발효 및 소화 물질로 분해된 음식 성분은 지금까지 이야기했던 세로토닌, 도파민, 감마 아미노뷰티르산과 같은 신경 전달 물질에 직접 영향을 미친다. 이 신경 전달 물질은 뇌로 이동해 우리가 생각하고 느끼는 방식을 바꾼다. 또한 음식물이 소화될 때 그 구성 요소가 장벽을 통과해 직접 혈관으로 들어가기도 하는데 일부 특정 물질은 동일한 방식으로 뇌에 변화를 일으킬 수 있다.

앞서 언급했듯이 음식은 장내 박테리아와의 끈끈한 관계를 통해 뇌에 강력한 영향을 미친다. 어떤 음식은 장내 유익균의 성장을 촉진하지만 어떤 음식은 이를 억제한다. 따라서 음식은 가장 강력한 정신 질환 치료제라 할 수 있다. 때론 식이 조절만으로도 특별히 고안된 약물과 거의 똑같은 결과를 얻을 수 있다. 심지어 비용은 더 적게 들고 부작용도 거의 없다.

반대로 음식이 우리를 우울하게 만들 수도 있다. 특정 음식이나 식습관은 장내 마이크로바이옴과 정신 건강에 부정적인 영향을 미친다.

이 책에서는 정신 건강을 돕거나 해치는 음식을 모두 살펴볼 예정이다. 뇌 효율을 최고로 끌어올리는 건강한 신선 식품 활용법을 배울수 있을 것이다. 제11장에서는 기분을 북돋우고 명료한 사고를 촉진하며 삶 전체에 에너지를 불어넣어 줄 다양한 메뉴와 레시피를 소개한다.

정신 의학이 당면한 도전

음식을 정신 건강을 위한 약으로 활용한다는 개념은 영양 정신 의학의 핵심이다. 개인적으로는 정신 건강 문제를 의미 있고 지속 가능한 방식으로 해결하는 데 이 개념이 결정적인 역할을 한다고 본다.

장 초반에 언급했듯이 우리는 심각한 정신 질환 환자들이 겪는 고통에 대한 충분한 이해도 없이 이들을 그저 병동이나 병원에 가둬 두던 때로부터 상당 부분 발전했다. 그럼에도 사람들의 정신 건강은 여전히 위기에 처해 있는 것이 현실이다. 약 4000만 명, 그러니까 뉴욕과 플로리다의 인구를 합친 것보다 더 많은 숫자의 미국인이 정신 건강과 관련한 문제를 겪고 있다.[10] 정신 이상은 가장 흔하고 치료 비용이 많이 드는 장애 원인 중 하나다.[11] 우울증과 불안 장애 환자 수는 계속 증가하고 있으며 연령대를 불문하고 자살이 주요 사망 원인이다. 아무리 많은 사람이 부정한다 한들 사실상 우리의 정신 건강 상태는 엉망이다.

기분, 인지 상태, 스트레스 관리에 도움 되는 치료법을 찾는 일은 굉장히 어려웠다. 지금까지 사람들은 역사적으로 확실히 효과가 입증된 증거 기반 약물이나 대화 치료에 치중해 왔다. 우울증을 겪는 사람에게는 프로작Prozac 같은 선택적 세로토닌 재흡수 억제제를 처방했고 공황 발작에는 인지 행동 치료Cognitive Behavioral Therapy를 적용했다. 물론 이런 종류의 치료법은 오늘날에도 광범위하게 사용되고 있으며 효과적이기도 한다. 하지만 일부 환자에게는 그 효과가 그리 오래 가지 못하고 증상 역시 완전히 사라지지 않는다. 또 약물 부작용으로 복용을 멈추는 경우, 약물에 **의존**하게 되는 것이 두려워 약을 끊는 경우도 있다. 심지어 나를 찾아온 어떤 환자는 분명 우울증과 불안 장애 증상으로 고통받고 있음에도 해당 질환의 진단 기준을 충족하지 못해 약물 치료를 받을 수 없었다.

개인적으로는 정신 질환의 진단 기준에 결정적인 문제가 있다고 생각한다. 이 기준에는 어떠한 통계적 타당성도 없으며 특정 질환에 대한 어떠한 생물학적 지표도 포함되지 않는다.[12] 사실상 **진단 기준** 역시 단순히 증상을 나열한 목록일 뿐이다. 우리는 어떤 사람이 심리적 증상을 보이면 그 원인이 오직 뇌에 있다고 가정한다. 하지만 지금까지 살펴본 바에 따르면 장과 같은 다른 장기 역시 생각하고 느끼는 방식에 분명히 영향을 준다. 환자를 더욱 잘 치료하기 위해서는 생활 방식을 포함해 한 사람에 관한 모든 사항을 점검해야 한다.

이는 정신과에만 국한되는 이야기가 아니다. 의학계 전체에 적용되는 문제다. 믿기지 않겠지만 어마어마하게 많은 건강 문제가 식습관으로 귀결됨에도 불구하고 우리가 의사로부터 식사에 대한 조언을 듣는 경우는 매우 드물다. 의과 대학 레지던트 과정에서 식이요법 선택에 대한 환자와의 대화법을 가르쳐 주지도 않는다. 의사가 받는 영양 교육은 제한적이다.

다행히도 최근 의학은 처방전이나 한 줄짜리 치료 진단서에서 새로운 건강 관리의 시대로 한 발짝 나아가고 있다. 일반 대중도 풍부한 의학 지식에 접근할 수 있게 되면서 환자들은 그 어느 때보다 막강한 정보력으로 무장한 상태다. 내 주변 동료들 역시 각자의 분야에서 비슷한 움직임을 느끼는 듯하다. 환자들이 기분 전환을 위한 다양한 방법을 모색하기 시작한 것이다. 전염병 전문의였던 동료로부터 소개받은 환자에게 영양 처방을 해 주어 성공을 거둔 적이 있다. 정형외과 소속 동료가 강황의 항염 효과에 대한 데이터를 내게 문의해 온 적도 있었다. 심각한 무릎 통증을 겪고 있던 환자가 수술을 최대한 미루고 먼저 영양적 개입을 시도하고 싶어 했기 때문이다.

이제는 정신과에서도 음식이 가진 치료제로서의 힘에 대해 이야기한다. 마이크로바이옴이나 음식이 정신 건강에 미치는 영향에 관한 연구가 확대되고 있는 것이다. 2015년에는 제롬 새리스Jerome Sarris와 그의 동료들이 주창한 **영양 의학**Nutritional Medicine이 정신 의학의 주류로 자리 잡기 시작했다.[13]

영양 정신 의학의 목표는 정신 건강 전문가가 필요한 정보를 갖추어 환자에게 강력하고 실용적인 식습관을 제언하는 것이다. 나는 이 같은 종류의 정보를 독자들에게도 제공하기 위해 이 책을 썼다. 이러한 움직임이 의사가 제공하는 치료법의 중요성을 간과하는 것일까 걱정할 필요는 없다. 더 나은 정신 건강을 위한 여정에는 여전히 적절한 약물 및 치료 요법이 포함되어 있기 때문이다. 식습관 개선은 정신 건강에 분명 이롭지만 이는 어디까지나 치료의 일환일 뿐이다. 무언가를 먹는 것만으로 우울감이나 불안감에서 벗어날 수는 없다.(게다가 앞으로 살펴보겠지만 그 행동은 상황을 더 악화시킬 뿐이다.) 음식은 심각한 수준의 우울증이나 자살 및 살인 충동을 해결하지 못한다. 자기 자신이나 혹은 다른 사람을 해치겠다는 생각이 들 때는 응급실이나 의사에게 연락해 치료를 받는 것이 중요하다.

나는 암과의 전쟁을 겪으며 정신 건강을 돌볼 때 마음챙김이나 명상, 운동 그리고 적절한 수면과 같은 여러 전략을 함께 활용하는 것이 매우 중요하다는 사실을 알게 되었다. 이러한 주제에 대한 문헌은 고대의 방법을 다룬 것이든 현대의 방법을 다룬 것이든(때론 이 두 가지를 결합한 방식을 다룬 것도!) 매우 방대하다. 이 책에서 그 주제를 자세히 다루지는 않겠지만 가능하다면 이와 관련한 자료도 직접 찾아보길 권한다.

정신 건강을 위해서는 의사의 조언에 따르고 다양한 치료 방식을 시도하되 무엇을 어떻게 먹을지에 관심을 기울여 치료 효과를 더욱 높여야 한다. 음식과 기분, 불안감 사이의 관계가 점점 더 많은 관심을 받고 있다. 지금부터 음식에 숨겨진 흥미진진한 과학적 사실과 보편적인 정신 건강 문제 사이의 관계를 하나씩 소개하겠다.

이 책의 활용법

음식이 정신 건강에 미치는 영향을 과학적으로 더 잘 소개하기 위해 앞으로 정신 질환 열 가지를 차례로 살펴보려 한다. 물론 모든 질환에 대한 이야기를 다 읽어야만 하는 독자는 단 한 명도 없을 것이다. 정신과 의사로 일하다 보면 다양한 환자를 만나지만 앞으로 살펴볼 질환들을 한꺼번에 앓고 있는 환자를 만난 적은 다행히도 없었다. 다시 한번 강조하건대 각자에게 필요한 내용 외의 나머지 장은 읽지 않고 넘겨도 괜찮다. 가능한 장마다 완결성을 갖도록 구성했다. 만약 이 책을 처음부터 끝까지 다 읽는다면 다양한 음식과 식습관이 서로 다른 정신 질환에 비슷하게 영향을 미친다는 사실과 이에 따른 조언이 반복된다는 점을 눈치챌 것이다. 앞으로 우리가 이야기할 모든 질환이 뇌와 장의 관계에서 비롯된 것이기 때문에 증상을 악화하거나 개선하는 음식은 당연히 겹칠 수밖에 없다. 그러니 동일한 조언이 여러 번 반복된다는 점을 염두에 두기 바란다. 각 장에서는 특정한 조건에 따라 먹어야 할 음식과 피해야 할 음식이 무엇인지를 다룬 연구도 소개할 것이다.

이 책을 열린 마음으로 읽어 주기를 바란다. 영양 정신 의학은 복잡한 퍼즐의 한 부분에 불과하며 각각의 음식에 대한 근거 수준은 모두 다르다. 마이크로바이옴이 뇌에 영향을 미친다는 주장의 근거는 대부분 동물 실험을 통해 도출한 것이다. 하지만 인간을 대상으로 한 여러 연구도 미생물총과 정신 건강 간의 밀접한 관계를 입증하고 있다. 나는 우리의 논의에 인간 대상 연구를 최대한 많이 포함하고자 했다.

또 한 가지 유념해야 할 것은 이 책에서 다룬 많은 연구에서 영양소 보충 방식으로 영양제 복용을 택했다는 점이다. 물론 영양제도 부족한 영양소를 채우는 데 도움을 줄 수 있다. 하지만 나는 매일의 식사로 영양소를 섭취하는 것이 우선이라고 믿는다. 그럼에도 영양제를 꼭 섭취하고 싶다면 의사와 상의해 적절한 용량은 어느 정도인지 또 기존에 복용하는 약과 상호 작용을 일으키지는 않을지 반드시 확인하길 바란다. 가령 자몽 주스 같은 자몽 가공식품에는 특정 간 효소의 작용을 막는 화학 성분이 들어 있어 수많은 약효에 영향을 미친다.

의학적으로 검증된 약물이란 최소 두 번 이상의 이중 맹검Double-blind 임상 실험을 통해 위약Placebo 이상의 효능을 가지고 있음이 입증된 약물을 뜻한다. 이중 맹검 및 위약 통제 연구는 실험 참가자가 실제 약 또는 실제 약과 똑같이 생겼지만 실제로는 아무 효과 없는 물질(위약) 중 하나를 임의로 받는 방식으로 진행한다. 실험자와 참가자 모두 누가 (진짜 약 혹은 위약 중) 어떤 약을 받는지 모른다. 이 방법을 사용해야만 실제로 약이 효과가 있는지를 확실히 알 수 있다.

이중 맹검법의 문제는 이 실험이 집단에 관한 정보는 제공하지만 이를 구성하는 개개인에 대한 정보는 주지 않는다는 점이다. 한 집단의 성격이 이를 구성하는 개인의 고유한 성격을 반영하지 않을 수도 있다. 즉 나에게 무엇이 가장 잘 맞는지는 직접 실험해야만 알 수 있다. 물론 의사와 상의도 없이 약물이나 영양제를 복용하는 것은 옳지 않다. 하지만 어떤 음식을 먹었을 때 가장 기분이 좋아지는지 알기 위해 다양한 음식을 먹어 보는 것은 권장한다. 이 책은 현재 겪고 있는 정신 건강 문제를 고려할 때 어떤 음식을 선택해야 하는지에 대해 엄격하면서도 현실적인 가이드를 제시할 것이다. 장별로 각각의 음식과 식단의 효능, 안전 관련 지침을 제시하고 이를 뒷받침할 최근 연구 및 관련 자료를 제공하고자 한다.

물론 새로운 연구와 실험 결과에 따라 의학 지식이 달라지면 이런 정보들 역시 얼마든지 바뀔 수 있다. 영양 역학Nutritional Epidemiology은 데이터 해석에 문제가 많아 상황 판단에 별로 도움이 되지 않는다. 내가 이 책을 쓰는 동안에 〈내과학 회보〉Annals of Internal Medicine는 적색육 섭취를 줄이는 것이 건강에 아무런 도움이 되지 않는다는 연구로 도배되었다. 하지만 나는 이 논문들의 결론을 지지할 수 없다. 다시 한번 강조하건대 이 책에 실린 균형 잡힌 가이드라인을 만드는 과정에서 극단적인 연구나 그 결과를 배제하려 노력했음을 분명히 밝힌다.

마지막으로 정신 의학이 매우 복잡하고 개인화된 분야라는 점을 강조하고 싶다. 앞으로 살펴볼 정신 질환으로 고통 받는 모든 이들이 음식만으로 완벽히 치유될 것이라고 주장할 생각은 없다. 필요에 따라 정신 건강 전문가에게 받는 심리 치료나 항우울제 복용 등의 방법을 적절히 이용해야 한다. 그럼에도 불구하고 우리가 먹는 음식이 정신 건강이라는 퍼즐에서 중요한 하나의 조각임은 분명하다.

사람의 뇌로 가는 길

남자의 마음을 얻으려면 배부터 채우라는 말이 있다. 이 속담을 약간만 바꿔 보면 위대한 진실에 이르게 될지 모른다. 남녀를 불문하고 배 속에 들어오는 음식이 마음을 따뜻하게 하고 뇌를 바꿀 수 있다는 사실 말이다.

부디 이 책이 당신에게 명료함과 평안함, 활력과 행복을 가져다주기를 바란다. 이제 탐험을 시작해 보자!

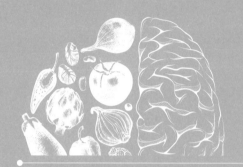

제 2 장

우울증

: 프로바이오틱스, 오메가3, 지중해식 식이요법

"선생님. 음식이야말로 만병통치약라는 게 정말 맞는 말인가요.?" 테드Ted는 나와의 첫 만남에서 이렇게 물었다. 굉장히 성공한 사업가인 39세 테드는 자신의 몸무게에 만족하지 못했고 회사에서는 물론 집에서도 끊임없이 책임감에 시달리며 스트레스를 받았다. 그는 일과를 수행할 수는 있었지만 늘 우울했고 뭐라도 먹으면 이 괴로움이 좀 가실 거라 생각했다. 매일 밤 오랜 업무 끝에 집으로 돌아오면 저녁을 먹은 뒤 곧바로 아이스크림 한 통을 먹어 치웠다. 그리고 뉴스를 보면서 아무 생각 없이 초콜릿을 우물거리거나 아이들 간식을 넣어 두는 찬장에서 손에 잡히는 무엇이든 꺼내 삼켰다. 와인 한두 잔 때론 세 잔까지 곁들이며 말이다.

테드가 건강 검진을 받으며 이런 증상에 대해 털어놓자 그의 주치의는 항우울제인 프로작 복용을 권했다. 테드는 항우울제를 먹는 것

자체에 거부감은 없었지만 약을 복용하기 전에 우울감을 개선해 줄 다른 방법들, 예컨대 식단 조절 전략을 시도해 보고자 했다. 그가 나를 찾은 이유도 이 때문이었다.

테드는 몸에 안 좋은 음식으로 우울한 기분을 쫓아내자는 유혹이 얼마나 강력한지 잘 알고 있다는 나의 위로에 놀란 듯했다. 의사이기 전에 나 역시 한 명의 인간인지라 **감정적 폭식**Eating Your Feelings의 유혹에 대해 익히 알고 있다. 하지만 나는 이 행동이 일시적으로 기분을 좋게 만들지는 몰라도 그 행복이 오래 지속되지 못한다는 것 또한 알고 있다. 정크 푸드를 먹으며 안 좋은 기분을 날려 버리면 언젠가 신체적으로든 심리적으로든 반드시 그 대가를 지불해야 한다. 테드가 우울증으로 인한 과식 때문에 치러야 했던 대가는 명백했다. 평소 끼니는 건강하게 챙겨 먹으려 노력했음에도 불구하고 몸무게가 13킬로그램 넘게 불어난 것이다. 심리적 대가는 그보다 훨씬 혹독했다. 테드는 맛있는 음식 덕분에 우울증을 타파하고 있다고 생각했지만 사실 그 음식이 증세를 더욱 악화시키고 있었다.

한 가지 테드가 바르게 알고 있는 사실이 있었다. 음식이 곧 효과적인 치료제가 될 수 있다는 점이다. 올바른 식사를 선택한다면 음식은 거의 모든 문제를 **해결할 수 있다.** 자신에 대한 것은 물론이고 삶에 대한 태도나 감정까지도 말이다. 이번 장에서는 음식이 어떻게 기분을 좋게 하거나 망칠 수 있는지 심도 있게 살펴보고 최고의 행복을 찾기 위해서는 어떻게 먹는 것이 바람직한지를 알아보겠다.

우울증과 장

스트레스는 하늘을 찌르고 기분은 바닥을 칠 때 음식을 먹어서 안정을 찾으려는 충동은 지극히 자연스러운 반응이다. 다들 테드처럼 기분이 우울할 때 소파에 파묻혀 초코바나 아이스크림 통 혹은 감자칩 봉지를 손에 쥔 채 TV 시청에 빠졌던 경험이 있지 않은가? 2018년 우울감을 겪는 대학생을 대상으로 한 횡단 연구 결과 응답자의 30.3퍼센트가 튀긴 음식을, 49퍼센트가 감미료가 든 음료수를, 51.8퍼센트가 달콤한 음식을 일주일에 두 번에서 일곱 번까지 먹었다고 응답했다.[1] 특히 여성의 경우 우울증을 겪을 때 건강에 안 좋은 음식을 훨씬 많이 찾는 것으로 밝혀졌다.

물론 우울감을 경험하는 모든 사람이 정크 푸드를 찾아 폭식하지는 않는다. 우울증은 식욕에 다양한 방식으로 영향을 미친다.[2] 우울증으로 식욕이 감퇴하는 사람도 있으며 반대로 식욕이 폭발하는 사람도 있다. 우울증을 겪는 사람은 대부분 끼니를 거르고 건강에 좋지 않은 음식을 골라 먹는다. 우울증이 세로토닌 같은 감정 통제와 관련한 신경 전달 물질의 감소와 관련 있다는 점을 생각하면 그러한 행동을 충분히 납득할 수 있다. 이 때문에 자기 관리를 위한 건강한 식사 자체가 굉장한 도전이 된다. 머릿속이 온통 *기분이 나아졌으면 좋겠다*라는 생각으로 꽉 차서 초콜릿과 감자칩 같이 당장 손에 잡히는 정크 푸드가 마법의 음식처럼 보이는 것이다.

장담컨대 이런 음식은 실제로 아무 효과가 없다. 앞으로 책을 읽어가며 더욱 자세히 알게 되겠지만 당 섭취가 늘어나면 우울감이 커지고 악화되며 우울증이 재발할 확률 또한 높아진다. 하지만 다행스럽게도 기분을 전환하고 개선할 수 있는 음식이 존재한다. 음식으로 기분을 바꾸는 일이 어떻게 가능할까? 부분적으로는 장과 뇌의 복잡하고도 놀라운 관계 덕분이다. 나는 환자들에게 우울증과 장에 대해 설명할 때 그야말로 심오한 둘의 관계를 친근하게 부르기 위해 **우울한 장**Blue Bowel이라는 표현을 쓰곤 한다.

제1장에서 살펴봤듯이 음식은 장 속 마이크로바이옴의 박테리아 구성을 바꿀 수 있다. 무엇을 먹는지에 따라 장내 세균총의 다양성이 감소할 수도 있고 유익균보다 유해균이 더 많아질 수도 있으며, 이로 인해 건강을 해치는 부정적 영향이 잇달아 발생할 수도 있다. 또한 우리가 먹는 음식은 장에 사는 박테리아가 미주 신경을 통해 뇌로 보내는 화학적 메시지에도 영향을 미친다. 이 신호에 따라 우리는 우울하거나 기운 빠진 상태가 될 수도 있고 희망차고 에너지 넘치는 상태가 될 수도 있다.

과학자들은 우울한 사람의 장내 박테리아 구성이 그렇지 않은 사람과 다를 것이라는 가설을 세우고 동물 실험을 통해 연구를 진행했다. 예를 들어 수술을 통해 뇌의 후각 중추를 제거한 쥐는 우울증에 걸린 것처럼 행동하는데 이때 장내 박테리아의 변화가 함께 일어났다. 다시 말해 쥐에게 발생한 우울증이 장 활동과 장내 박테리아에도 변화를 일으킨 것이다.

사람을 대상으로 한 연구는 이 가설을 입증하는 듯하다. 2019년 정신과 전문의 스테파니 장Stephanie Cheung과 동료들은 우울증을 앓는 환자의 장 건강을 연구한 여섯 개 연구[3] 결과를 요약 발표했다. 이에 따르면 주요 우울 장애Major Depressive Disorder 진단을 받은 환자는 우울 장애 진단을 받지 않은 통제 집단에게는 없는 장내 박테리아를 최소 50종 이상 가지고 있었다. 최근 연구에 따르면 더 나은 삶의 질을 예측하는 지표와 관련한 박테리아 종種이 우울증 환자에게서 더 적게 나타난 반면 염증 반응을 유발하는 박테리아는 더 많이 발견되었다. 이는 염증과 우울증이 밀접한 관계임을 시사한다.

프로바이오틱스, 프리바이오틱스로 우울증에 맞서 싸우기

장에서 시작된 우울증으로 고생하고 있다면 장내 마이크로바이옴을 회복해 건강한 정신 상태를 되찾을 수도 있지 않을까? 이를 위한 핵심 전략은 프로바이오틱스와 프리바이오틱스Prebiotics 섭취를 늘리는 것이다. 프로바이오틱스는 살아 있는 박테리아 상태로 섭취했을 때 건강에 가장 유익하다. 프로바이오틱스가 풍부한 음식은 유익균이 많아 우리 몸과 뇌에 긍정적인 영향을 미친다. 2017년 버지니아 대학교 의과 대학University of Virginia School of Medicine에서 진행한 동물 실험에 따르면 유산균, 즉 주로 요거트에서 살아 있는 상태로 발견되는 단일 박테리아 종이 우울증에 걸린 쥐를 회복시켰다고 한다. 이 박테리아는 우리가 먹는 프로바이오틱스 건강식품의 주성분이기도 하다. 최근에는 인간 대상 연구에서도 유사한 결과가 속속 나타나고 있다.

프리바이오틱스는 본질적으로 유익균의 먹이다. 또한 인간은 소화할 수 없지만 장내 박테리아는 소화할 수 있는 특정 종류의 섬유소이기도 하다. 프로바이오틱스의 효과를 높이기 위해서는 장내에 이들의 먹이인 프리바이오틱이 있어야 한다. 프로바이오틱스는 프리바이오틱스를 소화시켜 단사슬 지방산Short-chain Fatty Acid으로 만드는데 이 물질은 장 염증을 줄이고 암세포의 성장을 막으며 건강한 세포의 성장을 돕는다.

2010년 미카엘 메사우디Michael Messaoudi와 동료들은 건강한 남녀 55명을 임의로 나눠 일부에게는 프로바이오틱스를, 나머지에게는 가짜 약을 30일 동안 섭취하게 했다.[4] 참여자들은 실험 전후로 자신의 기분에 대한 설문지를 작성했고 체내 주요 스트레스 호르몬인 코르티솔 수치 조사를 위한 소변 검사를 받았다.

그 결과 프로바이오틱스를 섭취한 그룹은 위약을 섭취한 집단에 비해 낮은 우울감을 보고했으며 소변에서 검출된 코르티솔 수치도 낮았다. 즉 이들의 뇌는 덜 우울했고 동시에 스트레스도 덜 느꼈던 것이다.

왜 이런 결과가 나타났을까? 특정 장내 박테리아는 감마 아미노뷰티르산 같은 뇌내 화학 물질 수치를 높이는데 이로써 우울증 및 기타 정신 질환이 더욱 빠르게 호전되기 때문이다.[5]

프로바이오틱스는 영양제로 섭취할 수 있지만 음식을 통해 유익한 세균의 양을 늘리는 편이 더 바람직하다. 살아 있는 배양균이 포함된 요거트는 프로바이오틱스를 섭취할 수 있는 가장 좋은 음식 중 하나다. 다만 첨가당이 포함된 과일 맛 요거트는 피하라. 그 밖에 프로바이오틱스가 풍부한 음식으로는 템페Tempeh(인도네시아의 콩 발효 음식—옮긴이), 미소 된장, 낫토, 사우어크라우트(독일의 양배추 발효 김치), 케피르, 김치, 콤부차(발효차 음료), 버터밀크, 치즈 종류 중에서는 체더와 모차렐라, 고다 등이 있다. 프리바이오틱스가 풍부한 음식은 콩, 귀리, 바나나, 베리류, 마늘, 양파, 민들레 잎, 아스파라거스, 돼지감자, 대파와 비슷한 리크Leek 등이다.

로사Rosa는 내 환자 중 프로바이오틱스의 힘을 가장 잘 보여 준 인물이다. 로사는 〈월스트리트저널〉에 실린 프로바이오틱스 특집 기사에서 영양 정신 의학에 관한 내 연구 내용을 읽고 자신의 호흡기 내과 담당의에게 나를 소개해 달라고 부탁했다. 그녀는 심각한 천식을 앓고 있었고 온갖 극심한 세균성, 바이러스성, 곰팡이성 흉부 감염으로 고통받았으며 병원을 제집 드나들듯 했다. 그동안 여러 가지 항생제와 약물 치료를 받았는데 그로 인해 자신의 마이크로바이옴이 손상됐다고 믿고 있었다.

불치병에 걸리지는 않았지만 몹시 쇠약해진 로사는 감정 고갈 상태에 빠져 살아야 할 가치를 못 느끼고 있었다. 입맛도 없었고 체중도 줄었으며 치료를 받을 때 병원 밥을 먹는 것도 고역이었다. 다양한 폐 감염 때문에 복용해 왔던 약물이 마이크로바이옴을 망쳐 놓았을 확률이 높았기 때문에 그녀에게 매일 프로바이오틱스와 프리바이오틱스가 모두 풍부하게 포함된 음식을 섭취하고 신선한 과일과 채소를 많이 먹으라고 일러두었다.

로사는 아침 메뉴에서 초콜릿 크루아상을 빼고 대신 베리와 시나몬, 꿀을 뿌린 그릭 요거트를 먹었다. 점심으로는 내가 알려 준 레시피를 따라 케피르를 활용해 직접 만든 크리미한 샐러드 드레싱에 콩과민들레 잎, 방울무를 곁들여 먹었다. 모든 채소 음식에 양파와 마늘을 반찬처럼 추가해 먹었으며 수프에는 리크를 곁들였다. 콤부차도 마시기 시작했고 저녁 역시 내 레시피대로 미소 된장을 바른 고구마(413쪽)를 연어 구이(378쪽)와 함께 먹었다. 그녀는 미소 된장에 빠져 이를 매일 먹는 채소 반찬(특히 아스파라거스 구이를 제일 좋아했다.)에 활용했는데 결과적으로 또 다른 프로바이오틱스 식품을 더한 셈이 됐다.

그녀의 마이크로바이옴이 회복하기까지 어느정도 시간이 걸리긴 했지만 함께 식단 조절을 시작한 지 2~3주 정도 지나자 로사는 더 밝아졌고 피로감도 덜했으며 **멍했던** 기분도 훨씬 나아졌다. 활기를 되찾았고 더 건강한 식습관을 유지했으며 그해에는 감염으로 더는 입원하지 않았다. 그녀가 더 이상 우울하지 않으며 자기 자신을 되찾은 것 같다고 말했다는 점이 가장 기뻤다.

기분을 흐리멍덩하게 만드는 음식

우리가 먹는 음식은 여러 가지 다양한 방식으로 우리 기분에 영향을 미친다. 2019년 헤더 M. 프랜시스Heather M. Francis와 그녀의 동료들은 나쁜 식습관이 우울증으로 연결된다는 주장에 대한 강력한 증거를 찾아냈다.[6] 현재 겪고 있는 우울증 증상에 안녕을 고하길 원한다면, 혹은 언제 다가올지 모를 우울증을 예방하고 싶다면 지금부터 소개할 음식은 절대 장바구니에 담아서는 안 된다.

설탕

우울에 허덕일 때 달콤한 간식에 빠지는 현상은 오래전부터 과학적으로 증명된 사실이며 그 반대 또한 진실임을 시사한다. 즉 설탕을 많이 먹을수록 우울해질 확률이 높아진다. 2002년 아서 웨스트오버Arthur Westover와 로런 마랭겔Lauren Marangell은 설탕을 섭취한 사람들과 우울증을 앓는 사람들 사이에 존재하는 아주 강력한 상관관계를 밝혀냈다.[7] 통계학적으로 완벽한 상관관계를 나타내는 숫자는 1이다. 예외란 어느 상황에나 존재하기 때문에 이 수치를 도출한 연구자는 거의 없다. 하지만 웨스트오버와 마랭겔은 연구를 통해 설탕 섭취와 우울증 사이의 상관관계가 0.95에 달한다고 보고했다. 이는 거의 1에 육박한 수치다. 게다가 이러한 결과치가 여섯 개 국가에서 모두 동일하게 나타났다!

2019년에 진행된 메타 연구에서는 기존에 발표된 열 개의 관찰 연구 결과에 참여한 3만 7131명의 우울증 환자를 대상으로 조사가 이루어졌다. 그 결과 설탕으로 단맛을 낸 음료를 마셨을 때 우울증을 겪을 확률이 더 높아진다는 사실이 밝혀졌다. 340밀리리터짜리 탄산음료 한 캔을 매일 먹으면(설탕 약 45그램 섭취) 우울증 위험은 5퍼센트 상승한다. 하루에 2.5캔을 마시면(설탕 약 110그램 이상 섭취) 우울증 위험이 25퍼센트까지 뛰었다.[8] 다시 말해 설탕을 많이 섭취할수록 우울증 위험이 커진 것이다. 그러니 우리가 마시는 음료의 설탕 함유량에 주의해야 한다.

그렇다면 설탕은 왜 우울증을 유발할까? 뇌는 우리가 먹는 음식으로부터 발생한 포도당Glucose이라는 일종의 당분에 의지해 생존하고 기능한다. 뇌가 제 기능을 하기 위해서는 24시간을 주기로 포도당 62그램이 필요하다. 뇌가 최소 1000억 개 이상의 세포로 구성되었음을 고려하면 그 효율성이 어마어마하게 높다는 것을 알 수 있다. 이 정도의 양의 포도당은 신선식품을 통해 충분히 섭취할 수 있다. 그런데 구운 음식이나 탄산음료같이 몸에 안 좋은 가공식품에는 보통 액상과당의 형태로 다량의 정제당과 첨가당이 포함되어 있다. 따라서 이러한 식품을 섭취하면 뇌에 포도당이 필요 이상으로 넘쳐 나게 된다. 이 같은 **포도당 홍수**는 뇌에 염증 반응을 유발해 궁극적으로 우울증을 일으킬 수 있다.

쥐를 대상으로 한 실험에 따르면 높은 혈당 수치가 낮은 뇌유래 신경 영양 인자 수치와 관련 있음이 밝혀졌다. 뇌유래 신경 영양 인자는 뇌와 장 그리고 다른 여러 조직 세포에 존재하는 단백질로 뇌의 성장과 발달뿐 아니라 뇌가 스트레스에 적응하는 데 꼭 필요한 요소다.[9] 이를 고려하면 우울증을 앓는 여성들의 뇌유래 신경 영양 인자 수치가 낮게 나타났다는 연구 결과가 그리 놀랍지 않다.[10] 뇌유래 신경 영양 인자는 항우울제의 효과를 증진하기 때문에 우울증 예방과 관련한 또 하나의 주요 지표가 되기도 한다.[11]

고혈당 부하 탄수화물

빵, 파스타, 그 밖에 정제 밀가루로 만든 모든 고탄수화물 식품은 그리 달지 않더라도 몸 안에서 설탕과 거의 동일한 방식으로 처리된다. 다시 말해 탄수화물 역시 우울증 위험을 높인다는 의미다. 겁먹을 필요 없다. 탄수화물을 완전히 끊어야 한다는 이야기는 아니니까! 다만 우리가 먹는 탄수화물의 질이 중요하다.

연구원들은 2018년에 어떤 종류의 탄수화물이 우울증과 관련이 있는지 평가를 진행했다.[12] 연구진은 1만 5546명을 대상으로 탄수화물 질적 지표Carbohydrate-quality Index라 불리는 설문 조사를 시행했다. 그 결과 **질적으로 우수한** 탄수화물은 통곡물, 고섬유질 식품 그리고 당지수Glycemic Index가 낮은 음식으로 정의되었다. 당지수는 식품이 소화되는 과정에서 얼마나 빨리 포도당으로 분해되는지를 측정한 수치다. 따라서 체내에서 빠르게 포도당으로 변환되는 음식일수록 당지수는 높게 나타난다.

이 연구 참여자 중 769명은 우울증을 앓는 것으로 드러났다. 또한 연구진은 탄수화물 질적 지표가 높게 나타난 사람, 즉 양질의 탄수화물을 먹은 사람이 당지수가 높은 탄수화물을 섭취한 사람에 비해 우울증을 앓게 될 확률이 30퍼센트나 낮게 나타난다는 점을 발견했다. 다시 말해 고당지수 식단은 우울증의 위험 인자인 셈이다.[13] 당지수가 높은 식품은 감자, 흰 빵, 흰쌀밥 등이다. 꿀, 오렌지주스, 통밀빵은 당지수가 중간 정도인 식품이다. 당지수가 낮은 식품으로는 녹색 채소, 대부분의 과일류, 생당근, 강낭콩, 병아리콩, 렌틸콩 등이 있다.

우울증에 걸릴 확률을 최소화하기 위해서는 식단을 잘 계획해서 당지수가 높은 음식은 피하고 당지수가 중간 정도인 식품과 특히 당지수가 낮은 식품의 비중을 더 높여야 한다. 이때 현미나 퀴노아, 스틸컷

오트밀(바로 먹을 수 있도록 세척, 건조 및 절단 가공 처리한 귀리 ─ 옮긴
이), 치아씨, 블루베리 등 통곡물과 섬유질이 풍부한 식재료를 포함해
야 한다. 다만 중간 당지수 식품이든 저당지수 식품이든 폭식은 금물
이다. 어떤 종류의 탄수화물이든 많은 양을 먹으면 당지수와는 상관
없이 신체에 일명 고혈당 부하High-glycemic Load를 유발한다. 음식의 혈당
부하란 아주 단순히 말해 그 음식을 먹었을 때 혈당 수치가 얼마나 올
라가는지를 예측한 숫자를 말한다. 연구에 따르면 고혈당 부하 음식
또한 우울증의 위험을 증가시킨다.

여기서 얻을 수 있는 교훈은 무엇일까? 우울증 증상을 개선하거나
사전에 예방하기 위해서 탄수화물을 완전히 끊을 필요는 없으나 질
좋은 탄수화물을 골라 적절한 양을 반드시 섭취해야 한다는 것이다.
실천을 돕기 위해 427쪽 부록 A에 일반적인 저·중·고혈당 부하 음식
을 표로 정리해 두었으니 참고하자.

인공 감미료, 그중에서도 아스파탐

사카린(뉴슈거), 아스파탐(그린스위트), 수크랄로스(스플렌다) 그리
고 스테비아(트루비아) 등은 오늘날 식품 제조 공정에서 광범위하게
쓰이는 가장 인기 있는 인공 감미료들이다. 이 외에도 인지도는 좀 낮
지만 에리스리톨, 락티톨, 말티톨, 소르비톨, 자일리톨 등도 많이 쓰인
다. 이러한 설탕 대체재는 칼로리가 낮아 **건강함**을 강조하는 식품에
놀라울 정도로 흔하게 들어간다.

이 현상이 위험한 이유는 여러 인공 감미료가 우울증과 관련이 있

다는 사실이 과학적으로 밝혀졌기 때문이다. 한 연구에 따르면 인공 감미료를 섭취한 사람, 그중에서도 다이어트 음료의 형태로 많이 섭취한 사람이 해당 음료를 마시지 않는 사람에 비해 우울감을 더 많이 느꼈다.[14] 더 심각한 부분은 인공 감미료가 뇌에 유해한 영향을 끼쳐 기분을 조절하는 신경 전달 물질 농도를 바꾼다는 사실이 여러 연구를 통해 확증되었다는 점이다.[15]

다이어트 콜라를 포함한 여러 인기 다이어트 음료에 들어 있는 주요 인공 감미료인 아스파탐이 특히 해로운 것으로 밝혀졌다. 아스파탐에 관한 연구를 검토한 2017년 리뷰는 아스파탐이 **행복** 신경 전달 물질로 알려진 도파민, 노르아드레날린, 세로토닌의 합성과 분비를 방해하는 뇌내 물질을 증가시킨다는 점을 발견했다.[16]

그뿐만 아니라 아스파탐은 산화Oxidation를 일으켜 유해 물질인 뇌내 활성 산소Free Radicals를 증가시킨다. 산화의 파괴적 효과에 대해서는 앞으로 여러 차례 이야기할 것이다. 산화는 반응 산소 종Reactive Oxygen Species이라고도 불리는 특정 입자를 방출하는 화학 반응을 일컫는 말이다. 반응 산소 종에는 불안정한 분자 상태의 활성 산소가 포함되어 있어 세포에 엄청난 혼란을 야기하기 쉽다.[17] 반응 산소 종의 농도가 중간 이하일 때는 뇌세포 내부의 화학적 균형 유지에 많은 도움을 준다. 하지만 농도가 높아지면 (활성 산소에 대항하는) 항산화제와 활성 산소 간 불균형으로 인해 산화 스트레스Oxidative Stress라 불리는 상황이 발생한다. 이는 세포 손실은 물론 뇌 손상까지 유발할 수 있으며 우울증에 취약한 뇌를 만든다.

모든 감미료가 다 유해하다고 입증된 것은 아니다. 하지만 아스파 탐 외에도 수크랄로스 등의 다른 감미료 역시 우울증을 유발하거나 악화할 수 있음을 보여 주는 증거가 속속 등장하고 있다. 2018년 쥐를 대상으로 한 실험에서 수크랄로스가 쥐의 장내 박테리아를 유의미하게 바꾼 사례가 발견되었다. 이때 증가한 박테리아 종은 다른 실험 연구에서 사람이 우울감을 느낄 때 증가한다고 밝혀진 것이었다.[18] 또한 수크랄로스는 골수세포형 과산화효소Myeloperoxidase라 불리는 효소의 활동성을 높인다. 골수세포형 과산화효소는 염증 표지자로, 한 연구에서는 쌍둥이 중에서 우울증 병력이 있는 사람의 골수세포형 과산화효소 수치가 우울증을 앓지 않은 쪽보다 32퍼센트나 높게 나타났음이 밝혀지기도 했다.[19]

만약 우울증으로 고생하고 있다면 인공 감미료는 모두 피하길 권한다. 설탕 역시 섭취하지 말아야 하므로 단것을 완전히 끊어 내는 데 오랜 노력과 시간이 필요할 수 있다. 하지만 설탕을 끊었을 때 얻는 이점은 그 모든 노력을 보상하고도 남을 것이다.

튀긴 음식

덴푸라(일본식 튀김─옮긴이), 엠파나다Empanada(밀가루 반죽 안에 속재료를 넣고 접어 튀긴 스페인 음식─옮긴이), 사모사Samosa(중동, 인도 등 서남아시아 지역에서 주로 먹는 삼각형 모양의 튀긴 만두─옮긴이), 피시 앤 칩스, 치킨 프라이드 스테이크Chicken-fried Steak(소고기를 얇게 저며 튀긴 텍사스 음식─옮긴이). 듣기만 해도 침이 고이는가? 나 역시 그렇다.

나는 종종 케이프코드Cape Cod에 가서 시간을 보내곤 하는데 이곳은 매년 여름이면 피클 튀김과 감자튀김 냄새를 향긋하게 풍겨 나를 무너뜨리곤 한다. 튀긴 음식이 건강에 미치는 악영향에 대해서 너무 잘 알고 있지만 튀김을 먹지 못하는 상황은 상상도 할 수 없다. 맛있는 음식은 내 삶의 질을 높이는 너무나 중요한 요소니까! 하지만 우울증을 해결하고 싶다면 튀긴 음식을 줄이는 것이 급선무다.

일본에서는 715명의 공장 근로자의 우울증과 회복력을 측정하면서 튀김 섭취 수준을 함께 기록하는 연구를 진행했다. 당연한 결과지만 연구진은 튀김을 더 많이 먹은 근로자가 우울증을 앓게 될 확률이 더 높다는 사실을 발견했다.[20]

설탕 관련 연구와 마찬가지로 이 연구 결과 역시 곧바로 이해하기 어려울 수 있다. 최근에 감자튀김을 먹고 우울감을 느꼈던 적이 있는가 생각해 보라. 적어도 감자튀김을 먹는 도중에 우울함을 느낀 적은 한 번도 없었을 것이다. 하지만 이 튀긴 음식을 엄청나게 먹은 지 몇 시간 뒤에는 엄청나게 기분이 안 좋아졌으리라 장담한다. 아무 생각 없이 너무 많이 먹었다고 자책하면서 말이다. 보통은 이렇게 기분이 나빠진 이유가 과식에 대한 죄책감 때문이라고 생각한다. 하지만 시간이 갈수록 이 죄책감은 더 심각한 우울증 증세로 이어진다.

만약 튀긴 음식을 매일 먹고 있다면 일주일에 한 번으로 줄이라. 만약 일주일 단위로 먹고 있다면 한 달에 한 번으로 줄이라. 만약 평소 튀긴 음식을 먹지 않는다면 더 행복한 생활을 향해 이미 출발한 것과 다름없는 셈이다!

나쁜 지방

튀긴 음식이 이토록 기분을 엉망으로 만드는 이유는 대부분의 튀긴 음식이 건강에 해로운 기름으로 조리되기 때문이다. 최근 몇 년 사이 지방을 둘러싼 논의는 단순히 모든 지방이 다 나쁘다는 데서 벗어났다. 요즘에는 심혈관 질환 및 다른 여러 문제를 야기하는 **나쁜 지방**(마가린, 쇼트닝, 트랜스 지방 등)과 질병을 예방하고 건강에 이로운 **좋은 지방**(아보카도, 아몬드, 올리브유 등)을 분명히 구분하는 추세다.

2011년 알무데나 산체스-비예가스Almudena Sánchez-Villegas와 그녀의 동료들은 지방과 우울증 간 상관관계에 관한 이전 연구의 후속 연구를 수행했다.[21] 이전 연구 시작 당시에는 우울증을 앓지 않는 스페인의 대학교 졸업생 1만 2059명을 대상으로 136개 문항으로 이뤄진 음식 섭취 빈도 측정 설문을 진행했다. 특정 식용유 종류(올리브유, 씨앗류 추출 기름, 버터, 마가린)의 섭취량를 측정하고자 함이었다. 이를 통해 포화 지방산Saturated Fatty Acids, 다중 불포화 지방산Polyunsaturated Fatty Acid, 트랜스 지방산Trans-unsaturated Fatty Acids, 단일 불포화 지방산Monounsaturated Fatty Acids과 같은 다양한 지방을 각각 얼마나 섭취했는지 확인했다. 후속 방문 연구를 통해서는 참가자들이 우울증이 시작될 징조를 느꼈는지 확인했다.

그로부터 6년 후 그들을 대상으로 다시 조사를 실시한 결과 657건의 우울증 발병 사례가 확인되었다. 연구진은 실험 참여자의 식단에 트랜스 지방이 많이 포함되어 있을수록 우울감을 느낄 확률이 더 높아진다는 사실을 발견했다. 반면 단일 불포화 지방산과 다중 불포화 지방산을 많이 섭취한 피험자들은 우울감을 경험할 확률이 낮았다. 연구진은 여러 종류의 식용유를 각각 살펴본 결과 단일 불포화 지방산 구성 비율이 높은 올리브유가 우울증 위험을 유의미하게 낮춰 준다고 결론 내렸다.

우울증을 예방하고 싶다면 모든 종류의 트랜스 지방을 차단하라. 미국 식품 의약국Food and Drug Administration은 2018년부터 트랜스 지방 섭취를 금지했다. 그러나 식품 가공업자들에게 규제 적용 전 유예 기간을 주었기 때문에 전자레인지용 팝콘이나 냉동 피자, 냉동 비스킷 반죽, 패스트푸드, 식물성 쇼트닝, 일부 마가린 등 특정 식품에는 여전히 트랜스 지방이 들어 있다.

또한 식단의 대부분을 단일 불포화 지방산으로 채워야 한다. 단일 불포화 지방산은 올리브유 외에 아몬드나 호두 같은 견과류, 캐슈너트와 아몬드 등으로 만든 넛버터 그리고 아보카도에도 함유되어 있다.

다중 불포화 지방산은 트랜스 지방보다 낫지만 그렇다고 우울증 환자에게 그 원료가 최선의 선택이라고 할 수는 없다. 예를 들어 옥수수유, 해바라기유, 홍화유 등은 적당히 섭취하면 괜찮지만 과도하게 섭취하면 오메가3와 오메가6 지방산의 불균형을 일으켜 감정 조절 능력에 타격을 주고 우울증을 유발할 수 있다.(여기에 대해서는 곧 더 자세히 살펴보겠다).[22]

질산염

질산염은 방부제이면서 베이컨이나 살라미, 소시지 등의 염장육이나 슬라이스 햄의 색을 내기 위해 들어가는 발색제로 우울증과 관련이 있는 것으로 보인다.[23] 심지어 최근 한 연구는 장내 박테리아의 구성이 양극성 장애를 향하게끔 하는 데 질산염이 결정적 영향을 미쳤음을 시사했다.[24] 만약 살라미와 소시지 없이 살 수 없는 사람이라면 메밀가루가 함유된 제품을 찾도록 하자. 메밀은 육가공 제품이 건강에 미치는 부정적인 영향을 상쇄해 주는 매우 중요한 항산화 물질을 함유하고 있다.[25]

좋은 기분을 만드는 음식

지금까지는 수면 및 식욕 문제, 집중력 저하, 에너지 고갈과 삶에 대한 의욕 상실 등 온갖 불쾌한 증상을 일으켜 우울증을 유발하는 주범이 되는 음식에 대해 알아보았다. 이제는 그 반대편 음식을 살펴볼 시간이다. 우울감을 예방하기 위해 혹은 완벽히 제압하기 위해 먹어야 할 음식을 살펴보자.

오메가3 지방산이 풍부한 음식

이번 장 초반에서 우울증 예방에 좋은 지방에 대해 논의하긴 했지만 특별히 오메가3 지방산의 중요성을 더욱 강조하고 싶다. 오메가3가 정신 건강에 굉장히 중요한 만큼 앞으로도 계속해서 그 효능에 대해 다룰 것이다.

오메가3는 정상적인 신진대사 과정에 매우 중요한 역할을 한다.

이 물질은 세포막의 핵심 구성 물질이자 혈액 응고, 동맥벽의 수축 및 이완, 염증 반응 등을 조절하는 호르몬 생성에 관여한다. 하지만 오메가3는 체내에서 자체 생성되지 않기 때문에 반드시 식품으로 섭취해야 한다. 오메가3를 필수 지방이라 부르는 이유다.

오메가3 지방산 가운데 3대 주요 물질을 꼽자면 알파-리놀렌산 Alpha-linolenic Acid, 에이코사펜타엔산 Eicosapentaenoic Acid 그리고 도코사헥사엔산 Docosahexaenoic Acid을 들 수 있다. 이 세 개 지방산은 모두 우리 몸에 아주 중요한 요소로 특히 세포막에서 다양한 역할을 담당한다. 에이코사펜타엔산과 도코사헥사엔산은 기분 장애에 가장 결정적인 역할을 담당하는 오메가3 필수 지방산이기 때문에 이 둘을 충분히 섭취하는 것이 매우 중요하다.

우울증 퇴치에 오메가3가 유용한지에 대해서는 논쟁의 소지가 있긴 하지만 오메가3가 중요한 역할을 한다는 주장이 더 우세하다. 2016년 주요 우울 장애 환자를 대상으로 한 연구 13개를 임의 선정해 연구 대상자 1233명을 대상으로 메타 분석을 진행한 결과, 주요 우울 장애 환자에게 오메가3가 전반적으로 유익했으며 특히 고함량 에이코사펜타엔산을 섭취한 참가자와 항우울제를 복용한 참가자 집단에서 그 효과가 두드러졌다.[26]

오메가3는 염증 수치를 낮추고 과도한 염증 반응으로부터 신경 세포를 보호해 뇌 건강에 도움을 준다. 핵심은 다양한 음식을 섭취하여 오메가3와 오메가6 사이의 건강한 균형을 유지하는 것이다. 전형적인 서양식 식단에는 오메가6가 많이 포함되는 편이지만 오메가3는 찾아보기 어려운데, 보통 이러한 식단에서 오메가6 지방산과 오메가3 지방산의 비율은 약 15대 1이다. 하지만 이상적인 비율은 약 4대 1이다.[27] 즉 대부분의 미국인은 오메가6 섭취를 줄이고 오메가3 섭취량을 늘려야 한다.

실제로 많은 연구에서 오메가6 지방산이 많이 함유된 식품을 먹은 사람들이 오메가3가 많이 함유된 식품을 먹은 사람보다 우울증에 걸릴 확률이 네 배나 높은 것으로 나타났다. 즉 오메가6 지방산이 많이 포함된 (저지방이 아닌) 일반 치즈, 지방 함량이 높은 적색육, 옥수수유, 팜유 등은 우울증 위험을 높일 수 있다. 반면 기름진 생선, 호두, 채소유, 짙은 녹색 잎채소는 우울증의 위협을 막아 줄 것이다.

오메가3 중에서 에이코사펜타엔산과 도코사헥사엔산의 가장 훌륭한 공급원은 생선이다. 특히 한류에 서식하는 연어, 고등어, 참치, 청어, 정어리와 같은 고지방 생선은 오메가3 함유량이 높다. 농어나 틸라피아, 대구, 갑각류 같은 지방 함량이 낮은 해산물도 아주 풍부하다고는 할 수 없지만 상당량의 오메가3를 함유하고 있다. 보통 양식 생선이 자연산에 비해 에이코사펜타엔산과 도코사헥사엔산 함량이 더 높다. 하지만 이는 어떤 사료로 사육했느냐에 따라 달라질 수 있는데 물고기 역시 오메가3를 자체 생산하지 않기 때문이다. 사실 오메가3는 미세 조류microalgae에서 발견되는 물질이다. 물고기가 미세 조류를 먹이로 삼는 식물성 플랑크톤을 먹으면 오메가3가 물고기의 세포 조직 안에 축적되는 식이다.

오메가3는 지방질이 풍부한 생선에 가장 많이 들어 있지만 그 외 음식에서도 발견된다. 풀을 먹여 키운 소는 일반 사료를 먹여 키운 소에 비해 오메가3 함량이 더 높다. 알파-리놀렌산은 에다마메라고 불리는 풋콩, 호두 그리고 치아씨 같은 식물성 재료에서 찾을 수 있다. 게다가 최근에는 오메가3 함량을 높인 계란이나 우유, 요거트 등의 제품도 점점 증가하고 있다.

요리할 때 사용하는 기름을 바꿔 오메가6와 오메가3의 비율을 개선할 수도 있다. 오메가6가 압도적으로 많이 함유되어 있는 일반 식용유 대신 카놀라유를 사용해 보자. 카놀라유가 완벽한 오메가3 공급원이라 할 수는 없지만 오메가6와 오메가3의 비율이 약 2 대 1 정도이기 때문에 다른 식용유의 건강한 대체재 역할로 충분하다.

몸에 좋은 비타민이 가득 포함된 음식

여러 종류의 비타민은 우울증을 예방하고 증세를 완화하는 데 핵심 역할을 한다. 그중에서도 엽산B9과 비타민B12는 매우 중요하다. 체내에서 이들은 떼려야 뗄 수 없는 관계다. 비타민B12가 부족하면 엽산 결핍으로 이어지는데 이는 궁극적으로 뇌세포 손상, 그중에서도 주로 해마에 위치한 뇌세포의 손실을 야기한다. **해마 위축**Hippocampal Atrophy이라 불리는 이러한 뇌세포 손실은 우울증과 관련 있다. 해마는 뇌의 핵심 영역으로 학습과 기억이라는 중요한 역할을 담당하고 있기 때문에 우울증을 앓는 환자들은 스트레스에 대처할 새로운 방법을 학습할 능력을 상실할 수 있다.

엽산이 부족한 환자에게 가장 흔하게 나타나는 증상은 우울감이다.[28] 실제로 여러 연구에서 엽산 수치가 높을수록 우울감을 적게 느낀다는 사실을 입증하고 있다.[29] 엽산은 해마뿐 아니라 세로토닌 합성에도 영향을 줄 수 있다. 이 때문에 우울증을 앓을 땐 세로토닌 수치가 낮아지는 경우가 많다.[30]

따라서 우울증을 예방하거나 치료하기 위해서는 비타민B12와 엽산을 모두 충분히 섭취해야 한다. 콩류, 감귤류의 과일, 바나나, 아보카도, 녹색 잎채소 및 십자화과 채소, 아스파라거스, 견과류, 생선 및 조개류 등의 식품을 풍성하게 즐기자.

비타민B1(티아민)과 비타민B6(피리독신) 역시 우울증 예방 및 완화에 중요한 역할을 한다. 이들은 뇌에서 기분 조절에 활용되는 신경 전달 물질의 생성 및 합성을 돕는다. 이 비타민들 역시 바로 앞에서 언급한 재료에 풍부하게 들어 있으며 대두와 통곡물에도 많이 포함되어 있다.

비타민A는 신경 세포의 성장 및 적응과 같은 뇌 기능이 적절하게 유지되도록 한다.[31] 비타민B12와 마찬가지로 비타민A가 부족하면 특정 뇌 영역의 수축이 일어나 뇌의 스트레스 대처 능력이 떨어질 수 있다.[32] 2016년 한 연구에서는 비타민A가 다발성 경화증Multiple Sclerosis 환자의 우울증과 피로감을 유의미하게 개선했음을 밝혀냈다.[33] 비타민A의 대사 물질인 레티노산Retinoic Acid 과다는 우울증 및 자살과 관련이 있다.[34] 하지만 이 같은 부작용은 건강하고 다채로운 음식을 통해 섭취하는 비타민A의 양을 훨씬 초과한 어마어마한 양을 먹었을 경우에만 발생한다. 그러니 고구마, 당근, 시금치, 동부콩 등 비타민A가 풍부한 음식을 마음껏 먹도록 하자.

비타민C는 뇌가 적절히 기능하는 데 무척 중요한 물질이다. 신경 전달 물질 합성을 조절하는 역할을 맡고 있기 때문이다.[35] 따라서 여러 관찰 연구에서는 비타민C 부족과 우울증 사이에 연관성이 있다고 주장한다.[36] 감귤류 과일, 속이 노란 멜론인 캔털루프, 딸기 그리고 브로콜리와 콜리플라워, 방울양배추 등을 포함한 십자화과 채소를 통해 비타민C를 섭취하자.

앞으로도 계속해서 여러 비타민에 대해 언급할 것이다. 만약 각 비타민이 뇌에서 어떤 기능을 담당하고 어떤 음식에 포함되어 있는지 확인하고 싶다면 428쪽 부록 B에 수록한 표를 참고하라.

철분 및 몸에 좋은 미네랄 성분이 풍부한 음식

뇌에서 철분은 뉴런의 보호막을 형성하고 기분과 관련한 화학 물질의 합성 및 화학적 경로 통제를 돕는다.[37] 많은 양의 철분이 농축되어 있는 뇌내 부위는 기저핵Basal Ganglia이라 불리는 뇌세포 다발로 우울증과 관련이 있다고 알려진 조직이다.[38] 임상 연구에서는 낮은 철분 수치와 우울증이 관련 있음을 밝힌 바 있다.[39] 철분의 좋은 공급원은 조개류, 기름기가 적은 적색육과 내장육(적당량), 콩류, 호박씨, 브로콜리, 다크초콜릿 등이다.(물론 당은 어떤 형태로든 적정량을 섭취해야 한다.)

마그네슘 역시 뇌가 제 기능을 하는 데 무척 중요하다. 초조 우울증 Agitated Depression 치료를 위해 마그네슘을 사용한 첫 기록은 1921년으로 거슬러 올라간다. 이 기록에 따르면 마그네슘은 총 250개 사례 중 220개라는 엄청나게 많은 사례를 성공으로 이끌었다.[40] 그 이후 셀 수 없이 많은 연구가 우울증이 마그네슘 결핍과 연관 있다고 주장해 왔다. 120~300밀리그램 정도의 마그네슘을 처방한 여러 사례 연구에서 마그네슘 복용 후 주요 우울증이 아주 빠르게 호전되었으며 심지어 회복하는 데 일주일이 채 안 걸린 경우도 있다고 보고했다. 그렇다면 마그네슘이 충분히 들어 있는 식재료는 무엇일까? 아보카도와 견과류, 콩류, 통곡물 그리고 (연어와 고등어 같은) 오메가3가 풍부한 생선류를 더 많이 먹으라.

칼륨에 관해서는 아직 명확한 그림이 완성되지 않은 상태다. 하지만 칼륨 섭취가 증가했을 때 기분이 개선된다고 보고한 연구가 일부 존재한다.[41] 고구마, 바나나, 버섯, 오렌지, 완두콩, 오이 등에는 모두 칼륨이 풍부하게 들어 있다.

아연 결핍과 우울증 위험 간에도 상관관계가 있음을 대부분의 연구 결과가 강력하게 뒷받침하고 있다. 관련 연구에 따르면 아연 보충제 섭취는 우울증 증상을 줄인다.[42] 17개 연구를 종합한 메타 분석 연구는 비교 대조군에 비해 우울증을 앓고 있는 실험 참가자의 혈중 아연 농도가 더 낮았다는 점을 밝혀냈다.[43] 아연이 우울증 완화에 도움이 되는 이유는 뇌의 염증 반응을 줄여 주기 때문이다.[44] 해산물(특히 익힌 굴 요리)에는 아연 함유량이 아주 높으며 살코기나 가금류에도 아연이 풍부하게 들어 있다. 또한 콩이나 견과류, 통곡물에도 미량 함유되어 있다.

마지막으로 이야기할 물질은 셀레늄이다. 여러 연구가 셀레늄이 많이 함유된 식단이 기분을 크게 호전시킨다고 주장한다.[45] 셀레늄은 브라질너트에 가득 들어 있다.

다시 한번 언급하겠다. 만약 이로운 비타민 및 미네랄이 포함된 음식을 빠르게 확인하고 싶다면 부록 B에 수록된 표를 참고하라.

조미료와 향신료, 허브

영양가가 풍부한 구운 생선이나 채소 볶음에 쓸 양념으로는 무엇이 적당할까? 이제부터 소개할 향신료와 조미료는 우울증을 방지하는 데 도움이 되는 것들이다. 앞서 소개한 우울증 퇴치 음식에 이들을 사용해 기분 개선 효과를 두 배로 늘려 보자.

일반적으로 향신료의 가장 중요한 기능은 바로 산화 방지다. 다시 말해 향신료는 유해한 활성 산소에 맞서 싸우는 뇌를 도와 세포에 손상을 주는 산화 스트레스를 예방한다. 향신료의 항산화 효과는 항산화 지수Oxygen Radical Absorbance Capacity라 불리는 수치로 측정한다. 432쪽 부록 C에 수록한 항산화 지수 표를 확인하면 어떤 향신료가 가장 항산화 효과가 큰지 확인할 수 있다. 항상 이를 염두에 두고 향신료를 최대한 활용하라.

__사프란: 2013년 한 메타 연구는 기존에 발표된 무작위 대조 시험 다섯 개를 분석해 사프란 보충제가 주요 우울 장애를 앓고 있는 환자에게 미치는 효과를 살펴보았다.[46] 연구진은 모든 실험에서 사프란 보충제를 복용한 사람들의 우울증 증세가 위약 대조군에 비해 유의미하

게 감소했다는 점을 발견했다. 2017년에 수행된 연구는 사프란 15밀리그램의 우울증 증세 감소 효과가 항우울제인 프로작 20밀리그램의 효과와 맞먹는다는 점을 입증했다! 19세기 영국의 약초상이었던 크리스토퍼 캐턴Christopher Catton은 이러한 사프란의 비밀스러운 힘을 알고 있었던 것이 분명하다. 그는 이렇게 말했다. "사프란은 영혼을 깨우는 힘을 가지고 있다. 그 바람직한 효과는 심장을 파고들어 웃음과 기쁨을 자아낸다."[47] 아직 사프란이 지닌 효과의 정확한 기제는 밝혀지지 않았다. 하지만 동물 실험에서는 사프란이 긍정적 기분과 관련된 신경 전달 물질인 글루탐산염과 도파민 수치를 높이는 것으로 나타났다.[48]

무게당 가격으로 따지면 사프란은 금보다 비싸다. 또한 그 풍미는 다른 향신료를 압도할 정도이기 때문에 한 움큼씩 넣기보다는 살짝 흩뿌리는 것으로 충분하다. 사프란 몇 가닥을 불린 뒤(424쪽 샌프란시스코풍 해산물 스튜 레시피 참조) 사프란 리소토나 인도식 볶음밥인 비리야니 등의 채소나 밥 요리에 넣으면 된다. 사프란 보충제나 추출물 등도 활용할 수 있지만 보충제 복용 전에는 의사와 먼저 상담하기 바란다.

__강황: 2017년에 수행된 한 메타 연구에서는 강황에 들어 있는 유효 성분인 커큐민Curcumin이 우울증에 미치는 효능을 실험한 여섯 개 임상 사례를 분석했다.[49] 해당 연구진은 커큐민이 위약에 비해 우울증 증상 감소에 훨씬 효과적이었다고 결론 내렸다. 커큐민은 어떻게 이토록 강력한 효과를 발휘하는 것일까? 간단히 설명하면 커큐민이 뇌

의 화학 작용을 조절해 우울증을 유발하는 독성 손상으로부터 뇌세포를 보호하기 때문이다.

커큐민은 하루에 500~1000밀리그램 정도 섭취할 때 가장 효과가 좋다. 흔히 강황 1작은술에 200밀리그램의 커큐민이 함유되어 있다고 하지만 이는 정확한 수치가 아니다. 강황에는 중량 대비 약 2퍼센트 정도의 커큐민이 함유되어 있다. 따라서 1큰술(3작은술)에 해당하는 6.8그램의 강황에는 커큐민 0.136그램, 즉 136밀리그램의 커큐민이 함유되어 있는 것이다. 모든 요리에 강황을 1작은술 이상 넣는 것은 과할 수 있으므로 매일 몇몇 요리에 강황 1~2작은술을 나눠 넣는 방법을 고려할 만하다. 수프나 찌개 혹은 스무디를 만들 때 강황을 추가해 보자. 따뜻한 차로 마시거나 샐러드 드레싱에 한 꼬집 뿌려 넣어도 좋다. 주목할 점은 후추에 들어 있는 성분인 피페린Piperine이 커큐민의 흡수 및 체내 활용률을 2000퍼센트나 상승시킨다는 것이다.[50] 강황을 사용할 때는 꼭 통후추를 갈아 함께 활용하자.

__오레가노: 카르바크롤Carvacrol은 오레가노에 들어 있는 활성 성분으로 쥐 실험에서 항우울 효과가 있다는 사실이 밝혀졌다.[51] 다른 연구진 역시 동물 실험에서 카르바크롤이 신경 보호 및 항우울 효과와 관련 있다는 점을 밝혀냈지만 아직까지 인간을 대상으로 한 연구는 없다. 그럼에도 나는 카르바크롤이 인간의 뇌세포 보호에 도움을 줄 가능성이 있다고 믿는다. 오레가노는 많은 요리에 널리 활용되는데 특히 내가 가장 좋아하는 그리스식 드레싱의 주재료이며 올리브와 페타 치즈를 절일 때 활용하면 좋다. 오븐에 구운 야채에 뿌려도 맛있다.

라벤더, 시계초, 캐모마일도 우울증에 도움이 된다.[52] 이와 관련해서는 불안에 대해 다룰 때 좀 더 자세히 이야기하겠지만, 차로 끓여 마시는 것이 가장 편하게 즐길 수 있는 방법이다.

나도 안다. 복잡한 마트 복도에서 어떤 음식에 어떤 영양소가 가장 많이 들었는지 생각하며 서 있는 스스로의 모습을 상상만 해도 부담스럽다는 것을 말이다.

우울증과 싸울 때 어떤 음식을 먹고 어떤 음식은 먹지 말아야 하는지 훨씬 직관적으로 쉽게 기억하는 방법이 있다. 바로 폭넓은 식습관에 따르면서 자연스럽게 뇌 건강에 도움이 되는 음식은 가까이하고 기분을 망치는 음식은 멀리하는 것이다. 다행히도 이런 식습관을 쉽게 유지할 수 있게 해 주는 식단이 이미 존재한다!

지중해식 식이요법

지중해식 식습관Mediterranean Eating Pattern이 특별히 정신 건강을 염두에 두고 설계된 것은 아니다. 하지만 이 식이요법에는 앞서 언급한 모든 우울증 타파 음식이 건강한 비율로 포함되어 있다. 덕분에 뇌 기능 및 기분 조절을 최적화하는 데 필요한 균형 잡힌 영양을 확보할 수 있다. 정신 건강 외의 다른 여러 면에서 유익하다는 점은 두말할 필요가 없다.

정통 지중해식 식이요법은 1957년 생리학자 안셀 키스Ancel Keys와

프란시스코 그란데 코비안Francisco Grande Covian이 최초로 고안했고, 이후 이 식이요법이 건강에 미치는 결과를 평가한 여러 과학적 연구를 통해 다듬어졌다. 정통 지중해식 식이요법에는 매일의 식단에 다음 식재료를 포함한다.

- 채소 3~9인분
- 과일 1/2~2인분
- 곡물(빵 및 기타 곡물, 가급적 통곡물 사용) 1~13인분
- 올리브유 최대 8인분[53]

식사량의 범위가 너무 넓어 보이지만(특히 곡물의 경우 오늘날에는 하루에 13인분까지 섭취를 권장하지 않는다.) 열량으로 환산하면 하루 약 2200칼로리로 이 중 지방은 37퍼센트(이중 단일 불포화 지방산 18퍼센트, 포화 지방산 9퍼센트)를 차지하며 섬유소는 33그램 함유되어 있다.

나는 정통 지중해식 식이요법의 엄격한 비율에 집착하기보다는 일상에서 지중해식 식습관을 따르도록 권하는 편이다. 정통이 아니더라도 이 식습관의 우울증 방어 효과는 정통 지중해식 식이요법과 동일하다.[54] 나는 이러한 식습관을 **지중해식 생활 방식**이라고 부르곤 하는데 환자들이 종종 *식이요법*이라는 단어를 부정적으로 받아들이기 때문이다. 식이요법이라 하면 보통 식사에서 제한해야 하는 여러 사항을 떠올린다. 하지만 사실 지중해식 식사 접근법은 삶에 맛있는 음식을 *더해서* 식사의 질을 높이고 기분을 향상시키는 방식이다. 게다가

먹는 것을 포기할 필요가 없어 제한된 식이요법을 따를 때 필연적으로 발생하는 요요 현상도 방지할 수 있다. 즉 자기도 모르게 피해야 할 음식을 과식해 버리고 마는 상황을 사전에 차단할 수 있는 것이다. 지중해식 식습관은 채식 기반 식단으로 지역에서 자란 제철 과일과 채소, 가공 단계를 최소화한 식품(콩, 견과류, 통곡물 등)을 풍부하게 포함한다. 감미료는 적게 쓰고 지방은 양질의 것만 허용하는데 올리브유가 주된 지방 섭취원이다. 지중해식 식습관에서 유제품은 중간 또는 그보다 낮은 비율로 섭취하며 단백질은 주로 해산물을 통해 섭취한다. 적색육과 달걀은 적게, 매우 가끔 먹는다. 와인은 식사에 곁들여 중간 정도 혹은 그보다 더 적은 양을 마시며 음식에는 소금 대신 허브와 양념을 사용해 맛을 더한다. 사실 맛을 위해서는 얼마든지 유연하게 접근할 수 있다. 나는 언제나 환자들의 문화권과 입맛에 맞게 지중해식 생활 방식을 변용하려 애쓴다. 예를 들어 환자가 좋아하는 음식에 맞춰 병아리콩 요리에 동남아시아 레시피를 활용하거나 후무스 Hummus(병아리콩에 올리브유, 마늘 등을 넣고 곱게 갈아 먹는 중동 지방의 소스—옮긴이)에 멕시칸 오레가노와 파히타 Fajita(구운 고기와 야채를 토르티아에 싸서 먹는 멕시코 요리—옮긴이) 양념을 더하는 식이다.

지역에 따라 식재료와 준비 과정이 달라질 수 있으므로 지중해 지역의 식사 방식을 다른 지역에서도 적용할 수 있는지에 대한 논란은 짚고 넘어갈 필요가 있다.[55] 하지만 내가 지중해식 식이요법을 누구나 활용할 수 있다고 믿는 이유는 맛이나 준비 과정보다 식단을 구성하는 요소가 훨씬 중요하기 때문이다. 결국 지중해식 식이요법이 지닌 항우울 효과는 대부분 과일 및 채소와 올리브유 섭취에 있다. 과일과 채소에 들어 있는 항산화 물질은 산화 스트레스를 줄이고 결과적으로 뇌세포 손상을 줄인다. 올리브유에는 항산화 물질 및 뇌 건강에 도움이 되는 물질이 들어 있다.[56] 게다가 영양으로 꽉 찬 과일과 채소 그리고 고급 올리브유는 거주하는 지역에 상관없이 어디서나 쉽게 구할 수 있다. 생선과 견과류, 통곡물 역시 어디에서건 쉽게 찾을 수 있는 식재료다.

지중해식 식습관 실천 사례

지중해식 식습관의 힘을 보여 주는 사례로 나의 환자였던 조지핀 Josephine의 치료 과정을 살펴보자. 51세 기혼 여성인 조지핀은 늘어난 체중과 혈당 조절의 어려움 때문에 우울증을 겪고 있었다. 처음 진료실에서 만난 조지핀은 벌써 피곤해 보였다. 오전 9시였는데도 불구하고 말이다! 그녀의 눈빛은 슬펐고 공허했다. 조지핀은 나에게 항상 기진맥진한 상태여서 늘 안 좋은 음식을 선택하게 된다고 말했다. 최선을 다해 노력하는데도 살은 전혀 빠지지 않았고 혈당 수치도 통제 불능이었다. 가장 큰 스트레스 요인이 뭐냐고 물었을 때 그녀는 올바르게 먹으려고 애쓰는 것이라고 쏘아붙였다. 결국 조지핀은 식사에 대한 통제력을 상실했다는 느낌 때문에 더 큰 우울감에 빠져 항우울제 복용을 고려하는 수준까지 이르게 된 것이다.

나는 그녀에게 며칠간 식사 일지를 쓰라고 권했다. 그리고 그녀가 작성한 일지에서 위험 신호를 감지했다. 조지핀은 보통 저지방 우유와 시리얼로 아침을 먹었지만 회사에 도착해서도 여전히 **우울감**과 허기를 느꼈다. 땅콩버터를 바른 토스트 한 장을 더 먹고도 포만감이나 에너지를 전혀 느끼지 못해 계속 배고픔을 달고 지냈다. 더 중요한 사실은 그녀가 점심이나 간식류를 전혀 챙겨 오지 않고 오로지 자판기 음식이나 회사의 구내식당 메뉴에 의존한다는 것이었다.

여러 번의 면담을 거치는 동안 우리는 지중해식 식습관에 대해 충분히 이야기를 나눴다. 나는 그녀에게 점심으로 먹을 건강한 샐러드 레시피를 가르쳐 주었다. 영양소가 꽉 들어찬 신선한 녹색 채소(브로콜리, 껍질콩, 홍고추 등)를 썰어 넣고 오븐에 구운 연어와 병아리콩, 아몬드나 아보카도를 올려 건강한 단백질과 지방을 더한 것이다. 조지핀은 나의 레시피에 치아씨를 더해 식이섬유와 단백질 함량을 높였고 집에서 간단하게 만든 비네그레트Vinaigrette(신선한 레몬즙, 올리브유, 소금 및 후추를 더해 만든 샐러드 드레싱)를 곁들였다. 그녀가 밝은 표정으로 말하던 모습이 아직도 생생하다. "예전에는 어떻게 이런 음식으로 배가 부를 수 있다는 건지 전혀 이해하지 못했어요. 하지만 요즘엔 점심을 먹고 나면 에너지가 가득 차고 기운이 넘쳐요. 오후에 땅콩버터와 크래커에 달려드는 일도 없고요."

조지핀은 이제 아침으로 통귀리에 아몬드 우유, 시나몬, 베리류를 곁들인 오버나이트 오트밀(밤새 귀리를 우유에 불려 다음 날 아침에 먹는 것—옮긴이)을 만들어 먹는다. 오버나이트 오트밀 닷새 치를 미리 만들어 병에 담아 냉장고에 넣어 둔 뒤 아침 출근길 기차에서 하나씩 챙겨 먹는 것이다. 덕분에 시간도 절약하고 더 나은 음식을 먹음으로써 건강해지는 느낌도 들었다. 아침마다 느꼈던 우울감과 무력감도 천천히 사라지는 듯했다.

세 번째 만남에서 그녀는 체중이 2킬로그램 넘게 빠졌고 주치의와 당뇨 치료를 시작한 이래로 몇 년 만에 처음으로 혈당 수치가 낮아졌다고 전했다. 조세핀은 식사 시간을 즐기기 시작했고 박탈감에 시달리지 않았다. 낮 동안 맛있으면서도 건강한 음식을 먹으면 밤에 초콜릿이나 아이스크림이 당기지 않는다는 것도 알게 되었다. 딸기 몇 개와 다크초콜릿 작은 조각만으로도 훨씬 기분이 좋아졌다. 전반적으로 그녀는 삶의 활기를 되찾은 듯하다고 말했다. 남편과 주변 동료들도 변화를 느꼈다. 충분한 에너지를 갖춘 조지핀은 운동을 다시 시작했고 명상 강의를 통해 배웠던 마음챙김도 활용할 수 있게 되었다. 우울하고 칙칙한 기분이 사라진 덕분이었다. 그녀는 어깨를 짓누르던 우울감의 무게에서 해방된 것 같다고 말했다.

연구의 결과

당뇨병과 심장병 예방 및 장수에 이르기까지 지중해식 식습관의 효과를 입증하는 연구는 아주 많다. 지중해식 식습관이 우울증을 방지하고 증상을 완화하는 데에도 효과가 있다는 나의 임상 발견을 뒷받침하는 문헌도 있다.

아마도 가장 잘 알려진 연구 중 하나는 스마일SMILES(Supporting the Modifi-cation of Lifestyle in Lowered Emotional States) 연구(정서 침체 상태에서 생활 방식의 변화가 주는 효과를 입증한 연구)일 것이다. 나의 동료 연구자이자 호주 디킨 대학교Deakin University의 음식 및 감정 센터 책임자인 펠리체 자카Felice Jacka 박사는 자신의 연구팀과 함께 12주간의 실험을 진행해 의도적인 식습관 개입이 중증에서 심각한 정도의 우울증 환자에게 부가 치료법으로서 효과가 있는지 밝히고자 했다. 이들이 실험에 활용한 식단은 무엇이었을까? 바로 지중해식 식습관이었다. 연구진은 이를 수정 지중해 식단ModiMed-Diet이라고 불렀다. 특히 이들은 **아래 12개 핵심 음식군 섭취를 통한 식사의 질적 개선**에 집중했다. 각 음식군별 권장 섭취량은 아래와 같다.

통곡물	일 5~8회
채소	일 6회
과일	일 3회
콩류	주 3~4회
저지방 무가당 유제품	일 2~3회
비가공 무가염 견과류	일 1회
생선	주 2회 이상
적색육 살코기	주 3~4회
닭고기	주 2~3회
달걀	주 6개 이하
올리브유	일 3큰술
추가 식품	- 와인(가급적 레드 와인): 식사에 곁들여 최대 2잔 - 주 3회 이하 섭취 제한 식품: 감미료, 정제 곡물, 튀긴 음식, 패스트푸드, 가공육, 단맛이 나는 음료

실험 종료 후 연구진은 식단 변경군에 포함된 참가자 중 3분의 1에 가까운 사람들의 우울증 증상이 개선되었음을 확인했다. 반면 대조군에 속한 사람은 약 8퍼센트 정도만이 증상 개선을 보였다. 식단이 효과가 있었던 것이다!

보다 최근인 2019년에는 연구 시작 시점으로부터 2년 이내에 우울증을 앓지 않은 성인 1만 5980명을 대상으로 한 추적 연구 결과가 발표되었다.[57] 연구진은 참가자들의 기본적인 음식 섭취량을 측정하고 기록한 뒤 지중해식 식단을 따른 집단과 그 외 식단을 따른 집단의 식습관을 일정 기간 동안 비교 기록했다. 연구를 시작한 뒤 10년 후 666명에게서 우울증이 발병했고 지중해식 식단에 가장 가까운 식단을 따랐던 참가자들의 우울증 발병 확률은 유의미하게 낮은 것으로 나타났다.

주의할 점은 해당 식단에 관련한 대부분의 연구가 관찰 연구라는 점이다. 이러한 연구에서는 증명이 아닌 추론만이 가능하다. 알무데나 산체스-비예가스와 그녀의 연구진이 진행한 실험만이 지중해식 식단이 우울증에 미치는 효과를 분명하게 보여 준다 할 수 있다.[58]

우울증을 정복할 다른 식단 전략

여러 연구에서 지중해식 식단 외 다른 **전통** 식습관 역시 우울증 예방에 효과적이라고 본다. 그 대표 사례가 노르웨이의 노르딕 식단이다.[59] 지중해식 식습관과 마찬가지로 노르딕 식단 역시 육류 및 동물성 식재료보다 채소 혹은 바다 및 호수에서 나는 식재료, 야생에서 채취한 자연산 재료 등에 중점을 둔다. 노르딕 식단과 지중해식 식단의 가장 큰 차이는 바로 올리브유 대신 카놀라유 사용을 강조한다는 점이다. 또한 2013년에 발표된 한 리뷰 논문은 기존에 발표된 논문 25개를 대상으로 식단이 우울증에 미치는 영향을 검토했다. 검토 결과 근거가 제한적이긴 하지만 노르딕 식단과 지중해식 식단 모두 우울증 감소와 관련이 있다는 점이 밝혀졌다.[60]

제한적이나마 전통 일본 식단이 우울증 위험 감소와 연관이 있다는 근거도 존재한다. 일본식 식단은 노르웨이식이나 지중해식 식단과 비슷한 종류의 음식을 포함하고 있으며 여기에 절임 및 발효 음식이 추가된다. 이는 우리가 앞서 언급했던 프로바이오틱스가 풍부한 음식이기도 하다.

훌륭한 식사는 만병통치약이다

나와 상담을 시작한 이후 테드는 지중해식 식단을 근거로 한 개인 맞춤 식단을 따르는 데 집중했다. 직장에서 먹을 점심 도시락으로 오븐에 구운 연어나 칠면조 가슴살을 올린 건강하고 풍성한 샐러드를 준비했다. 오후만 되면 자판기에서 뽑아 먹던 과자는 아몬드 버터를 올린 신선한 사과, 다크초콜릿 칩을 곁들인 호두, 방울토마토와 샐러리를 곁들인 후무스, 포도와 귤 등으로 대체했다. 회사에 갈 때 도시락을 챙기면 배고픔 때문에 찾았던 나쁜 음식을 먹지 않아도 된다는 생각에 스트레스가 잦아들어 기분이 좋아졌다. 그는 여행 중에도 건강한 음식을 고르는 법을 터득해 공항에서 파는 피자나 핫도그 근처에도 가지 않았다.

퇴근하고 집에 돌아오면 오븐에 구운 연어에 케일 페스토(378쪽)를 곁들이고 영양가가 풍부하며 맛도 좋은 그린 샐러드를 함께 즐겼다. 하루 종일 포만감 드는 식사를 했기 때문에 저녁 식사를 마친 후에도 아이스크림이나 쿠키가 당기지 않았다. 몸무게가 크게 줄지는 않았지만 바지만큼은 훨씬 편안해진 것을 느낄 수 있었다. 테드와 함께 일하는 직장 동료들은 전보다 날씬해 보인다며 헬스장에 등록했는지 묻기도 했다.

더 중요한 변화는 기분이 점점 나아지고 매사에 긍정적으로 느끼기 시작했다는 점이다. 예전에 비해 밝고 활기찬 사람이 된 그는 프로작을 복용하지 않고도 훌륭하게 기분 관련 증상에 대처할 수 있었다. 3년이 지난 지금 테드는 목표로 했던 몸무게를 달성했고 더 이상 우울감을 느끼지 않는다.

테드야말로 영양 섭취 및 생활 방식의 변화를 통해 자연스럽게 질병을 예방하고 증상을 완화한다는 영양 정신 의학의 원칙을 적용한 완벽한 사례다.

물론 테드가 겪은 우울증은 정신 건강 문제의 한 부분일 뿐이다. 우울증은 종종 불안감이라는 동반자와 손을 잡고 함께 온다. 다음 장에서는 건강하고 맛있는 음식으로 불안증을 극복하는 방법을 살펴보겠다.

지중해식 식습관은 우울증과 맞서 싸우고 뇌 건강을 유지할 수 있도록 완벽한 식단을 제공하는 훌륭한 길잡이다.

먹어야 할 음식

- 프로바이오틱스: 생균이 들어 있는 요거트, 템페, 미소 된장, 낫토, 사우어크라우트, 케피르, 김치, 콤부차, 버터밀크, 일부 치즈
- 프리바이오틱스: 콩류, 귀리, 바나나, 베리류, 마늘, 양파, 민들레 잎, 아스파라거스, 돼지감자, 리크 등
- 저당지수 탄수화물: 현미, 퀴노아, 스틸컷 오트밀, 치아씨 등
- 중당지수 음식(적정량): 꿀, 오렌지주스, 통곡물빵
- 건강한 지방: 올리브유 같은 단일 불포화 지방, 견과류, 넛버터, 아보카도
- 오메가3 지방산: 생선, 특히 지방질이 풍부한 연어, 고등어, 참치, 청어, 정어리 등
- 비타민B9, 비타민B12, 비타민B1, 비타민B6, 비타민A, 비타민C
- 미네랄 및 미량 영양소: 철분, 마그네슘, 칼륨, 아연, 셀레늄
- 향신료: 사프란, 강황, 오레가노
- 허브: 라벤더, 시계초, 캐모마일

피해야 할 음식

- 설탕: 과자류, 사탕, 탄산음료, 설탕이나 액상과당으로 단맛을 낸 모든 음식

- 고당지수 탄수화물: 흰 빵, 흰쌀, 감자, 파스타, 그 밖에 정제 밀가루로 만들어진 모든 음식
- 인공 감미료: 아스파탐이 특히 해롭지만 사카린, 수크랄로스, 스테비아도 주의가 필요
- 튀긴 음식: 감자튀김, 치킨, 해산물 튀김, 그 밖에 기름에 튀긴 모든 음식
- 나쁜 지방: 마가린, 쇼트닝, 수소 첨가유 같은 트랜스 지방은 반드시 피하고 채소유나 옥수수유, 해바라기유, 홍화유 등 오메가6 지방산은 적정량만 섭취
- 질산염: 식품 첨가물이 들어 있는 베이컨, 살라미, 소시지, 그 밖에 염장 육류

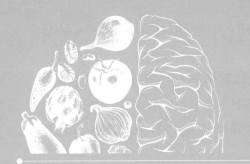

제 3 장

불안

: 발효 음식, 식이섬유, 트립토판 미신

그날은 보스턴의 완벽하고 청명한 가을 날씨의 아름다움 덕분에 약간의 행복감에 젖어든 날이었다. 나뭇잎은 울긋불긋 물들어 있었고 도시는 추수감사절을 기념하기 위한 사과와 호박 장식으로 가득했다. 두 아들 조쉬Josh와 페르난도Fernando를 둔 39세 엄마 마리솔이 창을 통해 쏟아지는 햇살과 함께 상담실로 들어왔다. 아름다운 날씨에도 불구하고 그녀는 자리에 앉은 지 얼마 되지 않아 울음을 터뜨렸다. 불안감이 그녀를 덮친 것이다.

"더 이상 이렇게는 못 살겠어요." 그녀가 말했다. "아침마다 불안한 마음에 눈을 떠요. 등굣길에 조쉬가 버스에 치이지는 않을까? 페르난도가 한 해 더 유급하면 어쩌지? 학교에서 총기 난사 사건이 일어나는 것은 아닐까? 도저히 걱정을 멈출 수가 없어요. 심지어 아이들이 집에 있을 때도 걱정으로 손톱을 물어뜯고 있다니까요. 배가 자주 아프고

변비도 있어요. 추수감사절이 다가오는 것도 스트레스예요. 스무 명이나 되는 가족이 저녁을 먹으러 모이니까 마음의 준비를 단단히 해야 한다고요."

그녀는 이어서 가슴이 너무 두근거려 밤에 잠을 잘 수가 없다고 말했다. 그 즉시 나는 마리솔이 범불안 장애Generalized Anxiety Disorder 증상을 이야기하고 있음을 눈치챘다. 범불안 장애는 일상적인 걱정 때문에 심한 중압감을 느끼는 정신 질환이다.

마리솔의 이야기는 그리 드문 사례가 아니다. 불안은 여러 형태로 존재하며 여기에는 범불안 장애, 공황 장애, 광장 공포증, 사회 불안 장애Social anxiety disorder, 특정 공포증까지 포함된다. 이 질환들의 발병 계기와 과정은 제각각이지만 모두 환자의 뇌를 해로운 생각의 반복 속에 가둬 버린다. 이로 인해 공황 발작, 일상을 마비시키는 공포감 그리고 행복하고 만족스러운 삶을 꾸리지 못하는 무력한 상태에 빠지게 되는 것이다.

불안 장애는 미국 내에서 가장 흔한 정신 질환이다. 전체 인구의 3분의 1가량이 살면서 한 번은 불안 장애로 고통받는다.[1] 심지어 이 숫자마저도 과소평가되었을 가능성이 있는데 진단이나 치료를 받지 못하는 경우도 많기 때문이다. 스트레스가 가득한 현대 사회에서 살아가는 많은 이가 불안을 피할 수 없는 삶의 일부로 받아들이고 있으며 걱정에서 완벽하게 벗어날 방법이 없는 것도 사실이다. 하지만 그렇다고 해서 불안이 가장 만족스러운 삶, 최선의 삶으로 향하는 길을 방해하도록 방치해야 한다는 의미는 아니다.

불안을 치료하기 위한 방법은 다양하다. 약물 및 심리 치료로 효과를 보는 사람은 50~60퍼센트에 불과하고 이를 통해 증상을 완벽하게 극복하는 사람은 25퍼센트밖에 되지 않는다. 불안과의 전쟁에 임하는 핵심 전략은 일상적인 식단을 진정 효과가 있는 음식으로 가득 채우고 초조하게 만드는 음식은 빼 버리는 것이다.

마리솔은 이미 여러 번에 걸쳐 약물 치료를 받았지만 별다른 효과를 얻지 못했다. 아직 시도해 볼 만한 약물이 몇 개 더 남아 있었지만 그것만으로는 충분하지 않을 터였다. 함께 식단을 점검할 차례였다.

내 '장'의 불안 잠재우기

불안 장애를 겪고 있지 않은 사람이라도 불안감과 몸속 장기들 사이에 모종의 관계가 있다는 사실은 아마 직관적으로 알고 있을 것이다. 극도로 긴장되는 상황에서 속이 어땠는지 떠올려 보자. 학교에서 중요한 시험을 앞두고 급하게 화장실로 달려간 경험이 스쳐 지나가지 않는가? 직장에서 발표 때문에 너무 초조한 나머지 속이 울렁거리고 헛구역질을 한 적도 있을 것이다. 심지어 우리가 쓰는 언어에도 뇌와 장의 관계를 보여 주는 표현이 있다. 영어에서는 가볍게 긴장한 상태를 일컬어 '배 속에 나비가 들었다.' Butterflies in your stomach 라고 표현하고 공포에 빠진 느낌을 '간 떨어진다.' A pit in your stomach 라고 말하기도 한다. 이런 표현은 우연히 생긴 것이 아니다. 뇌와 장의 복잡한 쌍방 관계에서 영감을 받은 표현이다.

2018년 길리아드 라흐Gilliard Lach와 동료들은 불안 장애와 장 질환 간의 생리적 관계를 조명했다.[2] 이들은 아미노산으로 구성된 짧은 사슬인 장 펩타이드Gut Peptides라는 성분을 집중 연구했는데 이 성분은 체내에서 장과 뇌 사이의 정보를 전달하는 신호 전달 분자 역할을 한다. 장에는 장내 분비 세포Enteroendocrine Cells라 불리는 특수 세포가 있어서 펩타이드를 포함해 20개가 넘는 신호 전달 분자를 생성한다.[3] 이때 생성되는 신호 전달 분자의 종류는 장내 박테리아에 의해 결정된다. 라흐와 연구진은 쥐의 장내 박테리아를 조작한 뒤 이에 대한 반응으로 쥐의 장과 뇌에 나타나는 여러 가지 펩타이드 종류의 변화를 관찰했다. 이를 통해 장내 마이크로바이옴이 불안 증세에 영향을 미치는지를 추적한 것이다. 그 결과 둘 사이에 상당한 관련이 있음을 밝혀냈다. 안타깝게도 연구진은 이 연구 결과를 인간의 불안 치료에 어떻게 적용할 수 있을지에 대해서는 아직 결론을 내리지 못했다. 하지만 장내 마이크로바이옴 기반 치료 전략이 앞으로 활용될 가능성은 확실히 존재한다.

장내 마이크로바이옴의 변화에 특히 영향을 받는 뇌 영역이 바로 편도체다. 편도체는 뇌의 아주 깊숙한 곳에 위치해 있으며 불안감을 느낄 때 엇나가는 뇌 회로의 핵심 영역이기도 하다.[4] 일부 연구자는 마이크로바이옴과 편도체 발달 간 연결 고리가 무척 강력하기 때문에 흥분한 편도체를 안정시키고 불안감을 줄이기 위해서는 마이크로바이옴부터 공략해야 한다고 여긴다.

연구를 통해 (체내 미생물이 일절 존재하지 않고 당연히 장내 마이크로바이옴도 존재하지 않는) 이른바 무균 실험 쥐는 보통의 마이크로바이옴을 보유한 쥐에 비해 편도체가 훨씬 크다는 점이 밝혀지기도 했다.[5] 게다가 이 쥐의 편도체는 굉장히 과민한 상태가 되어서 몸에 좋지 않은 방향으로 필요 이상 오래 작동했다.[6] 편도체가 거대해져 흥분한 상태가 되었다는 것은 확실히 좋지 않은 신호다. 사람의 경우 편도체가 과도한 흥분 상태에 빠지면 감정 조절이 어려워지는데 이는 마치 뇌에서 알람이 끊임없이 울려 대는 것과 같다.[7] 만약 장내 박테리아가 편도체의 형태와 기능에 미치는 영향이 이토록 강력하다면 이것이야말로 마이크로바이옴이 뇌 건강에서 정말 중요한 역할을 맡고 있다는 강력한 증거라 할 수 있다.

2004년 스도 노부유키Nobuyuki Sudo와 그의 동료들은 무균 실험 쥐의 시상 하부 뇌하수체 부신축이 스트레스에 과도하게 반응한다는 점을 밝혀냈다.[8] 그런데 놀랍게도 이 쥐의 마이크로바이옴에 딱 한 종류의 박테리아를 주입하자 상황이 역전됐다. 정말 놀랍지 않은가? 장에 존재하는 수많은 박테리아 중에서 딱 하나를 바꿨을 뿐인데 스트레스에 대한 생물체의 반응이 개선되다니!

스트레스로 가득한 인간의 뇌가 어떻게 쥐의 뇌와 같을 수 있냐고 반문할 수도 있다. 하지만 최근 인간을 대상으로 한 연구에서도 비슷한 결과가 확인되고 있으니 안심하고 믿어도 좋다. 2018년 한 연구는 범불안 장애를 앓고 있는 사람들과 건강한 통제 집단의 미생물총을 비교했다.[9] 확인 결과 범불안 장애 환자들은 통제 집단과 굉장히 다른 양상을 보였는데 환자들의 장내 미생물총은 밀도가 낮고 다양성도 떨어졌다. 특히 우리가 앞서 논의했던 펩타이드와 같이 건강한 장 상태를 의미하는 단사슬 지방산 생성 박테리아는 희박했고 이른바 **나쁜** 박테리아는 과도하게 많았다. 이것은 장 건강이 뇌 건강에 영향을 미친다는 또 하나의 명확한 사례라 할 수 있다.

이 연구에서 흥미로운 점은 불안 장애 치료에서 식이 조절 외의 방법을 사용하면 환자의 장내 박테리아를 활용한 치료에 상응하는 효과를 전혀 얻을 수 없었다는 점이다. 다시 말해 장이 뇌의 활성화에 미치는 영향은 지대하며 그 역逆 역시 성립한다는 뜻이다. 정신적 증상을 항불안제나 심리 치료를 통해서만 다루면 장내 불균형을 바로잡지 못한다. 근본적인 문제를 해결하기 위해서는 박테리아도 함께 공략해야 함이 분명하다.

마지막으로 마이크로바이옴이 균질하지 않으면 장벽이 약해질 수 있다. 장벽은 보통 박테리아 대사로 인한 부산물과 분자가 혈류에 흘러 들어가는 것을 차단하는 역할을 한다.[10] 장벽이 약해지면 박테리아가 새어 나가 혈액과 함께 순환하게 되는데(심지어 뇌까지 가기도 한다.) 이를 **장누수 증후군**Leaky Gut Syndrome이라 부른다. 물론 특정 화학 물질은 장의 안팎을 드나들어야 하지만 보통의 마이크로바이옴은 장 안에 머무르는 것이 좋다. 이렇게 탈출한 박테리아는 뇌를 비롯한 전신을 망가뜨릴 수 있다. 일례로 쥐 실험을 통해 박테리아의 세포벽을 구성하는 지다당류Llipopolysaccharide라는 물질이 불안 증상과 유사한 행동을 유발한다는 것이 밝혀지기도 했다.[11]

배변 장애

장과 뇌의 질긴 인연을 생각하면 불안증과 배변 장애의 *끈끈한* 관계도 전혀 놀랍지 않다. 불안증 환자의 60퍼센트가 과민성 대장 증후군을 앓고 있다.[12] 과민성 대장 증후군은 복통 및 배변 습관 변화를 유발하는 만성 장애지만 이렇다 할 신체적 발병 원인이 없다. 마리솔의 경우에는 변비가 과민성 대장 증후군의 신호였지만 가스, 팽만감, 설사 또는 이 모든 것이 한꺼번에 나타날 수도 있다. 최악인 점은 불안증이 심할수록 과민성 대장 증후군도 심해진다는 것이다.[13] 말인즉슨 추수감사절 저녁 식사 준비 같은 새로운 스트레스 요인이 생기면 증상이 갑자기 심해질 수도 있다는 뜻이다.

과민성 대장 증후군을 앓게 되면 뇌에 변화가 생긴다.[14] 여러 연구에 따르면 과민성 대장 증후군으로 고생하는 사람의 뇌에서는 일상적인 과제 처리, 감정 대응, 통증을 관리하는 영역이 다른 사람들과 달리 잘 작동하지 않는다. 이와 같은 뇌의 비정상적인 활동은 공황 장애나 범불안 장애 환자에게서 나타나는 현상과 유사하다. 이러한 상관관계는 과민성 대장 증후군과 여러 불안 장애가 뇌와 장에 비슷한 영향을 미친다는 점을 암시한다.

또한 불안증은 염증성 장 질환Inflammatory Bowel Disease 환자에게서도 흔하게 나타난다. 염증성 장 질환은 궤양성 대장염Ulcerative Colitis과 크론병 같이 장내 구조에 근본적인 손상을 입혀 배변 장애 등을 일으키는 질환을 의미한다. 염증성 장 질환 환자 중 최대 40퍼센트에 달하는 이들이 고질적인 불안증을 앓고 있다.

배를 아프게 만드는 뇌와 장의 관계에 대해 이해했으니 이제부터는 불안 증세를 완화하는 식단 개선 방법을 살펴보도록 하자. 우선 식단에서 삭제해야 할 음식부터 집중적으로 살펴보겠다.

서양식 식단

서양식 식단Western Diet이라 하면 서부Western를 상징하는 카우보이가 모닥불을 피워 놓고 요리한 음식을 떠올릴 수도 있겠다. 하지만 실제 서양식 식단은 일반적인 미국 식단을 지칭하는 말이다. 다른 나라 사람들처럼 건강에 신경 쓰는 미국인도 많지만 서양식 식단은 보통 패스트푸드 식당에서 볼 수 있는 음식들이다. 이 식단에 포함된 주요 영양소는 나쁜 지방(포화 지방, 트랜스 지방, 흔히 튀김 요리에 사용되는 식물성 유지 등 건강에 해로운 다중 불포화 지방산)과 당지수가 높은 탄수화물이다. 이러한 탄수화물은 튀김 요리, 단맛이 나는 음료(특히 액상과당을 사용한 것) 그리고 적색육에 많이 포함되어 있다. 이 식단이 신체 건강에 해롭다는 주장에는 이견의 여지가 없지만 이 책에서는 서양식 식단이 정신 건강에 미치는 부정적인 영향에 대해서도 살펴볼 것이다. 불안증도 예외는 아니다.

많은 동물 연구가 고지방 고탄수화물 식단이 불안증을 심화한다고 지적한다. 2016년 신경 과학자 소피 듀테일Sophie Dutheil과 그녀의 연구진은 실험 쥐에게 고지방 식단을 제공하자 당뇨와 불안에 더 취약해졌다는 사실을 입증했다.[15] 2017년에 한 연구진은 포화 지방 및 과당 함유량이 많은 식사를 한 쥐가 불안 증세와 유사한 행동을 보인다는 점을 확인했다.[16] 또 저칼로리 식단을 제공 받은 쥐의 불안감이 줄어들고 뇌 혈류량이 증가했다는 사실도 알아냈다.[17]

인간을 대상으로 한 연구도 그 결과는 비슷했다. 고탄수화물 식단이 비만과 불안을 유발한다는 연구 결과 역시 많다.[18] 고지방 및 고탄수 식단과 불안증을 연결하는 구체적인 뇌의 화학 작용은 상당히 복잡하다. 건강에 좋지 않은 식단이 뇌의 특정 영역에서 세로토닌 감소를 유발해 불안증에 걸릴 확률을 높인다는 가능성도 등장했다.[19] 하지만 불안증에 영향을 미치는 유전·화학적 요소가 다양하기 때문에 이를 과도하게 단순화해서는 안 된다.[20] 그럼에도 세로토닌의 양이 불안증과 밀접한 관계를 맺고 있다는 것은 분명하다. 이를 통해 알아 둬야 할 가장 중요한 부분은 고지방 고탄수화물 식단이 뇌 화학 구성을 바꿔 잠재적 불안증을 유도한다는 점이다.

서양식 식단을 피해야 하는 또 다른 이유는 이 식단이 체중 증가의 주범이며 결과적으로 비만을 유발하기 때문이다. 비만은 높은 수준의 불안과 관련이 있으며 한 연구에 따르면 비만인 사람은 그렇지 않은 사람에 비해 기분 및 불안 장애로 고생할 확률이 25퍼센트나 높다고 한다.[21] 불안으로 인한 만성 스트레스는 내장 지방Visceral Fat(복부 및 장기 주변에 저장되는 지방)이 축적될 가능성과 2형 당뇨 및 대사 합병증 발생 확률을 높인다.[22]

비만은 장내 박테리아에 변화를 일으켜 불안을 증폭시킨다. 하지만 동물 연구에서는 비만이 불안과 무조건 연결되지 않았다. 다시 말해 비만 쥐가 특별히 더 불안함을 보이지는 않았다는 것이다. 하지만 고지방 식사를 하는 사람의 미생물총을 정상 체중의 쥐에게 주입하자 그 쥐가 비만 상태가 아님에도 불구하고 불안함을 보이기 시작했다.[23] 이것이야말로 비만으로 인한 장내 박테리아 변화가 불안 증가에 책임 이 있다는 강력한 증거라 할 수 있다. 이 지점에서 뇌와 장의 균형을 잡아 주는 장내 마이크로바이옴을 잘 관리하는 식단이 얼마나 중요한 지를 새삼 깨닫는다.

불안증으로 고생 중이라면 당연히 지방과 탄수화물을 끊고 살을 빼는 것이 바람직하지만 동시에 너무 극단적인 상태에 빠지지 않는 것도 중요하다. 나는 하루에 800칼로리도 채 먹지 않을 정도로 식사 량을 지나치게 줄인 환자가 순간적으로 불안감이 급증한 경우를 많이 보았다. 공황 장애나 범불안 장애를 앓고 있는 환자 역시 식사하는 것 을 잊는 바람에 혈당 수치가 급격히 떨어져 심각한 불안 증세를 보이 게 될 수 있다.

건강한 체중을 유지하기 위한 식단을 설계할 때는 제2장에서 지중 해식 식습관을 설명할 때 언급한 것과 동일한 원칙을 따르기를 권한 다. 고지방 고탄수화물 식단에 문제가 있다는 말은 지방이나 탄수화 물을 *완전히* 끊어야 한다는 뜻이 아니다. 이미 앞에서 다룬 바와 같이 양질의 단일 불포화 지방산과 다중 불포화 지방산(그중에서도 특히 오 메가3에 대해서는 뒤에서 한 번 더 간단히 짚어 보겠다.)은 충분히 섭취해 야 한다. 당지수가 낮은 탄수화물도 괜찮다. 가장 중요한 것은 영양소 의 비율을 잘 조절해 적정 수준의 칼로리를 섭취하고 (트랜스 지방이나 포화지방 같은) 나쁜 지방과 (정제 밀가루 및 설탕 같은) 혈당 지수가 높은 탄수화물 섭취량을 철저히 제한하는 것이다.

서양식 식단이 어떻게 불안을 유발하는지 더 자세히 알아보기 위해 내가 만난 환자 헬렌Helen의 사례를 살펴보고자 한다. 차분한 성품의 소유자였던 헬렌은 임신 기간 중 공황 발작에 시달리게 되었다. 불현듯 심장이 빨리 뛰고 숨이 차면서 땀이 비 오듯 쏟아지고 어지러움이 몰려와 주저앉을 수밖에 없었다. 당연히 헬렌은 공황 발작으로 인한 공포에 빠졌고 발작이 사라진 후에도 공포는 계속됐다.

나는 상담을 시작하며 헬렌의 식단에 대해 물어보았다. 헬렌은 임신 전까지 아침으로 시리얼, 점심으로 샐러드, 저녁으로 생선이나 닭고기 또는 붉은 고기류에 채소를 곁들여 먹었다고 했다. 종종 버거나 파스타, 디저트를 양껏 먹기도 했다. 전반적으로 평범하고 비교적 건강한 식단이었던 셈이다. 하지만 임신을 한 뒤 그녀는 향긋하고 달콤한 고추장과 기름진 한국식 소갈비구이에 몹시 집착하게 되었다.

고추장을 한 번이라도 먹어 봤다면 그 맛이 얼마나 중독성 있는지 잘 알 것이다. 고추장은 마치 강력한 풍미의 한국식 케첩 같다. 맵고, 달고, 감칠맛이 있어서 거의 모든 음식에 듬뿍 발라 먹을 수 있다. 하지만 안타깝게도 고추장이 몸에 좋다고 말할 수는 없다. 고추장의 레시피가 다양하긴 하지만 헬렌이 먹었던 고추장에는 쌀가루와 밀가루, 물엿, 설탕이 다량 포함되어 있었다. 이 모든 재료는 절대로 많이 먹어서는 안 되는 것들이다. 헬렌이 71퍼센트가 지방으로 이루어진 소갈비구이에 고추장을 종종 곁들였다는 점을 생각할 때 그녀의 식단은 질이 심각하게 떨어졌음을 알 수 있다.

헬렌의 좋지 못한 식단은 공황 발작을 일으킨 근본 원인이었음은 물론 그녀의 배 속 아기의 정신 건강 역시 위험에 빠뜨렸다. 동물 실험에 따르면 어미의 식단에 지방 함량이 높을 경우 배 속 새끼에게도 생리학적 변화가 일어날 수 있다. 한 예로 2012년 다리아 펠레그-레이브스타인Daria Peleg-Raibstein과 그녀의 동료들이 어미 쥐가 고지방 식사를 할 경우 새끼 쥐의 불안감이 증가한다는 점을 입증했다.[24] 사람의 경우에도 여러 역학 연구에 의해 엄마의 비만과 자녀의 불안증 및 기타 정신적 문제가 서로 관련 있음이 밝혀졌다. 이러한 현상은 임신 기간 모체가 과체중인 경우 이로 인해 염증 수치가 올라가고 궁극적으로 태아의 뇌 발달에 영향을 미치기 때문으로 보인다.

임신 기간에 적정 수준 이상으로 체중이 급격히 늘어난 헬렌에게는 식단 변화가 반드시 필요했다. 고추장과 소갈비구이를 끊고 채소와 건강한 지방에 중점을 둔 식단으로 돌아가자 헬렌의 공황 발작은 잦아들었고 아기도 건강하게 태어날 수 있었다.

카페인

바쁘게 돌아가는 세상 속에서 카페인 음료야말로 생명수와 같다고 느끼는 이들이 많다. 하지만 과도한 카페인 섭취는 불안감을 급증시키거나 악화시킬 수 있음을 명심해야 한다. 카페인은 위협을 처리하는 뇌 영역을 과도하게 자극한다. 2011년의 한 실험 심리학 연구에서는 14명의 건강한 남성 지원자를 대상으로 250밀리그램의 카페인 또는 위약을 섭취하도록 했다.[25] 그 후 피험자들에게 위협적이거나 중립적인 표정을 보게 했을 때 뇌의 여러 영역에서 혈류량이 어떻게 변화하는지 측정했다. 그 결과 카페인이 중뇌 수도관 주위 회백질 영역 Midbrain Periaqueductal Grap Matter을 활성화한다는 것을 발견했다. 이 영역은 보통 포식자가 가까이 접근했을 때 활성화되는 영역이다.[26] 더 심각한 문제는 카페인이 불안감을 조절하는 뇌 영역을 차단해 버린다는 점이다.

불안하다고 해서 카페인을 완전히 끊을 필요는 없다. 하지만 섭취량을 줄이는 것은 고려해 볼 만하다. 이때 섭취량을 천천히 줄여 나가는 것이 매우 중요하다. 갑자기 커피를 끊은 환자 일부는 상담실에서 카페인 금단 효과로 인한 심각한 공황 발작과 불안감을 호소했다.

그렇다면 카페인을 어느 정도 섭취해야 문제가 되지 않을까? 대부분의 연구가 하루 100밀리그램 이하의 카페인 섭취는 불안을 거의 유발하지 않는다고 본다.[27] 하루에 100밀리그램에서 400밀리그램 정도 섭취한 경우에는 결과가 분분하다. 아홉 개 연구는 불안에 영향을 미치지 않는다고 보고했고 12개 연구는 상당 수준의 불안 유발 효과가 있다고 보고했다. 하지만 대체로 하루에 400밀리그램 이상의 카페인을 섭취할 경우 불안감이 상당히 증가한다는 데 동의한다.

가능하면 일일 카페인 섭취량이 400밀리그램을 넘지 않도록 신경 쓰자. 스타벅스 벤티 사이즈(20온스) 한 잔의 카페인 함량은 이미 일일 최대 카페인 섭취량을 넘어서므로(475밀리그램) 그보다 작은 사이즈를 골라야 한다. 반면 네스프레소 캡슐 한 개로 만드는 1온스 용량의 커피에는 50~80밀리그램의 카페인이 함유되어 있으므로 만약 하루 종일 카페인 걱정 없이 커피를 마시고 싶다면 캡슐 커피가 꽤 좋은 선택지가 되어 줄 것이다.[28] 카페인을 줄여야 하는데 계속 커피를 마시고 싶은 충동이 든다면 디카페인 커피로 바꾸는 방법도 있다. 물론 디카페인 커피에도 미량의 카페인은 포함되어 있다.

알코올

진료실에서는 종종 스트레스로 가득 찬 삶을 사는 사람들을 마주하게 된다. 이들은 스트레스 해소를 위해 "열심히 일한 자, 즐기라."라는 태도로 이른바 불금, 불토에 폭음을 일삼기도 한다. 술을 마시면 그 순간만큼은 스트레스가 풀릴지 모르지만 다음 날 아침에는 반드시 즐긴 만큼 대가를 치러야 한다. 죄책감과 초조함, 과민함 등 경미한 정도에서 중간 정도에 이르는 모든 알코올 금단 증상들 말이다. 게다가 불안감을 느끼는 사람들이 규칙적으로 술을 마시는 경우 수면의 질은 더욱 악화된다.[29] 알코올 섭취, 특히 폭음은 미국에서 충분히 예방할 수 있는 사망 원인 중 하나로 손꼽힌다. 술이 주는 **안정감**의 대가가 매우 혹독한 셈이다.[30]

사회 불안 장애로 고통받는 이들에게는 이 악순환이 더욱 심각하게 나타난다. 사회적 상황에서 불안감을 느끼는 사람들은 종종 술 **한 잔의 힘**을 빌어 용기를 내고 스스로를 치료해 보려는 경향이 있다. 이들에게 알코올 섭취로 인한 취기가 사회생활에 도움이 되는 것처럼 느껴질지 몰라도 이로 인해 발생하는 문제는 매우 심각하다. 사회적

불안은 알코올 사용 장애Alcohol Use Disorder 유발 위험을 네 배나 높인다.[31]

일반적으로 남성이 술을 일주일에 14잔 이상, 또는 하루에 4잔 이상 마시는 날이 한 달에 한 번 이상이라면 과음에 해당한다. 여성은 일주일에 7잔 또는 하루에 3잔 이상 마시는 경우 과음에 해당한다.[32] 하지만 알코올 과음에 대한 반응은 사람마다 (그리고 뇌마다) 제각각이다. 음주를 하는 불안증 환자와 상담할 때면 어떤 상황에서 건강에 안 좋은 방식으로 술을 마시는지 생각해 보라고 조언한다. 미루고 있던 일을 처리해야 하는 상황 등을 무시하고 술을 마시지는 않는지 살펴보자는 것이다. 음주량을 줄이는 방안도 고려해야 한다. 알코올 중독의 기미가 보이는 환자는 금주로 인해 불안감이 고조될 수 있음을 분명히 인지하는 것이 중요하다. 알코올 섭취를 중단함으로써 발생할 금단 증상을 안전하게 관리할 계획을 필수적으로 세워야 하며 반드시 정신과 전문의 혹은 의사의 도움을 받아야 한다.

글루텐

45세 전기 기술자 렉스Lex는 삶을 낙천적으로 바라보려 노력했다. 하지만 나를 만나기 일주일 전부터 공황 발작을 겪기 시작했고 많은 사람이 모인 장소에 가면 증상이 심해졌다. 별안간 가슴이 쿵쾅대기 시작하고 숨이 가빠지면서 기절할 것 같았다. 나는 우선 갑상선 호르몬 과다 분비와 심장 질환 같은 불안감의 원인을 해결했고 그 후에는 항불안제를 처방하기 시작했다. 그러나 안타깝게도 항불안제는 렉스의 증세 호전에 큰 도움이 되지 않았다.

한번은 7월 4일 독립기념일 직후 바로 상담을 진행하면서 그에게 이번 휴일을 어떻게 보냈는지 물었다. 렉스는 가족과 친구들에게 둘러싸여 있었음에도 불안감이 치솟았다고 답했다. 어떤 음식을 먹었는지 묻자 그는 소시지와 통조림 콩, 케첩을 뿌린 핫도그를 먹었으며 보드카를 마셨다고 했다. 이 대답을 듣는 동안 나는 이 음식이 모두 글루텐을 포함하고 있음을 눈치챘다. 나는 렉스에게 위장병 전문의를 소개해 주었는데 몇 주 지나지 않아 그는 셀리악병Celiac Disease 진단을 받았다. 렉스는 그동안 살면서 한 번도 배변 관련 이상 증세를 겪은 적이 없었기 때문에 진단 내용을 듣고 깜짝 놀랐다. 하지만 셀리악병은 **침묵의 병**이기도 해서 아무런 증상 없이 몸을 해칠 수 있다. 렉스는 글루텐이 들어간 음식을 끊자마자 기분이 나아졌음을 실감했고 5개월도 지나지 않아 불안 증세에서 벗어났다.

렉스에게는 글루텐이 포함되지 않은 음식을 먹는 것이 딱 맞는 처방이었지만 셀리악병을 앓고 있는 환자가 겪는 불안에 대해서는 과학적으로 논란이 있다. 2011년 도널드 스미스Donald Smith는 메타 분석을 통해 셀리악병 환자의 불안 수준이 일반인보다 더 높은지 확인하고자 했다.[33] 분석 결과 건강한 성인과 셀리악병 환자 모두에게서 비슷한 수준의 불안감이 나타났다. 하지만 다른 연구에서 1년 동안 글루텐이 없는 음식을 섭취하게 한 결과 셀리악병 환자의 불안감이 훨씬 줄어들었다는 결론이 나왔다.[34] 또 다른 연구에서는 글루텐 제외 식단이 남녀 셀리악병 환자 중 남자에게 더 효과적이었음을 발견하기도 했다.[35]

글루텐에 민감한 사람이 모두 셀리악병을 앓는 것은 아니다. 따라

110

서 글루텐이 셀리악병 환자들의 뇌에 미치는 영향은 제각각이며 복잡하다.[36] 그러나 만약 불안증으로 고생 중이라면 일단 셀리악병 검사를 받아 보길 강력히 권한다. 단기간이라도 글루텐 제외 식단을 직접 체험하면서 증상이 줄어드는지 확인해 보는 것도 좋다. 시험 삼아 글루텐 제외 식단을 따랐다가 곧바로 불안감의 차이를 느껴 셀리악병 검사를 받은 환자도 많다.

인공 감미료

제2장에서 살펴보았듯이 아무런 영양가가 없는 인공 감미료를 섭취하면 장내에 **나쁜** 박테리아가 증가해서 결과적으로 기분과 불안감에 부정적인 영향을 미친다. 아스파탐 같은 감미료는 여러 연구에서 불안감과 직결된다는 점이 밝혀졌으니 가능하면 피하자. 만약 사용하더라도 최소한의 양을 써야 한다.[37]

불안감을 줄여 주는 음식

불안감을 증폭시키는 음식이 있듯 불안감을 눌러 주는 음식도 있다. 아래에 소개하는 음식을 식단에 포함해 효과적으로 불안감을 잠재우도록 하자.

식이섬유

2018년 앤드루 테일러Andrew Taylor와 해나 홀셔Hannah Holscher는 식이

섬유가 풍부한 식사가 우울증, 불안증 및 스트레스의 위험을 줄인다는 사실을 밝혔다.[38] 식이섬유는 인간의 소화 효소로 소화할 수 없는 음식 성분을 광범위하게 일컫는 말이다. 하지만 소화 기관이 소화하지 못하는 성분이라도 여러 종류의 장내 박테리아가 이를 대신 소화할 수 있다. 박테리아에 의해 분해되는 식이섬유를 **발효 가능한** 식이섬유라 부르며 이는 장내 **유익한** 박테리아의 성장을 촉진한다. 예를 들어 식이섬유가 특정 당 분자로 더 작게 분해되면 **유익균**인 비피더스균Bifidobacteria과 유산균이 증가한다. 이들은 불안감을 완화하는 뇌내 경로와 신경 신호를 활성화해 기분에 긍정적인 영향을 준다.[39]

식이섬유는 여러 가지 기제를 통해 몸무게를 줄임으로써 불안감을 덜어 주기도 한다. 식이섬유가 풍부한 음식은 씹는 데 오래 걸리기 때문에 보통 천천히 먹게 되고 결과적으로 충분한 시간에 걸쳐 포만감을 느낄 수 있다. 또한 식이섬유는 적은 칼로리로 속을 든든하게 채워 주기 때문에 식사량을 줄이는 데 도움을 준다. 게다가 위와 소장을 지나는 데 오랜 시간이 걸리기 때문에 배부르다는 느낌이 길게 지속된다.[40]

식이섬유는 뇌를 포함한 온몸의 염증 반응도 줄여 준다. 불안 증세가 있는 환자들의 뇌와 몸에서 염증 반응이 증가한다는 근거는 상당히 많다.[41] 2016년 바실리키 미초풀로스Vasiliki Michopoulos와 동료 연구진은 불안 장애를 앓고 있는 환자들에게서 염증을 암시하는 특정 표지자의 수치가 높게 나타난다는 점을 발견했다.[42] 뇌의 염증 반응은 불안과 관련한 뇌 영역(편도체 등)에 영향을 미치는데 식이섬유가 뇌와 신체의 염증성 반응을 진정시키는 데 도움이 되는 것이다.[43]

식이섬유는 **5B 음식**에 많이 포함되어 있다. 5B 음식이란 콩_{Beans}, 현미_{Brown Rice}, 딸기류_{Berries}, 밀기울_{Bran}, 껍질째 구운 감자_{Baked Potato with the Skin on}다. 아침으로 과일과 밀기울을 먹고 점심으로 현미와 콩을 섭취하면 이 모든 식재료를 먹을 수 있다. 다만 껍질째 구운 감자의 섭취량은 신경 써서 조절해야 한다. 감자에는 탄수화물이 다량 포함되어 있고 흔히 지방이 많은 소스와 함께 먹기 때문이다. 이전에 살펴봤듯이 고지방 음식은 불안감을 낮추는 데 도움이 되지 않는다.

식이섬유가 풍부한 다른 음식으로는 배, 사과, 바나나, 브로콜리, 방울양배추(브뤼셀 스프라우트), 당근, 아티초크, 아몬드, 호두, 아마란스, 귀리, 메밀, 통보리 등이 있다.

오메가3 다중 불포화 지방산

제2장에서 오메가3가 우울증에 대항하는 힘을 가지고 있다고 이야기했다. 오메가3는 불안을 관리하는 데에도 효과가 있다.

2011년 재니스 키콜트 글레이저_{Janice Kiecolt-Glaser}와 그녀의 동료들은 오메가3의 효능을 테스트하기 위해 69명의 의대생을 대상으로 스트레스가 적은 때와 시험 직전의 불안 정도를 각각 측정했다.[44] 그 결과 연구진은 고용량 오메가3를 섭취한 피험자들의 불안감이 통제 집단에 비해 20퍼센트 정도 낮게 나타났음을 발견했다. 그뿐만 아니라 고함량 오메가3를 섭취한 집단의 체내 염증 수치는 그렇지 않은 집단의 염증 수치보다 14퍼센트 낮게 나타났다.(인터류킨-6_{Interleukin-6}라고 불리는 염증 표지자를 활용해 측정한 결과다.)

2018년 한 연구에 따르면 특히 에이코사펜타엔산을 많이 섭취했을 때 불안감이 낮아졌다고 한다. 이 연구는 또한 오메가3 대비 오메가6 섭취가 높을수록 불안 수준이 높아진다는 점도 밝혀냈다. 같은 해에 19개 임상 사례에 포함된 11개국 2240명의 사례를 메타 분석한 결과 오메가3가 불안 증상 감소와 관련이 있다는 점도 확인했다.[45]

흔히 오메가3가 불안을 감소시키는 이유가 이 물질의 항염 작용 및 신경 화학적 기제가 뇌에 영향을 미치기 때문이리라 짐작한다.[46] 오메가3의 유익한 효과에 대한 한 가지 가설은 오메가3가 뇌의 도파민 경로를 통한다는 것이다. 뇌에 염증 반응이 생기면 인터류킨-1이라는 염증 표지자가 불안 반응과 연관된 뇌세포 다발인 측좌핵Nucleus Accumbens 내 도파민 수준을 증가시킨다. 여러 연구는 오메가3가 인간과 동물 모두의 도파민 수준 증가를 억제했음을 보여 주었다.[47]

내가 처음 오메가3의 극적인 효과를 목격한 것은 23세 여성 환자 엠버Amber를 통해서였다. 그녀는 사회 불안증에 시달리고 있었고 이로 인한 증상 때문에 모든 직원회의와 발표, 모임을 기피하고 있었다. 약물은 그다지 도움이 되지 않았다. 하지만 엠버가 오메가3가 풍부한 생선과 해산물을 더 많이 섭취하고 요리용 기름을 일반 채소유에서 카놀라유로 바꿔 오메가6 섭취를 줄이자 (제2장에서 논의했던) 두 지방산의 균형이 바로잡혔고 그 결과 그녀는 완전히 새로운 세상을 경험했다. 변화를 적용한 지 단 3개월 만에 그녀가 겪었던 모든 불안 증세가 눈에 띄게 호전되었다.

숙성, 발효, 배양 식품

생生배양균이 포함된 플레인 요거트나 김치 같은 발효 식품은 살아 있는 박테리아의 훌륭한 공급원으로 장 기능을 극대화하고 불안감을 감소시킨다.[48] 발효 음식은 뇌에 여러 가지로 이로운데 여러 연구에서 발효 음식이 인간의 인지 기능을 향상시킨다는 점을 밝혔다.[49] 또 최근 45개 연구를 검토한 리뷰 결과에 따르면 발효 음식이 동물의 뇌를 보호해 기억력을 증진하고 인지 능력 퇴화를 늦춘다고 한다.[50] 아직 이 기제에 대해 정확하게 밝혀진 바는 없지만 다음과 같은 발효 음식의 세 가지 잠재적 효과가 뇌에 영향을 미치는 것으로 보인다.

첫째로 장내 박테리아의 화학적 부산물 및 생물체에 작용하는 펩타이드 성분이 신경 체계를 보호하기 때문일 가능성이 있다. 둘째로 장내 박테리아 변화가 시상 하부 뇌하수체 부신축을 통해 스트레스 반응을 억제하기 때문일 가능성이 있다. 마지막으로 신경 전달 물질 및 뇌유래 신경 영양 인자나 감마 아미노뷰티르산, 세로토닌과 같은 **뇌 조직 형성 요소**가 증가하기 때문일 가능성도 있다.

2015년 매튜 힐모어Mattew Hillmore와 동료 연구진은 710명의 실험 참가자를 대상으로 발효 음식 섭취, 사회적 불안, 신경증적 기질에 대한 설문을 진행했다.[51] 실생활에서는 **신경증적**Neurotic이라는 용어가 다양하게 쓰이지만 의학 논문에서 이야기하는 신경증적인 사람이란 일반적으로 다른 사람에 비해 화를 더 잘 내고 더 불안해하며 남의 시선을 많이 의식하고 짜증을 잘 내고 감정적으로 불안하고 우울한 사람을 말한다.[52] 신경증적 기질은 부모로부터 물려받는 기본 기질 중 하나로 여겨진다. 힐모어의 연구는 발효 음식을 자주 먹는 습관과 낮은 수준의 사회적 불안 증상 간에 상관관계가 있음을 밝혔다. 이 연구와 앞서 살펴본 연구를 종합해 보면 프로바이오틱스를 포함한 발효 식품이 유전적으로 사회적 불안증 위험이 높은 환자를 보호하는 데 효과가 있음을 알 수 있다.

프로바이오틱스가 풍부한 요거트는 불안에 강력한 효과를 발휘한다. 하지만 가열 공정을 거친 요거트에는 이러한 효과가 전혀 없다는 점을 명심하자. 요거트로 코팅한 건포도가 그 예다. 열처리된 요거트에는 유익균이 남아 있지 않기 때문에 불안 해소에 도움이 되지 않는다. 또한 요거트에 첨가 당이 들어 있는지도 확인해야 한다. **진짜 요거트로 만든** 시리얼바라고 해도 소량의 요거트 분말을 포함할 뿐이기에 불안 감소에는 도움 되지 않는다.

고추장과 소갈비구이에 중독되었던 헬렌의 사례로 돌아가 보자. 내가 헬렌에게 부탁했던 것 중 하나는 김치를 꾸준히 먹으라는 것이었다. 김치는 발효된 배추가 주재료인 음식이며 많은 양의 유산균을 포함한다. 케피르나 사우어크라우트처럼 대표적인 발효 식품으로 사회적 불안감 감소와 관련 있다.

그 밖에 발효 식품으로는 콤부차, 미소 된장, 템페, 사과 식초 등이 있으며 당근이나 콜리플라워, 껍질콩, 방울무, 브로콜리 등의 채소를 발효시킬 수 있다. 제11장에 오크라 절임과 미소 된장 고구마 조림 레시피를 실어 두었다.

트립토판

생명을 살릴 수 있는 아미노산이 무엇인지는 모르더라도 트립토판Tryptophan에 대해서는 들어 봤으리라 장담한다. 매년 추수감사절을 맞아 식사를 시작하면 누군가 꼭 칠면조에 포함된 트립토판 때문에 식사 후에 모두 식곤증으로 잠들어 버릴 거라는 얘기를 하기 때문이다.

그러나 의학 연구자들에게 트립토판은 단순히 명절마다 밥상에 오르는 진부한 대화의 소재가 아니다. 과학자들은 트립토판이 세로토닌 합성의 재료로 쓰인다는 것을 근거로 식사를 통해 뇌의 세로토닌 수치를 높일 수 있다는 가설을 세웠다. 동물 실험에서는 트립토판이 불안의 증감을 관장하는 뇌 영역에 도달한다는 것이 밝혀졌으며[53] 인간의 경우 정제 트립토판 보충제를 섭취했을 때 뇌의 세로토닌 수치가 증가한다는 사실이 밝혀졌다.[54]

2014년 글렌다 린제스Glenda Lindseth와 그녀의 동료들은 나흘간 트립토판이 풍부한 식사를 했을 때 불안 수준에 어떤 변화가 생기는지 실험했다.[55] 25명의 건강한 참가자들은 2주 간격으로 두 개의 식단을 제공받았는데 첫 번째 식단은 킬로그램당 5밀리그램의 트립토판(현재 미국 기준 일일 섭취 권장량)이 들어 있는 것이었고 두 번째 식단은 첫 번째 식단의 두 배에 해당하는 트립토판이 들어 있는 것이었다. 그 결과 더 많은 트립토판을 섭취한 실험 참가자들이 우울증, 짜증, 불안감을 현저히 적게 느꼈다.

불안을 치유하기 위해 1년 내내 추수감사절 음식을 먹어야겠다고 마음먹기 전에 이 식단에도 결점이 있다는 점을 명심하라. 정제 트립토판은 뇌의 트립토판을 증가시키지만 음식에 들어 있는 트립토판은 그러한 작용을 하지 않는다.[56] 왜냐하면 트립토판은 단백질 중 가장 양이 적으며 이들을 뇌로 옮기는 이동 체계는 다른 아미노산을 먼저 처리하기 때문이다. 따라서 단백질이 포함된 식사를 해도 트립토판은 우선순위에서 한참 뒤로 밀려나 뇌 근처에 가지도 못한다.

그렇다면 린제스의 연구 결과는 어떻게 설명할 수 있을까? 여러 연구 결과에 따르면 탄수화물과 단백질을 함께 섭취할 경우 뇌까지 도달하는 트립토판의 양이 증가한다고 한다.[57] 추수감사절에 먹는 으깬 감자와 같은 탄수화물을 먹으면 체내에서 인슐린이 분비되는데 인슐린은 다른 아미노산을 근육으로 보낼 뿐 트립토판은 건들지 않는다. 그 덕분에 트립토판이 뇌까지 순항할 수 있게 되는 것이다.

지금까지의 설명은 굉장히 논리적으로 들리지만 일부 전문가는 여기에 의구심을 품고 있다. 그러니 트립토판 수치를 높이고 싶다면 영양제 형태로 섭취하는 것이 좋다. 한 연구는 정제 트립토판을 섭취한 참여자(그중에서도 특히 남성)들이 단 15일 만에 기분이 더 나아지고 포용력도 더 넓어지는 변화를 겪었다고 보고했다.[58]

추수감사절 저녁 식사에 포함된 트립토판의 효과에 대해서는 논란의 여지가 있지만 트립토판을 확실하게 공급하는 놀라운 공급원이 있다. 바로 병아리콩이다. 어떤 이들은 병아리콩을 조상님들이 먹었던 프로작이라고 부르기도 한다. 트립토판이 더 잘 흡수되도록 병아리콩을 후무스 형태로 갈아서 섭취하는 것도 좋다. 통밀로 만든 피타Pita 빵과 함께 먹으면 탄수화물까지 섭취할 수 있다. 아침 식사 혹은 간식으로 아보카도 후무스(380쪽)를 만들어서 건강한 통곡물 토스트 위에 얹어 먹어 보자.

비타민D

여러 연구에서 우울증과 불안증을 앓는 성인의 혈중 비타민D 농도가 낮은 것으로 나타났다. 2019년 시아바슈 파젤리안Siavash Fazelian과 동료들은 당뇨병과 비타민D 결핍을 앓고 있는 여성 51명을 대상으로 비타민D 보충제를 격주로 복용할 경우 불안 수준이 어떻게 변화하는지 관찰했다.[59] 16주 후 가짜 약을 복용한 사람들 대비 실제 비타민D를 복용한 사람들의 불안감이 현저하게 낮아졌다. 다른 연구에서도 우울감과 불안감을 겪는 8000명 이상의 사람들에게 비타민D를 미량 영양소와 함께 섭취하도록 했는데 비타민D 수치를 높게 유지함으로써 불안을 막아 냈다.

비타민D는 건강을 위한 필수 물질로 점점 더 각광받고 있다. 신경 스테로이드Neurosteroid라고도 불리는 이 물질은 뇌-혈관 장벽을 통과해 뇌세포 안으로 들어가 염증과 세포 파괴의 악영향을 줄이고 신경 성장 인자의 분비를 조절한다.[60] 신경 성장 인자는 뇌의 해마 및 피질 신경Cortical Neurons의 생존에 필수적이다. 해마는 스트레스 상황에서 시상 하부 뇌하수체 부신축에 피드백을 제공하는 중요한 역할을 맡고 있으며 편도체와도 복잡하게 연결되어 있다.[61] 피질 역시 불안과 스트레스 대응에 관여한다. 이들 뇌 영역이 비정상적인 상태일 때 불안감이 고조된다는 점을 생각하면 비타민D가 이 조직을 보호함으로써 매우 중요한 역할을 수행한다고 볼 수 있다.

비타민D의 약 80퍼센트는 피부를 직접 햇빛에 노출해 얻는다. 창문을 통해 햇빛을 쬐면 유리가 자외선B$_{UVB}$ 광선을 흡수하기 때문에 효과가 없다. 오늘날에는 대부분의 시간을 실내에서 보내는 것이 일반적이라 피부가 햇빛을 충분히 받지 못하는 경우가 많다. 그 결과 비타민D 결핍이 전 세계적으로 빠르게 확산되고 있다.[62]

영양소를 첨가한 강화우유 및 계란의 노른자, 연어, 햇볕에 말린 버섯, 대구 간 기름 등에도 풍부한 양의 비타민D가 함유되어 있다. 이 말인즉슨 엄격한 채식 식단을 따르거나 심한 우유 알레르기를 앓고 있는 사람들이 비타민D 부족에 시달릴 가능성이 높다는 뜻이다. 따라서 별도의 식단을 따르거나 햇빛을 쬐는 등 의식적으로 비타민D 확보를 위한 노력을 해야 한다.

기타 비타민들

뇌 건강에 중요한 비타민은 비타민D뿐만이 아니다. 사실 다양한 종류의 비타민이 없다면 세포는 숨을 쉴 수도 살아 있을 수도 없다. 다양한 비타민이 활기찬 삶과 긍정적인 기분을 유지하는 데 필요한 화학 반응에 나름의 역할을 한다. 게다가 신경 전달 물질의 합성과 생성, 뇌 지질 대사에도 비타민이 반드시 필요하다. 비타민들은 유해 물질로부터 뇌를 보호하고 면역력을 향상시키며, 불안감을 느끼게 만드는 다양한 화학 물질을 조절하기도 한다.[63]

35세 환자 애덤Adam은 심각한 불안감 및 폭식 습관과 싸우고 있었다. 주중에는 평범한 식사가 가능했지만 주말에는 몹시 들뜬 상태가 되어서 팝콘과 쿠키, 아이스크림을 닥치는 대로 먹어 치웠다. 시간이 지날수록 애덤은 만성 피로와 불면증, 악몽, 우울, 심해지는 불안감, 만성 두통은 물론 잦은 메스꺼움과 구토, 설사, 복통까지 겪었다. 일련의 종합 건강 검진을 실시했음에도 그가 겪는 증상에 대한 어떤 원인도 찾을 수 없었다. 다만 그의 불안 기질 및 폭식, 과거 알코올 남용 병력을 고려했을 때 티아민이라고도 불리는 비타민B1이 부족해 그러한 증상이 나타나는 듯했다. 나는 애덤에게 다른 부가적인 치료와 함께 티아민을 더 규칙적으로 복용할 것을 권했다. 그는 이따금 폭음을 했지만 이외의 여러 증상은 6개월이 채 지나지 않아 극적으로 개선되었다.

250밀리그램 이하의 티아민 섭취는 불안감 감소에 효과가 있다고 알려져 있다.[64] 동물 실험에서 밝혀진 결과에 따르면 티아민이 스트레스성 반응을 줄일 수 있는 이유는 해마를 보호하기 때문이다.[65]

다른 비타민B군 역시 특정 불안에 대항하는 성질을 가진다. 중년에 접어들거나 월경 전 증후군Pre-menstrual Stress으로 고생하는 여성에게는 비타민B6가 상당한 안정 효과를 준다.[66] 다른 여러 연구에서도 비타민B 복합체가 불안감을 낮춰 줄 수 있음을 입증하고 있는데 이는 비타민이 뇌의 산화 스트레스를 줄이기 때문일 가능성이 높다.[67]

비타민이 불안감에 미치는 긍정적인 효과는 비타민B군에 국한되지 않는다. 2012년 연구진은 범불안 장애 환자들의 혈액을 채취해 항산화제 역할을 하는 비타민A, 비타민C, 비타민E의 농도를 측정했다.[68] 연구진은 연구에 참여한 환자들의 세 개 비타민 수치가 모두 낮게 나타났음을 확인했으며 6주간 이를 보충한 후 불안 증세가 개선되었음을 밝혀냈다. 다른 연구에서는 종합 비타민이 28일 만에 스트레스와 불안감을 경감시켜 준 것을 확인했으며 또 다른 연구에서는 300명의 참가자에게 30일 동안 종합 비타민을 섭취하게 한 결과 스트레스가 줄어든 것을 확인했다.[69] 2013년에 실시된 메타 분석은 종합 비타민의 스트레스 감소 효과를 확증했다.[70]

지금까지의 논의를 종합해 볼 때 매일 종합 비타민을 먹는 습관은 불안감에 맞서는 데 도움이 될 가능성이 크다.

마그네슘

마그네슘 결핍은 높은 불안 수준과 관련이 있다. 시험을 보면서 불안감을 겪은 사람의 소변에서는 더 많은 마그네슘이 검출된다. 또 마그네슘 수치가 낮으면 이로 인해 불안감이 더 심화된다.[71]

2017년 닐 버나드 보일Neil Bernard Boyle과 그의 동료 연구진은 마그네슘 보충제가 불안에 미치는 효과를 검토했다.[72] 그 결과 특히 불안에 취약한 사람에게 효과가 있음이 밝혀졌다. 이는 마그네슘이 해로운 스트레스와 관련한 뇌 속 화학 물질 수치를 변화시켜 스트레스 반응을 완화하기 때문인 것으로 추정된다.[73]

일반적인 서양식 식단으로는 충분한 양의 마그네슘을 섭취하기 힘들다. 실제로 미국인의 68퍼센트, 중년에 이른 프랑스인 중 72퍼센트는 식사를 통해 마그네슘을 충분히 섭취하지 못하고 있다. 마그네슘이 풍부한 식재료는 아몬드, 시금치, 캐슈너트, 땅콩 등이다. 검은콩 요리, 풋콩, 땅콩버터, 아보카도 역시 상대적으로 많은 양의 마그네슘을 포함한다.

대부분의 연구가 마그네슘을 6주에서 12주 정도 섭취했을 때 불안 수준에 변화가 나타났음을 보여 준다.[74] 덧붙여 말하면 마그네슘은 근육 세포가 수축한 뒤 이완하는 데에도 도움을 준다. 마그네슘 수치가 낮을 경우 근육이 지나치게 수축한 상태가 지속되어 근육에 쥐가 나거나 경련 또는 긴장을 경험할 수 있다.

영양제 또는 건강 보조 식품

특정 영양 성분이나 건강 보조 식품을 섭취하는 것도 불안감을 다스리는 데 도움이 된다. 2010년 섀힌 라칸Shaheen Lakhan과 캐런 F. 비에이라Karen F. Vieira는 시계꽃 또는 카바Kava(남태평양에 서식하는 식물로 뿌리를 약용으로 사용한다. ─옮긴이) 추출물과 L-라이신 또는 L-아르기닌 같은 아미노산 복합체가 포함된 건강 보조 식품이 불안감을 줄이는 데 효과가 있음을 설명하는 강력한 증거가 있다고 밝혔다.[75] 시계꽃은 감마 아미노뷰티르산이라는 신경 전달 물질을 증가시켜 결과적으로 불안감을 줄여 준다. 전통적으로 쓰이는 항불안제를 넘어서는 시계꽃의 장점 중 하나는 약물 치료에서 흔히 나타나는 부작용인 진정 작용이 적게 나타난다는 것이다. 특히 시계꽃은 수술 후 불안감을 경감시키는 데도 효과가 있었다.

시계꽃 추출액 45방울 또는 해당 성분이 포함된 90밀리그램짜리 알약을 매일 복용하면 불안감을 줄일 수 있다는 것은 이미 검증된 사실이다. 하지만 혈액 희석제(쿠마딘Coumadin 또는 플라빅스Plavix 등)를 복용하는 사람이나 모노아민 산화 효소 억제제MAOI, Mono Amine Oxidase Inhibitors라 불리는 항우울제(나딜Nardil 또는 파네이트Parnate 등) 종류를 복용하는 사람은 시계꽃을 피해야 한다.

불안 감소 효과가 있는 다른 식재료나 영양 성분으로는 (브라질너트에 함유된) 셀레늄, 칼륨이 풍부하게 함유된 식품(호박씨 등), (다크초콜릿에 함유된) 플라보노이드, (녹차에 함유된) 테아닌 등이 있다.[76] 라이신을 다량 함유하고 있는 식재료인 소고기 및 양고기의 살코기, 템페, 밀고기Seitan(밀의 글루텐 성분을 추출하여 고기처럼 만든 음식), 렌틸콩, 검은콩, 퀴노아 등도 도움이 된다. 반대로 밀기울은 피하는 것이 좋은데 밀기울에 들어 있는 피트산Phytic Acid이 아연 흡수를 방해하고 불안을 유발하기 때문이다.

불안감을 낮춰 주는 향신료로는 강황이 독보적이다. 강황의 활성 성분인 커큐민은 불안감을 낮춰 주고 이에 상응하는 뇌 화학 상태에 변화를 일으켜 해마를 보호한다. 커큐민이 불안감에 미치는 긍정적인 효능은 동물 실험 및 세 번의 인간 대상 실험을 통해 입증되었다.[77]

캐모마일은 데이지와 비슷한 국화과 식물로 허브의 한 종류다. 수 세기 동안 여러 가지 질환의 치료제로 사용되었으며 여러 연구를 통해 불안감을 낮추는 효과가 있음이 입증되었다.[78] 캡슐로도 캐모마일의 영양분을 섭취할 수 있지만 나는 전통적인 방식인 캐모마일차로 섭취할 것을 권한다. 혈액 응고 방지제를 섭취 중이거나 수술을 앞둔 상황이 아니라면 보통 하루 한 컵에서 세 컵까지는 안전하다. 임신 상태라면 캐모마일차를 마시기 전 의사와 상담할 것을 권장한다.

라벤더 오일의 불안감 감소 효과 역시 여러 연구를 통해 입증되었다.[79] 라벤더 오일은 보충제 형태로 구할 수도 있고 차로 마시거나 라벤더 향 아로마 세러피 형태로 활용할 수도 있다. 직접 복용한다면 의사와 먼저 상담을 하길 권한다.

마지막으로 충분한 수분 보충도 불안감 경감을 위해 무시할 수 없는 요소다. 수분 섭취에 관해서는 보다 확실한 근거가 필요하지만 나는 자신도 모르는 새 탈수 상태에 빠진 후 불안감이 악화되거나 공황 발작에 시달리게 된 환자를 여럿 봤다. 전반적인 건강 상태를 위해서도 불안 수준을 낮추기 위해서도 충분한 수분을 섭취할 필요가 있다.

내 '장'의 불안 잠재우기

이번 장 서두에 소개했던 마리솔은 나와 함께 불안감을 공략하는 데 도움이 되는 음식에 집중하고 불안감을 악화하는 음식은 제외하며 부지런히 식단을 재조정했다. 우리가 함께 개발한 음식들은 영양가가 풍부해서 가족과 함께 먹기에도 좋았다. 불안감이 잦아들고 수면 상태가 개선되면서 마리솔은 매일 혹은 일주일 단위로 식단과 가족 행사를 계획할 정도로 활력을 되찾았다. 아이들을 끔찍이 사랑하는 그녀는 스스로를 잠식했던 걱정으로부터 벗어나 보다 여유를 가지고 진심으로 아이들과의 시간을 만끽할 수 있게 되었다. 6개월 동안 잘 먹고 잘 자고 안정된 삶을 살아 낸 마리솔은 더 이상 걱정과 함께 눈뜨지 않는다.

　우리의 불안이 과거의 마리솔만큼은 아니더라도 지금까지 함께 살펴본 여러 지침을 충실히 따른다면 보다 차분해지고 매일의 불안감으로부터 해방될 것이라 자신 있게 말하는 바다.

┃ 불안 요약정리 ┃

먹어야 할 음식

- 식이섬유가 풍부한 음식: 콩류, 현미, 딸기류, 밀기울, 배, 사과, 바나나, 브로콜리, 방울양배추, 당근, 아티초크, 아몬드, 호두, 아마란스, 귀리, 메밀, 통보리 등
- 숙성·발효·배양 음식: 요거트, 콤부차, 미소 된장, 템페, 사과 식초, 절인 야채류
- 트립토판: 칠면조 및 기타 육류, 병아리콩, 특히 탄수화물과 함께 먹어야 효과가 극대화
- 비타민D, 비타민B1, 비타민B6, 비타민A, 비타민C, 비타민E
- 미네랄: 마그네슘, 칼륨, 셀레늄
- 향신료: 강황을 적극 활용
- 허브: 라벤더, 시계초, 캐모마일

피해야 할 음식

- 서양식 식단을 구성하는 요소: 나쁜 지방이 많이 들어 있는 음식(적색육, 튀긴 음식 등)과 고당지수 음식(흰 빵, 흰쌀, 감자, 파스타 및 기타 정제 밀

가루로 만든 모든 것)

- 카페인: 일일 섭취량을 400밀리그램 이하로 제한
- 알코올: 남성의 경우 일주일에 14잔 이하, 하루에 2잔 이하, 여성의 경우 일주일에 7잔 이하, 하루에 3잔 이상 제한
- 글루텐: 만약 셀리악병 또는 비셀리악 글루텐 과민증 환자라면 빵, 피자, 파스타 그리고 여러 주류 등의 밀 제품 섭취를 제한
- 인공 감미료: 아스파탐과 사카린, 수크랄로스는 특히 해로움. 스테비아도 적당량 섭취

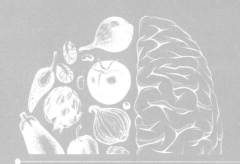

제 4 장

외상 후
스트레스 장애
(PTSD)

: 글루탐산염, 블루베리, 오랜 친구인 박테리아

나의 환자였던 러티샤Letitia는 가정 폭력에 시달리는 젊은 여성들의 권익 보호에 힘쓰는 변호사였다. 그녀의 일은 가장 좋은 날조차 무척 고달팠는데 압박감이 심한 법조계의 환경은 물론이고 사회적 약자로서 힘든 시간을 버텨야 하는 의뢰인을 도우며 느끼는 감정적 무게도 매우 혹독했다. 그러던 어느 날 그녀의 삶을 거의 끝장낼 뻔한 사건이 발생했다. 러티샤가 의뢰인의 집을 찾았을 때였다. 방문을 허락하지 않아 의뢰인의 집으로 들어갈 수 없는 대치 상황 끝에 문을 열고 나온 의뢰인의 남편이 러티샤를 보자마자 격노한 나머지 그녀의 다리에 총을 쏜 것이다.

다행히도 러티샤의 신체는 완전히 회복되었지만 끔찍했던 그날이 남긴 마음의 상처는 지워지지 않았다. 일을 계속해 나갈 수도 없었다. 직접 의뢰인의 집을 방문할 용기가 나지 않았기 때문이다. 심지어 본인의 사무실에 들어갈 때조차 의뢰인의 배우자가 잠복해 있다가 자신을 공격할지 모른다는 공포에 시달렸다. 머리로는 그런 일이 발생할 가능성이 매우 낮다는 것을 알고 있었지만 공포에서 벗어날 수 없었다. 초기 단계부터 매주 약물 치료와 심리 치료를 진행했음에도 러티샤는 여전히 사건의 여파에서 벗어나지 못했고 그날의 기억이 끊임없이 일상에 침투했다.

러티샤의 이야기는 외상 후 스트레스 장애PTSD, Post-traumatic Stress Disorder로 고통받는 사람들의 전형이라 할 수 있다. 외상 후 스트레스 장애를 빠르게 치료하는 확실한 방법은 없다. 하지만 좋은 식단을 통해 증상을 개선할 수 있으며 특히 심리 치료 및 약물 치료와 병행하면 그 효과가 더 크다. 당연히 외상 후 스트레스 장애를 악화하고 회복을 어렵게 만드는 나쁜 식단도 존재한다. 이번 장에서는 트라우마가 우리의 몸와 뇌에 어떤 영향을 미치는지 또 외상 후 스트레스 장애로 고통받는 사람들이 어떻게 식사를 통해 증상을 다스리고 꿋꿋하게 회복의 길을 걸어 나갈 수 있을지 살펴보고자 한다.

트라우마와 장

우리는 대부분 살면서 나름의 트라우마를 겪는다. 사랑하는 사람의 죽음, 자연재해, 성폭행, 힘겨운 실연의 경험 등 다양한 일들이 우리 삶에 큰 타격을 준다. 단 한 번의 사건 때문이든 여러 번에 걸쳐 진행된 일 때문이든 트라우마를 겪은 개인은 누구나 외상 후 스트레스 장애의 위험에 노출된다.[1] 트라우마를 겪는 모두가 외상 후 스트레스 장애를 앓는 것은 아니다.[2] 하지만 병으로 발전한 경우에는 오랜 기간 씨름해야 하고 결국 증상이 잦아든다 해도 그 단계에 이르기까지 10년 이상 필요한 경우가 대부분이다.[3] 게다가 외상 후 스트레스 장애 증상이 언제나 사건 직후 발현되는 것도 아니다. 때로는 트라우마 상황이 발생한 지 몇 년이 지난 후 갑자기 나타나기도 한다.

러티샤의 사례를 통해 확인했듯 외상 후 스트레스 장애는 다양한 증상을 유발한다. 어떤 사람은 반복적으로 그 상황을 기억 속에서 재경험하고 꿈을 꾼다. 어떤 사람은 갑자기 해리Disassociate 상태에 빠져서 트라우마가 일어났던 그 시기로 돌아가 이를 현실처럼 느낀다. 이들은 과도하게 놀라는 반응을 보이기도 하는데 이는 갑작스러운 큰 소리에 충격과 공포를 느껴 과잉 반응하고 있음을 의미한다. 이런 증상은 편도체의 과도한 활성화와 전두엽 및 해마의 활동 부족과 관련이 있다. 각 영역은 모두 뇌에서 공포 반응, 트라우마 처리 및 기억과 관련한 핵심 역할을 수행한다. 정리하자면 공포감과 기억 회로가 굉장히 해로운 방식으로 소통하면서 뇌가 트라우마 사건을 계속 재경험하도록 악순환에 빠뜨리는 것이다.[4]

트라우마 상황은 시상 하부 뇌하수체 부신축을 통해 자연스럽게 뇌의 투쟁-도피 체계를 작동시킨다. 이때 우리는 본능적으로 이 스트레스를 처리할 최선의 방법을 결정한다. 하지만 외상 후 스트레스 장애 때문에 트라우마 발생 순간이 지속적이고 반복적으로 떠오르게 되면 시상 하부 뇌하수체 부신축의 활동을 계속해서 방해한다. 앞서 살펴봤던 것처럼 시상 하부 뇌하수체 부신축은 뇌와 장을 연결하는 경로 중 하나로 이는 곧 장 역시 트라우마의 영향에서 벗어날 수 없다는 것을 의미한다.[5] 사실 우리가 앞으로 논의할 모든 정신 의학적 증후군을 통틀어 외상 후 스트레스 장애는 뇌와 신체의 관계를 보여 주는 가장 강력한 사례 중 하나다. 트라우마의 악순환이 연약한 신체 조직을 더 심하게 마모시키고 손상시키기 때문이다.[6] 외상 후 스트레스 장애로 인한 신체 문제는 위궤양부터 담낭 질환 그리고 배변 장애까지 다양하다. 2018년 여덟 개 연구를 메타 분석한 결과 외상 후 스트레스 장애를 앓고 있는 환자는 그렇지 않은 사람에 비해 과민성 대장 증후군을 더 많이 앓고 있는 것으로 드러났다.[7] 이처럼 과거에는 그저 속상하기 때문에 발생했다 치부되던 신체 증상이 이제는 여러 연구를 통해 실제로 뇌와 연결되어 있음이 밝혀지고 있다. 나의 환자들 역시 이 연결 고리를 굉장히 설득력 있게 보여 준다.

다른 정신 질환을 통해 살펴보았듯이 장내 박테리아의 건강한 증식은 트라우마의 영향력을 낮추는 주요 요인이다. 실제로 트라우마에 시달리는 실험 쥐에게 일반적인 장내 박테리아인 락토바실루스 람노서스Lactobacillus Rhamnosus나 비피도박테리움 롱검Bifidobacterium Longum 중 하나를 주입하니 실험 쥐가 훨씬 차분해졌다.[8] 이는 장내 박테리아를 조정하면 뇌의 화학적 구성도 변한다는 것을 의미한다. 특히 뇌유래 신경 영양 인자와 N-메틸-D-아스파르트산N-methyl-D-aspartate 수용체의 발현 과정이 개선되는데 이 덕분에 뇌의 성장과 적응력을 좌우하는 수용체가 다시 정상 작동하게 되는 것이다.

쉽게 말해 장내 박테리아란 트라우마의 해로운 영향으로부터 우리를 보호하는 쿠션이라고 생각하면 된다. 박테리아가 건강하게 번성하고 있다면 우리가 트라우마에 적절히 반응할 수 있도록 도와줄 것이다. 이 박테리아가 없으면 스트레스는 걷잡을 수 없이 온몸으로 퍼져 나간다.

외상 후 스트레스 장애와 '오랜 친구'인 박테리아

2018년 시안 헤밍스Sian Hemmings와 동료 연구진은 외상 후 스트레스 장애 발병 여부와 상관없이 트라우마 상황에 노출된 사람의 장내 박테리아 종류가 유사하다는 점을 밝혀냈다.[9] 하지만 이 둘 사이에는 미묘한 차이가 존재했는데 외상 후 스트레스 장애가 발병한 사람들에게서는 방선균Actinobacteria과 렌티스페레Lentisphaerae, 미균Verrucomicrobia 등의 세 가지 균이 평균보다 적게 발견되었다. 이 세 박테리아는 모두 인류의 **오랜 친구**로 존재해 왔다.

오랜 친구 가설에 따르면 과거부터 인간은 알레르기나 천식 같은 염증성 질병으로부터 우리를 보호하는 특정 유익균을 키우며 살아왔다.[10] 그러나 오늘날 도시화를 겪으면서 흙, 동물, 야외 환경과 인간 사이의 상호 작용이 줄어들었고 우리의 오랜 박테리아 친구들은 현저히 줄어들게 되었다. 바로 이 때문에 다양한 종류의 염증성 질환이 유행하게 되었다는 것이다.(이 이론에 대한 기본 개념은 **위생 이론**Hygiene Hypothesis이라 알려져 있다.[11]) 아마 이로 인한 질환 중에서도 가장 골치 아픈 부류가 바로 정신 건강 장애일 것이다. 여기에는 자폐, 정신 분열과 같은 발달 장애부터 불안이나 외상 후 스트레스 장애 같은 스트레스 관련 질환까지 포함된다.

오랜 친구 박테리아가 사라지면 염증이 걷잡을 수 없이 번져 뇌의 면역 기능이 저하되고 외상 후 스트레스 장애에 더욱 취약한 상태가 된다. 그뿐만 아니라 외상 후 스트레스 장애 자체도 뇌에 더 큰 염증 반응을 유발해 악순환이 더욱 심화된다.[12] 예컨대 오토바이 사고 후 6개월이 지난 뒤에도 외상 후 스트레스 장애에 시달리는 청소년에게서는 인터류킨-6와 코르티솔 수치가 높게 나타나는데 이 둘은 모두 신체가 과잉 염증 반응을 보이고 있음을 알리는 지표다. 다시 말해 정서적으로 고통받은 뇌는 회복을 필요로 하지만 회복을 위해 에너지를 다 써 버리면 염증 반응이 일어나 뇌 손상이 더욱 심해질 수도 있는 것이다.

이전만큼 많은 양이 존재하지는 않지만 이 **오랜 친구** 박테리아 3종은 여전히 뇌의 회복 과정을 통솔하는 데 중요한 역할을 담당한다. 이들이 없다면 뇌는 감정적 고통으로부터 스스로 회복해야 하는데 이는 굉장히 큰 부담이다.

오랜 친구들은 뇌의 염증 반응을 억제할 뿐만 아니라 장벽을 지키는 파수꾼 역할도 한다.[13] 하지만 스트레스로 인해 오랜 친구들이 무너지면 장과 뇌 사이 장벽의 효력이 사라지며 결과적으로 여러 종류의 화학적 변화가 일어난다.(**장누수 증후군**에 대해서는 제3장에서 살펴보았다.) 그 결과 우울증, 불안, 외상 후 스트레스 장애가 발생할 수 있는데 개인의 취약점에 따라 상이한 증상이 나타난다.

이러한 취약점은 대부분 우리가 무엇을 먹고 먹지 않는가에 따라 달라진다. 지금부터는 외상 후 스트레스 장애와 트라우마 반응을 악화하는 음식 그리고 이러한 악영향에 대비해 장과 뇌를 튼튼하게 만들 수 있는 음식에 대해서 살펴보겠다.

트라우마를 심화하는 음식

외상 후 스트레스 장애를 앓을 때 무엇을 먹지 말아야 하는지 살펴보기 위해 러티샤의 사례로 돌아가 보자. 처음 그녀를 만났을 때 나는 직감적으로 그녀가 식사를 제대로 챙기지 않는다는 점을 알아차렸다. 또 그녀의 식사 기록을 살펴보면서 러티샤가 최근 당뇨 진단을 받았다는 점도 알게 되었다. 바쁘게 살아가는 워킹맘들이 으레 그렇듯 러티샤 역시 직접 요리할 시간이 거의 없었다. 따라서 자주 외식을 할 수밖에 없었는데 가장 자주 가는 식당은 치킨 프랜차이즈인 칙필레Chick-Fil-A였다. 그녀는 일주일에 최소 세 번 이상 저녁으로 칙필레 디럭스 샌드위치에 라지 사이즈 감자튀김과 500밀리리터짜리 다이어트 콜라를 먹었다.

사실 칙필레 디럭스 샌드위치의 열량은 500칼로리밖에 되지 않는다. 하지만 그중 지방이 41퍼센트, 탄수화물이 34퍼센트로 단백질이 차지하는 비율은 4분의 1밖에 되지 않는다. 460칼로리짜리 라지 사이즈 감자튀김의 90퍼센트는 지방과 탄수화물이 차지한다. 이 둘의 칼로리를 합산하면 러티샤는 한 끼로 대략 1000칼로리를 섭취했음을 알

수 있는데 이는 권장 식사량의 두 배이며 특히 당뇨병 환자에게는 더욱 바람직하지 않다.

러티샤 역시 이런 저녁 식사가 건강하지 않다는 점을 잘 알고 있었다. 하지만 이 간편한 선택이 주는 순간의 만족을 끊는 일이란 쉽지 않았다. 그녀가 의식했는지 여부와 상관없이 나는 외상 후 스트레스 장애가 좋지 않은 식습관에 기여하고 있는 것은 아닌지 의심했다. 트라우마를 겪지 않은 뇌는 건강한 선택을 할 수 있는 충분한 여력을 가지고 있다. 하지만 뇌가 공포스럽고 고통스러운 기억의 공격을 받고 있다면 이야기가 완전히 달라진다. 이 상태의 뇌는 그저 쉬고 싶어 한다. 특히 패스트푸드와 탄산음료는 먹자마자 거의 반사적으로 위안을 주기 때문에 끊기가 어렵다.

러티샤가 칙필레를 완전히 끊을 수 없을 거라고 생각한 나는 그녀에게 그릴드 치킨 샌드위치로 메뉴를 바꿀 것을 권했다. 이 메뉴는 열량이 300칼로리밖에 되지 않고 지방은 17퍼센트에 불과했다. 또 감자튀김은 그저 맛만 보는 수준으로 다섯 개 정도만 먹고 나머지는 과감히 버리라고 말했다. 다이어트 콜라는 언뜻 괜찮은 선택처럼 보이지만 카페인이 100밀리그램 넘게 들어 있으며 제3장에서 배웠듯 카페인은 불안감을 악화한다. 다이어트 콜라는 340밀리그램짜리 작은 캔으로 줄이거나 탄산수로 대체할 것을 권했다. 주의할 점은 갑작스럽게 탄산음료를 끊는 것이 아니라 천천히 줄여 감으로써 카페인 금단효과를 겪지 않도록 하는 것이었다. 그렇지 않으면 불안감이 더욱 심해질 수도 있었다.

러티샤는 나의 계획을 잘 따라와 주었고 식습관을 바꿔야 한다는 사실도 받아들였다. 러티샤는 소금과 후추로만 간을 한 통닭구이를 사기 시작했고 가족들을 위한 다양한 요리에 응용했다. 예컨대 통닭구이에 삶은 브로콜리를 곁들이거나 닭가슴살 슬라이스를 얹은 건강하고 맛있는 샐러드를 아몬드 혹은 아이들이 좋아하는 귤과 함께 먹었다. 닭고기가 남으면 점심에 상추와 함께 싸 치킨랩으로 만들어 먹었다. 밖에서 사기는 했지만 비교적 건강하게 조리된 닭고기를 활용하는 것을 시작으로 점차 많은 요리를 하게 되었다. 덕분에 건강에 좋지 않은 지방은 줄이고 생야채나 익힌 야채에 들어 있는 좋은 탄수화물을 더 많이 섭취할 수 있었다.

딱 한 달 만에 러티샤는 불안 증상이 현저하게 감소했음을 알아차렸다. 두 달이 지나자 더욱 차분해졌고 밤에 공포에 질린 채 땀 흘리며 깨는 일도 사라졌으며 그 결과 아침에는 더욱 개운하게 일어났다. 새로운 식단과 상담 치료사와의 꾸준한 대화 치료를 통해 다섯 달 만에 본연의 업무로 온전히 돌아갈 수 있었다. 트라우마에 더 이상 사로잡히지 않게 된 것이다.

고지방 식사

러티샤의 칙필레 식단이 제3장에서 이야기했던 서양식 식단의 두 가지 부정적 요소인 고지방, 고당지수 탄수화물을 모두 포함한다는 점을 아마 눈치챘을 것이다. 서양식 식단은 특히나 외상 후 스트레스 장애 환자에게 치명적이다. 우선 과도하게 지방을 섭취했을 때 받게 되는 영향부터 살펴보자.(계속 말하지만 여기서 이야기하는 고지방 식단은 포화 지방, 트랜스 지방, 튀김에 사용되는 지방 같은 해로운 지방이 포함된 식단을 의미하는 것이지 올리브유에 함유된 지방이나 오메가3 같은 건강한 지방이 포함된 식단을 말하는 것이 아니다.)

동물에게 서양식 식단을 제공하고 이들의 변화를 관찰한 결과 동물 역시 외상 후 스트레스 장애에 더욱 민감한 상태가 되었음을 확인했다. 2016년 프리야 칼리안-마시Priya Kalyan-Masih와 그녀의 동료들은 고양이 냄새에 노출시킨 쥐를 통해 최초로 쥐 **트라우마** 모형을 입증했다.[14] 이들은 한 집단의 쥐에게는 서양식 고지방식을 지급했고 통제 집단에게는 저지방식을 제공했다. 일주일 후 고지방식을 먹은 쥐들은 통제 집단에 비해 더 많은 불안감을 보였으며 해마 크기가 현저하게 줄어들었다. 외상 후 스트레스 장애를 앓으면 뇌의 해마가 쪼그라든다는 연구 결과가 있었기 때문에 이 연구는 고지방식이 증상을 훨씬 심각하게 만든다는 것을 보여 주었다.[15] 이렇게 쪼그라든 해마는 스트레스 호르몬과 뇌의 공포 반응을 효과적으로 감당하지 못한다. 고지방식과 외상 후 스트레스 장애 간의 관계는 다른 동물 연구를 통해서도 유사하게 입증되었다.[16]

인간을 대상으로 한 연구에서는 외상 후 스트레스 장애가 신진대사에 영향을 미쳐 폭식과 비만을 부추긴다는 사실이 명백하게 밝혀졌다.[17] 실제로 베트남 전쟁에 참전한 미군 중 84퍼센트에 달하는 이들이 과체중이거나 비만 상태인데 이는 일반 대중에 비해서 월등히 높은 수치다.[18] 나는 참전 군인과 그 가족을 치료하는 과정에서 이를 직접 목격한 적이 있다. 2017년 한 병원의 프로그램 운영에 참여하면서 참전 용사를 직접 치료할 기회를 얻었다. 당시 나는 참전 용사들을 위한 요리 프로그램을 개발했고, 집에서 만들 수 있는 쉽고 건강한 레시피를 활용한 요리 실습 시간도 가졌다.(케일 페스토를 곁들인 연어, 초콜릿을 묻힌 딸기, 미소 된장 고구마구이 등 이 수업을 위해 직접 개발하고 시험해 보고 가르쳤던 레시피 일부를 제11장에 수록해 두었다.)

존 비올란티John Violanti는 경찰관들의 스트레스를 전문적으로 연구하는 연구자로(비올라티 역시 23년간 뉴욕주에서 경찰관으로 일했다.) 2006년 그의 동료들과 함께 경찰관들이 겪는 대사증후군의 범위를 살펴보는 연구를 수행했다.[19] 대사증후군은 여러 건강 문제가 한데 모여 나타나는 질환으로 심장병, 뇌졸중, 2형 당뇨 등에 걸릴 위험을 높인다. 대사증후군에는 혈압 및 혈당 상승, 허리 둘레 지방 증가, 비정상적 콜레스테롤이나 중성 지방 수치 및 비만 등이 수반된다. 연구 결과 경찰관 중 심각한 수준의 외상 후 스트레스 장애를 앓고 있는 환자는 경미한 증상의 환자 대비 대사증후군 발병 비율이 세 배나 높게 나타났다. 2007년에 빅터 비웨그Victor Vieweg와 그의 연구진도 비슷한 연구를 수행했는데 그 결과 남성 참전 용사 중 외상 후 스트레스 장애 환자의 체질량 지수Body Mass Index가 환자가 아닌 사람에 비해 훨씬 높게 나타났다. 환자들이 비만 범주에 들어가는 경우도 많았다.[20]

2016년 에리카 울프Erica Wolf와 그녀의 동료들은 외상 후 스트레스 장애와 대사증후군 사이의 관계가 뇌에 어떤 영향을 미치는지 확인했다.[21] 연구진은 이라크나 아프가니스탄 전쟁에 참전한 미군 346명의 뇌 구조를 분석했는데 특히 뇌의 바깥쪽 표면인 피질의 두께가 외상 후 스트레스 장애 증상 및 대사증후군 사이 어떤 연관성이 있는지 집중해 살폈다. 데이터 검토 결과 대사증후군을 앓고 있는 사람의 뇌 피질 두께가 더 얇았으며 외상 후 스트레스 장애가 여기에 더 큰 위험을 가중시키고 있음을 발견했다.

다시 말해 외상 후 스트레스 장애를 앓고 있는 사람은 대사증후군의 위험은 물론 더 빠른 뇌 노화의 위험까지 안고 있다. 고지방 식단은 증세를 단기적으로 완화할 수는 있지만 결국에는 건강 문제를 더욱 악화시킬 뿐이다. 참전 용사들과 함께한 시간을 통해 나는 많은 환자가 패배감에 시달리고 있음을 알 수 있었다. 전쟁의 상흔이 이들의 의지를 약화시키는 듯했다. 이들은 플래시백과 불안이라는 고문에 시달리고 있었으며 심지어 몇몇 신체 증상들을 그저 방치했다. 체중 증가 같은 약물 부작용으로 고생하는 이들도 있었다. 사실 마음 한편으로는 이들에게 위안이 되는 음식을 끊어야 한다고 조언하고 싶지 않았다. 굳이 왜 안도감의 원천을 빼앗아야만 하는가? 하지만 고지방 식사가 이들을 자기 파괴에 이르게 만들고 다양한 방식으로 뇌를 망치고 있다는 점이 자명했다.

외상 후 스트레스 장애로 고통받는 사람들의 식단을 개선하는 최고의 방법은 그들에게 위안을 주는 그 음식이 그저 하나의 중독 물질이라고 간주하는 것이다. 불안감을 줄이고 뇌를 보호하기 위해서는 반드시 이 중독을 끊어 내야 한다고 생각하는 것이 중요하다. 나는 외상 후 스트레스 장애 환자들에게 지방이란 그저 뇌의 폐기물일 뿐이라고 말한다. 이 끈적끈적한 쓰레기가 연약한 뇌 주름 사이사이를 또 소중한 뇌 회질 틈새를 메꿔 버리고 있다고 상상하게 하는 것이다. 이러한 상상은 꽤 효과가 좋아서 환자들이 지방 섭취를 줄이는 데 상당히 도움이 된다.

설탕 및 고당지수 탄수화물

설탕과 고당지수 탄수화물 역시 트라우마를 겪은 뇌에 치명적이다. 2010년 베티나 노워트니Bettina Nowotny와 그녀의 동료들은 보스니아 내전을 피해 망명한 외상 후 스트레스 장애 환자 15명을 대상으로 급성 스트레스가 포도당 대사에 미치는 영향을 조사했다.[22] 그 결과 연구진은 급성 스트레스가 코르티솔과 식후 혈당 수치를 증가시킨다는 점을 발견했다. 이는 외상 후 스트레스 장애를 앓는 여성 환자가 그렇지 않은 여성에 비해 2형 당뇨에 걸릴 위험이 두 배 더 높다는 다른 연구 결과와 맥을 같이 한다.[23] 또한 쌍둥이 연구를 통해 외상 후 스트레스 장애가 2형 당뇨에 대한 취약성 표지자가 될 수 있다는 점도 밝혔다.[24] 사실 외상 후 스트레스 장애와 비만 간의 상관관계는 굉장히 보편적이어서 최근 많은 연구가 외상 후 스트레스 장애가 당뇨와 비슷한 대사 질환이라고 여기기 시작했다. 어쩌면 바로 이 지점이 러티샤와 같이 외상 후 스트레스 장애와 당뇨를 동시에 앓고 있는 환자가 드물지 않은 이유일지 모른다.

다수의 외상 후 스트레스 장애 환자가 당뇨를 앓고 있다는 경향을 고려하면 탄산음료나 그 밖에 당분이 다량 포함된 음료를 마시는 것이 당연히 문제로 발전하리라 알 수 있다. 2011년 재클린 허스Jacqueline Hirth와 그녀의 동료가 3181명의 여성을 조사한 결과 외상 후 스트레스 장애 환자는 하루에 한 캔 이상의 탄산음료를 마실 확률이 더 높은 것으로 나타났다.[25]

해마의 스트레스 대처 능력은 혈당 상승에 영향을 받는다.[26] 결과적으로 달달한 음식을 먹는 것은 뇌의 스트레스 대처 능력을 포기하는 것과 같다고 볼 수 있다. 하지만 제2장에서 배웠듯이 당 수치를 치솟게 만드는 요인에 달콤한 음식만 있는 것은 아니다. 감자나 흰 빵, 흰쌀밥과 같이 당지수가 높은 탄수화물도 비슷한 현상을 일으킨다. 반면 당지수가 낮은 탄수화물은 급격한 혈당 상승을 예방한다. 따라서 어떤 음식이 혈당에 어떤 영향을 미치는지 제대로 파악하는 것이 중요하다. 예를 들어 바나나와 사과의 탄수화물 함량은 동일하지만 바나나가 사과보다 혈당을 더 많이 높인다. 삶은 고구마 역시 삶은 당근보다 혈당을 더 많이 높이는 채소다.

식재료별 당지수를 파악하는 것이 좋은 출발점이지만 하나의 요리에는 다양한 재료가 활용되며 이 재료들이 섞일 경우 혈당 수준에 미치는 영향이 달라질 수 있다. 2019년 김지영과 그녀의 동료들은 고혈당 식품인 쌀밥을 달걀, 참기름, 콩나물과 함께 비벼 먹으면 식사를 구성하는 여러 요소가 쌀밥의 당지수를 낮춘다는 사실을 발견했다. 동량의 탄수화물을 포함한 쌀밥을 비비지 않고 먹었을 때보다 혈당 지수가 낮아진다는 것이다. 이는 쌀과 같은 탄수화물을 주식으로 하는 문화권에서 특히 더 중요한 발견이라 할 수 있다.

나는 이 연구 결과를 쿠샬Kushal이라는 환자를 통해 직접 확인했다. 쿠샬은 스리랑카 출신 의사로 외상 후 스트레스 장애에 시달리고 있었다. 2004년 인도양 지진으로 발생한 쓰나미가 그 원인이었다. 이 쓰나미는 스리랑카 남부 해안을 휩쓸었고 3만 명에 가까운 사상자가 발생했다. 이 끔찍한 사고 이후 쿠샬은 보스턴으로 이주했으나 멈추지 않는 여러 증상 때문에 결국 나를 찾았다. 쿠샬은 아주 미세한 떨림에도 공황 상태에 빠졌으며 바다로부터 최대한 멀리 떨어진 곳에 머물러야 한다고 고집했다. 이 때문에 가족과의 사이에서도 문제가 발생했다.

쿠샬은 의사로서 외상 후 스트레스 장애를 잘 알고 있었음에도 약물 치료와 심리 치료에서 그리 큰 효과를 보지 못했다. 쿠샬이 상담실을 찾아왔을 때 나는 그가 먹는 음식을 모두 살펴보았는데 그가 억지로 지중해식 식단을 따르려 노력하고 있음을 알 수 있었다. 왜 스리랑카 전통 음식을 멀리하는지 묻자 그는 외상 후 스트레스 장애와 당뇨의 연관성 때문에 쌀 섭취를 피하기 위해서라고 대답했다. 스리랑카 음식은 맵고 풍미가 강해 쌀밥 없이는 먹기 어렵다. 식단을 바꾸기 위한 그의 헌신적인 노력은 인정할 만했지만 안타깝게도 헛수고임이 분명했다.

여러 음식을 섞어 먹는 방식에 따라 각 음식의 당지수가 변할 수 있다는 이야기를 들은 쿠샬은 희망을 얻기 시작했다. 나는 쌀밥에 식이섬유가 풍부한 음식을 더하거나 식초, 콩, 유제품 등을 더해 먹으면 당지수를 낮출 수 있다고 설명했다.[27] 실제로 한 연구에서 이러한 방식

으로 흰쌀밥을 섭취했을 때 당지수가 20~40퍼센트 낮아진다는 점을 밝혀냈다.[28]

상담을 통해 안심한 쿠샬은 집으로 돌아가 가장 좋아하는 쌀밥을 포함한 스리랑카식 식사를 준비했다. 또한 그는 현미를 먹기 시작했다. 내가 개발한 콜리플라워 라이스 레시피(400쪽 참조)를 활용하는 날도 있었으며 이를 통해 더 많은 채소를 섭취할 수 있었다. 다음 상담을 위해 나를 찾은 그의 표정이 얼마나 밝아졌는지 상상도 못할 것이다. 그는 일주일에 몇 번씩 스리랑카식 음식을 먹는 식단으로 돌아갔고 덕분에 점차 불안감이 낮아지는 것을 느낄 수 있었다. 3년간 상담을 지속한 결과 당뇨나 다른 대사증후군에서 벗어날 수 있었고 체중도 안정적인 상태를 유지하게 되었다.

모든 식사 조합의 당지수를 파악하기란 어렵다. 하지만 앞선 예를 통해 각 음식의 당지수를 단순 합산하는 것만으로는 충분하지 않다는 점을 알게 되었길 바란다. 물론 비빔밥과 같은 혼합식을 먹는다 해도 여전히 탄수화물 섭취량을 예의 주시하고 건강한 메뉴를 선택해야 함은 분명하다. 다만 쿠샬의 이야기가 주는 교훈은 음식이야말로 안정감을 선사하는 주요 원천이며 트라우마로 고생하고 있는 사람에게는 더욱 그러하다는 것이다. 식단이 우리의 몸과 마음에 미치는 영향을 이해하고 각자의 고유한 민감성을 고려해 건강하지 않은 음식이라도 적당히 조절해 먹을 수 있다면 가장 좋아하는 음식을 얼마든지 식단에 포함시킬 수 있다. 이러한 노력은 결국 긍정적인 효과로 이어질 것이다.

글루탐산염

글루탐산염은 1200년 동안 음식의 풍미를 끌어올리기 위해 사용된 역사 깊은 재료다.[29] 이를 활용하면 이른바 감칠맛이라 알려진 독특한 맛을 낼 수 있다. 감칠맛은 단맛이나 신맛, 쓴맛, 짠맛처럼 즉각 알아차릴 수는 없지만 우리 혀가 엄연히 지각할 수 있는 다섯 번째 기본 맛이다. 글루탐산염은 많은 음식에서 자연적으로 발생한다. 하지만 요리에 감칠맛을 더하는 가장 일반적인 방법은 바로 MSG라 알려진 글루탐산 나트륨Monosodium Glutamate을 첨가하는 것이다.

MSG의 유해성과 관련해 오랫동안 상당한 논란이 있었지만 최근 현대 영양학계의 입장은 거의 마무리 단계에 접어들었다. 수많은 연구를 통해 적정량의 MSG가 안전하다는 것이 증명되었으며 심지어 일부 연구에서는 MSG가 장의 소화 및 대사 작용을 촉진한다고 밝힌 것이다.[30] 실제로 일반 성인 기준 MSG 10그램 정도의 섭취는 글루탐산염 수치를 높이지 않는다. 많은 전문가가 MSG의 유해성이 과장되어 있다고 믿는 이유이기도 하다.[31]

하지만 아주 예민한 사람의 경우 MSG가 뇌에 독성 문제 등을 일으킬 수 있다. 외상 후 스트레스 장애 환자들은 과도한 글루탐산염에 특히 취약해 뇌의 염증 반응이 증가하고 뇌세포가 파괴되는 상황에 이를 수 있다.[32] 글루탐산염은 흥분성 신경 전달 물질로 신경 세포에 전기 자극을 일으킨다. 이러한 전기 자극이 너무 과다하면 신경 세포간 연결에 교란이 발생한다. 이러한 교란 상태는 스트레스 반응을 조절하는 뇌 영역인 해마와 내측 전전두피질Medial Prefrontal Cortex에서 두드러지게 나타난다.

2019년 엘리자베스 브랜들리Elizabeth Brandley와 동료들은 글루탐산염 비율이 낮은 식단이 외상 후 스트레스 장애에 어떤 영향을 미치는지 연구 보고했다.[33] 이들은 걸프전 참전 용사 중 외상 후 스트레스 장애에 시달리는 환자를 대상으로 절반에게는 글루탐산염이 적게 포함된 식사를 제공하고 나머지 절반에게는 일반 식사를 제공했다. 초기 분석 결과 글루탐산염이 적은 식단이 불안감과 외상 후 스트레스 장애 증상을 줄이는 데 효과적임을 확인했다.

MSG 및 기타 글루탐산염을 포함한 식품으로는 피시소스, 굴소스, 토마토소스, 미소 된장, 파르메산 치즈, 짭조름한 과자, 감자칩, 인스턴트식품, 버섯, 시금치 등이 있다. 글루탐산은 글루탐산염의 전 단계 물질인 전구체로 비슷한 문제를 일으키며 해조류, 치즈, 간장, 발효콩, 토마토, 육류와 해산물 같은 고단백 식품에 포함되어 있다.(이러한 식품을 고를 때는 주의가 필요하다. 글루탐산염을 많이 함유한 음식은 아미노산 티라민Amino Acid Tyramin이라는 물질을 포함하고 있으며 이 물질이 모노아민 산화 효소 억제제라 불리는 항우울제의 반응을 저해한다. 자세한 내용은 제9장을 참조하라.)

물론 위에서 소개한 모든 음식이 외상 후 스트레스 장애 증상을 악화시킨다고 단정해서는 안 된다. 하지만 외상 후 스트레스 장애로 고통받고 있는 사람이라면 일부 재료를 식단에서 제외한 뒤 증상이 개선되는지 확인하는 편이 현명할 테다. 트라우마로 고생하지 않는 사람이라면 글루탐산염을 완전히 끊을 필요까지는 없다. 하지만 더도 덜도 말고 적당히가 가장 좋다는 기본 원칙을 따르는 편이 가장 바람직할 것이다.

안도감을 위한 음식

감사한 점은 트라우마 치료를 위한 식단이 무언가를 계속 빼야 하는 과정만은 아니라는 것이다. 트라우마에 빠진 뇌가 정상 기능을 회복하는 데 도움이 되는 음식을 살펴보자.

블루베리

2016년 필립 에베네저Philip Ebenezer와 그의 동료들은 외상 후 스트레스 장애로 전두엽과 해마에 염증 및 활성 산소 피해를 입은 쥐를 대상으로 블루베리의 항염 효과를 실험했다.[34] 한 집단에는 블루베리가 풍부한 먹이를 제공하고 통제 집단에는 블루베리가 포함되지 않은 일반 먹이를 제공한 것이다. 연구 결과 블루베리가 풍부한 먹이를 먹은 쥐의 뇌 속 세로토닌 수준이 높아졌으며 활성 산소와 염증이 줄어들었음을 확인할 수 있었다.

연구진은 일련의 후속 연구를 진행해 앞선 연구 결과를 보다 자세히 분석했다. 그 결과 블루베리의 항염 효과가 예상보다 훨씬 뛰어나며 인간의 정신 건강에도 중요한 작용을 할 수 있음을 확인했다. 외상 후 스트레스 장애 상태의 쥐에게서는 SKA2라는 유전자의 발현 수준이 굉장히 낮게 나타났는데 이는 자살 위험도가 높은 사람에게도 나타나는 현상이다. 쥐에게 자살 충동을 느끼는지 물어볼 수는 없지만 그 유사성이 우연의 일치만은 아닌 듯하다. 실험 쥐에게 매일 다량의 블루베리가 함유된 식사를 제공하자 일반 식사를 한 쥐에 비해 혈액 및 뇌에서 SKA2 수치가 더 높아졌다는 연구 결과는 주목할 만하다. 다시 말해 블루베리는 억제된 유전자의 발현에 영향을 미쳤을 수 있다. 임상 실험을 통해 좀 더 확실히 할 필요는 있겠지만 평소 식단에 블루베리를 추가한다고 해서 나쁠 것은 없다. 블루베리는 맛도 좋고 건강에도 좋다. 매일 블루베리를 반 컵에서 한 컵 정도 섭취하길 추천한다. 첨가 당이나 주스, 방부제가 들어 있지 않다면 냉동 블루베리도 좋다.

오메가3 지방산

앞서 오메가3가 정신 건강에 미치는 유익한 영향 몇 가지를 알아보았다. 다양한 연구가 외상 후 스트레스 장애에 대항하는 오메가3의 효능을 입증하고 있다. 2019년 라이알리 알쿠라안Laiali Alquraan과 동료들이 오메가3가 외상 후 스트레스 장애에 시달리는 쥐의 뇌, 그중에서도 특히 해마를 보호하는 효능을 발휘한다고 밝혔다.[35] 또 동일본 대지진 당시 구조 요원으로 일했던 사람들을 대상으로 무작위 통제 실험을 진행한 결과 어유魚油에 함유된 오메가3가 외상 후 스트레스 장애 증상을 줄여 주는 것으로 밝혀졌다.[36] 2013년 마츠오카 유타카Yutaka Matsuoka와 그의 동료들은 자동차 사고로 외상 후 스트레스 장애를 앓게 된 300명을 대상으로 혈중 오메가3 수치가 외상 후 스트레스 장애 증상 간에 상관관계가 있는지 검사를 진행했는데[37] 이번에도 마찬가지로 오메가3 수준이 높을수록 외상 후 스트레스 장애 증상의 심각성이 낮게 나타났다.

나 또한 레슬리Leslie라는 환자를 통해 외상 후 스트레스 장애에 대항하는 오메가3의 힘을 목격했다. 레슬리를 처음 만나 상담을 진행했을 때 나는 그녀가 외상 후 스트레스 장애를 앓고 있다는 것을 파악하지 못하고 그저 항상 극도의 불안감에 휩싸여 있다고만 생각했다. 레슬리는 당시 아주 바쁜 호텔 주방의 부주방장으로 일하고 있었다. 이런 주방에서 일해 본 경험이 있는 사람이라면 누구나 이곳이 얼마나 시끄러운 공간인지 잘 알 것이다. 냄비와 프라이팬이 항상 지글거리고 직원들 간 대화는 도저히 불가능할 지경이다. 접시를 테이블에 내려놓는 소리, 유리그릇끼리 와장창 부딪치는 소리로 항상 요란하기 때문이다. 레슬리는 이런 환경에서 일하는 것이 점점 어려워졌다. 소음을 감당할 수가 없었고 깜짝깜짝 놀라게 하는 소리 때문에 미치고 팔짝 뛸 지경이었다.

함께 대화를 나누면서 나는 레슬리에게 직장 내 스트레스 이상의 무언가가 있다는 점을 눈치챘다. 레슬리는 눈물을 쏟으며 8세에서 13세 때까지 아버지에게 성적으로 유린당했음을 털어놓았다. 대학 진학을 계기로 아버지에게서 벗어날 수 있었지만 아버지를 직접 대면하는 것은 여전히 불가능했으며 트라우마에 대한 이야기를 그 누구에게도 털어놓을 수 없었다. 그녀는 불안을 잠재우기 위해 몸에 좋지 않은 음식을 골라 폭식하기 시작했고 이는 체중 증가로 이어졌다. 레슬리는 일주일에 몇 번씩 플래시백과 악몽에 시달렸고 이 때문에 밤잠을 설쳤다. 당연히 다음 날 출근에 큰 지장을 받았다. 약물 치료와 상담 치료가 어느 정도 도움이 되기는 했지만 그녀의 일상은 여전히 힘겨운 상태였다.

레슬리의 이야기는 무척 마음 아픈 일이며 더욱 끔찍한 사실은 어린 시절 이루어지는 성적 학대가 보통 사람들이 생각하는 것보다 훨씬 흔하게 발생한다는 점이다.[38] 전 세계적으로 여자아이의 8~31퍼센트, 남자아이의 3~17퍼센트가 성적 학대를 경험하며 피해자의 대부분이 외상 후 스트레스 장애로 고통받는다.

상담을 통해 레슬리의 식습관을 살펴보는 과정에서 나는 그녀가 스스로를 고기와 감자 킬러라고 칭하곤 한다는 사실을 알아챘다. 게다가 레슬리는 생선을 거의 먹지 않았는데 생선 비린내를 참을 수 없기 때문이라고 말했다. 그런데 이는 상당히 큰 문제였다. 그녀에게 가장 필요한 것이 오메가3였기 때문이다. 앞서 살펴보았듯 오메가3가 가장 풍부한 음식은 바로 생선이다.

나는 레슬리에게 아마씨유, 카놀라유, 콩기름 같은 식물성 기름을 추천했고 풋콩, 호두, 치아씨, 방울무 씨앗과 같은 식재료에 핵심 오메가3 종류인 알파-리놀렌산이 포함되어 있음을 알려 주었다. 비록 이 음식에 에이코사펜타엔산이나 도코사헥사엔산같은 다른 오메가3는 들어 있지 않지만 말이다. 또한 풀을 먹여 키워 오메가3 수치가 더 높은 소고기(사실 소고기를 아예 먹지 않는 것이 가장 좋지만)와 오메가3 성분을 강화한 계란, 우유, 요거트와 같은 식재료를 권했다.

만약 오메가3를 더 많이 섭취하고 싶다면 다음과 같은 내용을 반드시 명심해야 한다.

- 생선, 특히 양식 생선 중 지방이 많이 포함된 것을 믿을 만한 곳에서 구매해 먹는다.
- 소고기를 먹는다면 풀을 먹여 키운 소를 고른다.
- 채식주의자라면 카놀라유를 사용하고 오메가3 강화 음식을 찾아 섭취한다.

비타민E

이미 제2장에서 활성 산소가 뇌에 타격을 주어 발생하는 손상과 이로 인해 유발되는 산화 스트레스를 소개했다. 활성 산소는 스트레스, 염증 반응 같은 일반 생리 과정에서 발생하기도 하지만 엑스레이, 오존, 담배 연기, 대기 오염 물질, 공업용 화학 물질 등에 노출되었을 때 발생하기도 한다. 한번 생각해 보라. 스트레스에 노출될 때마다 강력한 환경 오염 물질과 똑같은 방식으로 체내 세포가 타격을 입는다니! 만성 외상 후 스트레스 장애란 뇌가 끊임없이 스트레스를 받음으로써 활성 산소가 폭주하는 상태를 의미한다.[39]

비타민E는 활성 산소에 대항하는 체내 방어 체계의 일부로 작용한다. 2019년 카밀라 파스퀴니 지소자Camila Pasquini de Souza와 그녀의 동료들은 비타민E가 외상 후 스트레스 장애를 앓고 있는 쥐의 불안 수준을 현저하게 낮춘다는 점을 발견했다. 이는 비타민E가 활성 산소를 거의 쓸어 버리기 때문인 듯했다.[40] 인간을 대상으로 한 임상 실험에서도 고무적인 결과가 나타나는 중이다. 뇌에 외상을 입은 환자를 대상으로 한 여러 연구에서 비타민E가 더 심한 뇌 손상을 막는 데 도움이 된다는 결과가 속속 발표되고 있는 것이다.[41] 외상 후 스트레스 장애로 고통받는 이들에게 비타민E 섭취를 권장할 강력한 근거가 생긴 셈이다.

밀 배아유Wheat Germ Oil를 하루에 한 숟가락씩 먹기만 해도 하루에 필요한 비타민E 권장량은 모두 섭취할 수 있다. 비타민E의 다른 공급원으로는 해바라기씨, 구운 아몬드, 헤이즐넛, 땅콩버터, 시금치, 브로콜리, 생토마토 등이 있다.

향신료 및 천연 건강식품

징코빌로바Ginko Biloba는 은행나무Ginko의 천연 추출물이다. 징코빌로바의 중요 효능 중 하나는 바로 활성 산소로 인한 세포 손상 예방이다.[42] 이러한 작용을 통해 비타민E와 거의 같은 방식으로 뇌를 보호한다.

자말 샴스Jamal Shams와 동료들은 이란에 위치한 밤Bam이라는 도시에서 발생했던 진도 6.3의 지진을 겪은 후 외상 후 스트레스 장애 진단을 받은 사람들에게 징코빌로바를 12주 동안 먹게 한 뒤 위약을 먹은 사람과 비교 연구했다.[43] 이들은 징코빌로바 200밀리그램을 섭취한 이들이 위약을 먹은 사람에 비해 불안감, 우울감 및 외상 후 스트레스 장애 증상이 훨씬 줄었음을 발견했다. 일반 식품을 통해 징코빌로바가 가진 화학적 활성 성분을 섭취할 방법은 없다. 따라서 이 영양소는 영양제 형태로 의사의 허락하에 섭취해야 한다. 징코빌로바는 약국 및 건강 기능 식품점에서 구입할 수 있다.

우리의 오랜 친구인 강황을 섭취해 유효 성분인 커큐민의 효능을 누리는 것도 외상 후 스트레스 장애에 도움이 된다. 커큐민을 섭취한 쥐의 뇌는 공포로 인한 기억을 잘 생성하지 못하거나 그 기억을 거듭 떠올리지 않았다.[44] 아직까지 외상 후 스트레스 장애를 겪는 사람을 대상으로 한 커큐민 효능 연구는 이루어지지 않았지만 지금까지 살펴본 모든 효능을 종합해 보면 커큐민 섭취 또한 시도해 볼 만하다.

강황을 넣어 요리할 때 후추를 한 꼬집 정도 뿌리는 것을 잊지 말자. 이전에도 이야기했지만 후추는 커큐민의 효능을 증가시켜 준다.

끼니마다 조금씩 트라우마를 극복하는 법

진료실에 찾아온 환자의 식단을 개선해 정신적으로 더 건강해지도록 돕는 일은 언제나 벅차다. 특히 러티샤나 쿠샬, 레슬리같이 끔찍한 개인 트라우마를 극복해 나가는 환자를 볼 때면 더욱 그렇다. 사람들이 고통을 직면한 끝에 회복하는 과정을 지켜보는 것은 진정 감동적이며 이들의 뇌와 영혼을 치유하는 여정에서 나름의 역할을 맡았다는 사실이 영광스럽기도 하다. 이번 장의 내용을 통해 이 여정의 핵심인 음식의 역할을 이해하고 개인적인 트라우마에서 벗어날 수 있는 식생활 원칙을 세워 보았으면 한다.

인간의 뇌가 고통스러운 기억으로부터 벗어나 회복하는 놀라운 능력을 가지고 있는 것은 사실이다. 하지만 뇌가 회복하기 위해 필요한 것들을 마련해 주는 것을 잊어서는 안 된다. 건강한 식단 그리고 장이 건네는 든든한 도움의 손길 말이다.

▌외상 후 스트레스 장애(PTSD) 요약정리 ▌

먹어야 할 음식

- 블루베리: 하루 반 컵에서 한 컵
- 오메가3 지방산: 생선, 그중에서도 특히 지방이 많은 연어, 고등어, 참치, 청어, 정어리
- 비타민E
- 향신료: 강황
- 영양제: 징코빌로바

피해야 할 음식

- 서양식 식단을 구성하는 요소: 나쁜 지방이 많이 들어 있는 음식(적색육, 튀긴 음식) 등 고당지수 탄수화물(흰 빵, 흰쌀, 감자, 파스타, 그 밖에 정제 밀가루로 만든 모든 음식)
- 설탕: 과자류, 사탕, 탄산음료, 설탕 또는 액상과당으로 단맛을 낸 모든 음식
- MSG, 글루탐산염, 글루탐산류: 피시소스, 굴소스, 토마토소스, 미소 된장, 파르메산 치즈, 짭짤한 과자, 감자칩, 인스턴트식품, 버섯, 시금치, 해조류, 치즈, 간장, 발효콩, 토마토, 육류 및 해산물 등의 고단백

식품. 이 중 일부는 앞 장에서 긍정적인 효과가 있다고 소개한 것들인

만큼 개인별 상황에 맞춘 영양 섭취 계획을 따르는 것이 중요

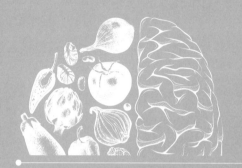

제 5 장

주의력 결핍 과잉 행동 장애 (ADHD)

: 글루텐, 우유 카제인, 폴리페놀

컴퓨터 프로그래머로 활동 중인 30세 산제이Sanjay는 심신이 약해질 정도로 심한 걱정과 공황 발작으로 나를 찾았다. 그는 이 때문에 직장에서도 계속 문제에 휘말렸다. 마감을 놓치기 일쑤였고 성과물에 대해 의문이 제기되면 잔뜩 겁을 먹은 나머지 정신적으로 고통받는 상태라는 말은 꺼내지도 못했다. 그러다 보니 출근을 하지 않는 날이 많아졌고 잦은 결근으로 상황은 악화일로로 치달았다. 팀장은 근무태만은 물론 그가 맡은 업무를 수행할 만큼 자질이 있는지 의구심이 든다고 문제 삼았다. 직장을 잃을 위험에 처했다.

약물 치료는 불안감에 어느 정도 효과가 있었다. 하지만 어떤 일을 끝내야 할 때마다 꾸물거리는 상황은 나아지질 않았다. 일과 삶 모두에 걸쳐 있는 그의 문제를 이야기하면서 나는 산제이가 주의력 결핍 과잉 행동 장애ADHD, Attention Deficit Hyperactivity Disorder에 시달리고 있는 것은 아닌지 의심하기 시작했다. 산제이의 지난 삶을 분석하자 그가 고등학교 시절부터 이런 증상에 시달렸다는 사실이 드러나기 시작했다. 하지만 그의 담임 선생님이나 친구들은 그의 증상을 고집, 반항, 심하게는 지능 부족 등으로 묘사하곤 했다.

흥분성 약물인 리탈린Ritalin을 복용하고 식단에 변화를 주기 시작하면서 산제이는 직장도 지키고 더 나아가 삶도 구할 수 있었다. 충동적인 음주를 멈추게 되었고 우울감과 불안감도 보다 적게 느꼈으며 다시 세상에 나갈 수 있다는 느낌이 들었다. 산제이는 정크 푸드나 패스트푸드, 탄산음료 대신 신선한 자연식을 먹기 시작했다. 업무에 집중할 수 있게 된 뒤로는 팀에 꼭 필요한 일원으로 자리 잡았다. 무엇보다 그는 사람들이 더 이상 자신을 **멍청이**라 생각하지 않는다는 사실에 안심했다.

산제이의 사연과 비슷한 이야기는 생각보다 흔하다. 우리는 매일 끊임없이 집중력을 공격받는 시대에 살고 있다. 핸드폰에서는 알림이 울리고 SNS에서는 수다가 끊이지 않으며 직장에서나 개인 생활에서나 홍수처럼 쏟아지는 정보에 도무지 집중할 수 없다. 핸드폰으로 이메일을 확인할 수 있다는 것은 일주일 그리고 하루 24시간 내내 직장에 묶여 있다는 것과 다름없다. 그리고 우리는 이 모든 상황으로 인해 매일 좌절감에 빠진다. 심지어 완벽하고 건강한 뇌를 가진 사람도 그러하다. 그러니 주의력 결핍 과잉 행동 장애를 앓고 있는 사람이 이러한 일상적인 집중력 공격에 대처해야 한다면 아마도 심한 부담감과 고립감을 느끼게 될 것이다.

ADHD의 핵심 특징은 주의력 결핍, 과잉 행동, 충동성이다. 하지만 환자들이 보이는 양상은 이보다 더 다양하다.[1] 어떤 사람은 학습에서 특히 어려움을 겪을 수 있고 또 다른 사람은 극심한 감정 기복이나 불안, 반항 행동 등이 주요 증상으로 나타날 수 있다.[2] ADHD는 점점 더 흔해지고 있어서 오늘날에는 25명 중 한 명 꼴로 나타난다. 보통 어린 시절에 증상이 나타나기 시작하고(물론 성인이 되어도 얼마든지 시작될 수 있다.) 이 상태가 수년간 지속되기도 한다. 실제로 어릴 적 질환이 발현된 사람 중 65퍼센트가 어른이 되어서도 증상이 계속된다고 한다.[3] 산제이의 사례를 통해 보았듯 ADHD는 직장에서의 업무 능력은 물론 가정이나 사회생활에도 위협이 될 수 있다.[4]

ADHD는 약물이나 심리 치료를 통해 조절될 수 있지만 치료가 소용없는 경우도 적지 않다.[5] 이러한 이유로 다른 치료를 진행하며 식단 조절을 병행하는 것이 도움이 된다. 제5장에서는 주의력 결핍 과잉 행동 장애에 대해 알아보면서 뇌와 장의 상호 작용을 살펴보고 주의력 결핍 과잉 행동 장애에 도움이 되거나 혹은 악영향을 미치는 음식이 무엇인지 알아볼 것이다.

ADHD가 다른 장애와 구별되는 특징 중 하나는 바로 어린 시절에 진단이 내려지는 경우가 꽤 많다는 점이다. 물론 산제이 같은 성인 환자도 많지만 확실히 아동기부터 시작되는 경우가 많으며 발현 직후부터 많은 문제를 유발한다. 비슷한 상황이 ADHD와 긴밀히 관련된 두 가지 장애에서도 나타나는데 바로 감각 처리 장애SPD, Sensory Processing Disorder와 자폐 스펙트럼 장애ASD, Autism Spectrum Disorder다. 내가 여러분에게

이 책을 선보일 수 있는 이유는 성인 환자를 대상으로 한 나의 임상 경험 덕분이다. 이번 장에서 인용한 연구 중 일부는 아동을 대상으로 한 것이지만 나는 소아 정신 전문의가 아니기 때문에 이 책에서는 아동기 ADHD나 기타 다른 질환에 대해서는 자세히 살펴보지 않을 것이다. 분명한 점은 어른에게나 아이에게나 신선하고 건강한 자연식 식단은 유익하다는 것이다.

주의력 결핍 과잉 행동 장애와 장

ADHD를 앓고 있다는 것은 서로 다른 뇌 영역 간 소통이 방해받고 있다는 의미다. 특히 **생각하는** 뇌라고 불리는 전전두피질과 보상 행동을 담당하고 있는 부위인 선조체Striatum 간의 연결 고리가 헐거워진 상태다. 이외에도 뇌의 화학적 구성, 그중에서도 보상 화학 물질로 작용하는 도파민과 투쟁-도피 호르몬인 노르아드레날린 수준이 ADHD의 영향을 받는다.[6]

증상을 개선하기 위해 사용되는 약물은 보통 도파민과 노르아드레날린 수치를 높여 준다. 하지만 단순히 화학 물질 수치를 높이는 것만으로는 주의력 결핍 과잉 행동 장애를 치료할 수 없다는 사실이 점차 드러나고 있다. 감마 아미노뷰티르산 및 세로토닌 같은 다른 뇌 화학 물질 역시 다양한 증상에 관여하고 있기 때문이다. ADHD가 뇌의 화학적 상태에 미치는 영향을 전부 설명하는 것은 이 책의 범위를 넘어서는 일이다. 하지만 주의력이 수많은 요소의 섬세한 균형에 영향을 받는다는 점은 분명하다.

주의력 결핍 과잉 행동 장애가 뇌의 화학적 불균형 때문에 발생한다면 이와 관련해 장이 담당하는 역할은 무엇일까? 도파민이나 노르아드레날린같이 크기가 큰 분자는 혈뇌 장벽을 통과하지 못하므로 이들 물질이 미치는 영향은 뇌에 국한된다. 그런데 이들은 전구물질로부터 만들어진다. 이러한 전구물질이 만들어지는 곳은 어디일까? 그렇다. 바로 장이다.

장내 박테리아가 ADHD와 관련해 맡은 중요한 역할이 바로 이러한 화학적 전구체를 합성하는 일이다.[7] 장내에 서식하는 서로 다른 박테리아 종은 각각 다른 화학 물질을 생성하는데 이는 곧 장내 박테리아에 변화가 생기면 뇌의 화학적 안정성도 흔들릴 수 있다는 것을 의미한다.[8] 그리고 앞서 여러 번 살펴보았듯 장내 박테리아의 다양성이 감소하는 상황은 큰 문제가 될 수 있다.[9]

2017년 에스터 아츠Esther Aarts와 그녀의 동료 연구진은 ADHD 환자와 건강한 성인의 장내 마이크로바이옴의 차이를 조사했다.[10] ADHD 환자들은 통제 집단에 비해 페닐알라닌Phenylalanine이라는 물질을 생성하는 박테리아를 더 많이 가지고 있었다. 페닐알라닌은 도파민과 노르아드레날린 합성에 필요한 구성 요소다.

이후 연구진은 각 집단별로 뇌가 보상에 반응하는 양상을 자세히 살펴보았다. 뇌의 보상 감소는 ADHD의 두드러진 특징이다. 다시 말해 주의력 결핍 과잉 행동 장애를 앓고 있는 사람은 그렇지 않은 사람에 비해 특정 방향으로 행동하도록 유도하는 동기 부여의 영향을 잘 받지 않는다.[11] 당연하게도 연구진은 ADHD 환자의 뇌가 보상에 덜 반응한다는 점을 발견했다. 그뿐만 아니라 뇌가 보상에 덜 반응할수록 장에 상주하는 페닐알라닌 생성 박테리아가 더 많아진다는 것도 알아냈다. 연구진은 ADHD 환자의 뇌 보상 반응이 부족한 만큼 장이 페닐알라닌을 생성하는 박테리아를 더 많이 필요로 하기 때문에 이러한 현상이 일어나는 것이라고 결론지었다.

이 연구는 화학 물질과 박테리아 간의 상호 작용을 굉장히 단순하게 보여 주었지만 이것만으로도 ADHD와 관련해 진행 중인 중요한 과학적 연구에 관한 감은 잡았을 것이다. 사실 이런 중대한 연구에서 연구진이 끌어낼 수 있는 유일하고도 확실한 결론은 장의 **문제**와 뇌의 **문제** 사이에 상관관계가 있다는 점뿐이다.

주의력 결핍 과잉 행동 장애는 심각한 신경학적 증상뿐 아니라 신체적 증상도 동반할 수 있다. 2018년 연구에서는 ADHD를 앓고 있는 아동이 소화기 장애 중에서도 변비와 위장에 가스가 차는 증상을 통제 집단에 비해 더 많이 겪는다는 점이 드러났다.[12] 이 연구 역시 ADHD 환자의 위장 장애가 마이크로바이옴의 변화와 관련이 있음을 입증한다.

주의력 결핍 과잉 행동 장애에 맞서 싸우기 위해서는 적절한 약물 치료와 식이요법을 조합해 병행해야 한다. 지금부터 집중력을 되찾기 위해 고군분투 중인 환자를 방해하고 악영향을 끼치는 음식에 대해 이야기해 보자.

집중력을 저하시키는 음식

최근 나는 대학생 수지Suzy의 사례를 검토했다. 수지는 똑똑하고 성실한 20세 학생이었다. 하지만 학년이 올라갈수록 성적이 떨어졌고 우울감까지 느끼기 시작했다. 게다가 계속해서 배탈이 났는데 이제 배탈을 삶의 일부로 받아들일 지경이었다. 수지는 어렸을 때 ADHD 진단을 받은 적이 있었고 당시 리탈린의 도움으로 공부에 집중할 수 있었다. 하지만 약물에 내성이 생기면서 그 효과가 점점 줄어드는 듯했다.

수지는 기숙사가 너무 산만하기 때문에 건강이 나빠지고 성적이 떨어졌다고 생각했다. 하지만 사실 그녀의 생활 환경은 성적이 좋았을 때와 크게 달라지지 않았다. 나는 그녀의 식단이 점점 위안을 주는 음식들로 옮겨 가고 있음을 알아차렸다. 수지는 아침으로 우유에 말은 인스턴트 오트밀을 먹었고 점심으로는 빵과 파스타를 자주 먹었다. 또 간식으로 큐브 치즈를 하루 종일 달고 살았으며 일주일에 최소 세 번은 저녁으로 피자를 먹었다.

영양학자로서 수지가 유제품과 글루텐을 상당히 많이 먹고 있다는 점을 쉽게 알 수 있었다. ADHD 증상을 악화시키는 요소 두 가지를 자주 섭취한 수지가 최근 들어 악화된 증상으로 괴로워하고 있는 것은 우연이 아니었다.

글루텐

제3장에서 불안을 다루면서 살펴보았듯 주의력 결핍 과잉 행동 장

애와 글루텐 과민증 또는 셀리악병 사이에는 확실한 연결 고리가 있다. 2006년 헬무트 니더호퍼Helmut Niederhofer와 클라우스 피첼러Klaus Pittschieler는 다양한 연령대 표본을 평가해 ADHD와 셀리악병의 상관관계를 검토했다.[13] 참가자들은 글루텐 제외 식이요법을 실천하기 전 그리고 6개월 후 각각 ADHD 검사를 받았다. 연구 결과 셀리악병을 앓는 사람은 ADHD를 앓을 확률이 더 높았고 글루텐 제외 식단은 6개월 전에 비해 이들의 증상을 훨씬 개선해 주었다.

수지의 셀리악병 결과는 음성이었다. 하지만 셀리악병이 있어야만 글루텐에 민감하게 반응하는 것은 아니다. 이런 경우를 비셀리악 글루텐 과민증Non-Celiac Gluten Sensitivity이라 부른다.[14] 비셀리악 글루텐 과민증과 주의력 결핍 과잉 행동 장애 간의 상관관계에 대해서는 아직 확고한 결론이 나오지 않았지만 여러 연구 결과가 이 둘 사이에 모종의 관계가 있음을 지적한다. 앞서 3장에서 렉스라는 환자의 **침묵의 셀리악병** 사례를 통해 살펴보았듯 글루텐 과민증이 이에 상응하는 아무런 소화기적 증상 없이 오직 신경학 및 정신 의학적 증상만 유발하는 경우도 있다.[15] 사람들은 보통 글루텐 과민증을 소화기적 문제와 연관 짓기 때문에 배탈이나 배변 관련 증상이 없으면 ADHD를 악화하는 요소로 글루텐이 잘 포착되지 않는다.

글루텐 민감성과 뇌 기능 장애가 연결된 정확한 원인은 아직 온전히 밝혀지지 않았다. 2005년 파이비 아 핀뇌넨Päivi A Pyn-nönen과 그녀의 연구진은 셀리악병을 앓는 청소년의 행동 장애를 평가 연구했는데[16] 그 결과 청소년기 셀리악병 환자는 혈중 트립토판 농도가 현저하게 낮다는 점을 발견했다.

연구진이 3개월간 환자들에게 글루텐 제외 식단을 따르게 하자 기존 상태 대비 환자들의 정신과적 증상이 현저하게 감소했다. 동시에 셀리악병의 활동성 및 프로락틴Prolactin 수치가 확실하게 줄어들었으며 L-타이로신L-Tyrosine, L-트립토판L-Tryptophan 및 세로토닌 등 뇌 화학 물질의 전구체로 알려진 다른 아미노산이 눈에 띄게 증가했다. 연구진은 주의력 결핍 과잉 행동 장애 환자에게서 발생하는 행동 장애가 부분적으로는 글루텐을 먹는 동안 이용할 수 없는 특정 전구체 아미노산 때문일지 모른다고 결론지었다. 글루텐 제외 식단은 체내에서 세로토닌을 만들기 위한 전구체 수치를 높이는 데 도움이 되는데 세로토닌은 ADHD에 관련한 신경 전달 물질 중 하나다.

나는 수지에게 글루텐 제외 식단을 따라 볼 것을 권했고 식단의 효과는 즉각적으로 나타났다. 수지가 먹는 글루텐은 대부분 빵, 피자, 파스타에 들어 있었다. 사실 글루텐은 엄청나게 다양한 가공식품은 물론 알코올에도 들어 있다. 하지만 글루텐 제외 식단에 대한 인식 수준이 높아진 덕분에 선택할 수 있는 음식의 폭이 넓어져 수지는 좋아하는 음식을 끊지 않고도 글루텐 섭취를 피할 수 있었다. 글루텐을 끊어낸 후 수지는 학생으로서의 본분을 찾았고 졸업도 제때 해냈다.

유제품

수지의 식단에는 유제품도 많이 포함되어 있었다. 유제품을 많이 먹는다는 것은 카제인Casein을 많이 섭취한다는 의미이기도 한데 이는 주의력 결핍 과잉 행동 장애를 악화시킬 수 있다.[17] 카제인은 우유, 치즈, 요거트, 아이스크림 등과 같은 유제품에 함유된 주요 단백질 성분이며 유제품이 들어 있지 않은 커피 크림, 마가린 같은 유제품 대체재에도 들어 있다.

모든 카제인이 다 동일한 것은 아니다. 카제인은 주로 베타-카제인Beta-Casein의 형태를 띠며 여기에는 A1, A2형이 존재한다. 일반 우유는 대부분 두 형태를 모두 포함하고 있지만 연구에 의하면 A1 단백질은 A2 단백질과 달리 장에 해로울 수 있다고 한다.

2016년 쑨 젠친Sun Jianqin이 이끄는 연구팀은 45명의 실험 참가자를 대상으로 A1, A2 단백질을 모두 함유한 우유를 마시게 했고 그 후에는 A2단백질만 들어 있는 우유를 마시게 했다.[18] 참가자들은 A1 단백질이 들어 있는 우유를 마셨을 때 위장 내 염증 반응을 더 많이 경험했고 생각의 속도도 더 느려졌으며 정보 처리 검사에서 더 많이 실수를 저질렀다. 마치 A1 단백질이 사고 과정을 흐릿하게 만드는 듯했는데 이는 ADHD 환자들이 겪는 곤란과 비슷했다. 더 나아가 이 연구는 유당 불내증Lactose Intolerance이 유당 자체보다는 A1 단백질에 민감하게 반응해서 발생한 것일 수도 있음을 암시했다.

A1 우유 단백질이 이따금 일으키는 소화 불량 외에 더 부정적인 효과를 일으키는지 여부와 관련해 많은 연구가 진행 중이다. 하지만 분명한 것은 ADHD로 고생 중인 사람들은 카제인 단백질의 종류에 주의를 기울여야 한다는 점이다.[19]

다행히 시중에는 A2 단백질만 포함하고 있는 우유도 판매 중이다.

북유럽 혈통의 소에서 생산된 우유에는 대체로 A1 단백질 함량이 높다. 홀스타인Holstein, 프리지아Friesian, 에이셔Ayshire, 브리티시 쇼트혼British Shorthone 등의 품종이 이에 해당한다. A2 단백질이 풍부한 우유는 채널 제도Channel Islands 및 남부 프랑스 출신의 소들에게서 주로 생산된다. 건지Guernsey, 저지Jersey, 샤롤레Charolais, 리무진Limousin 등의 소 품종이 이에 해당한다.[20] 물론 어떤 소에서 짜낸 우유인지에 따라 우유를 고르는 방식은 그리 실용적인 방법이 아니다. 최근에는 식료품점이나 온라인 몰을 통해 A2 단백질만 포함된 우유를 보다 쉽게 구입할 수 있다.

우리가 흔히 소비하는 유제품인 치즈나 요거트, 버터 등과 같은 여러 가공식품은 대체로 A1 단백질을 포함한다. 따라서 A1 카제인을 완전히 끊기 위해서는 식단에 상당한 변화가 필요하다. 산양유나 염소 젖은 대부분 A2 단백질을 함유하기 때문에 이것들로 만들어진 치즈와 요거트를 고르면 좀 더 선택하기 쉽다. 견과류로 만든 대체 우유를 고르는 것도 방법이다.

설탕

설탕을 먹으면 사람들(특히 어린아이들)이 흥분한다는 얘기를 들어본 적 있을 것이다. 이 때문에 설탕이 ADHD를 유발하거나 적어도 발병을 부추긴다는 일반적인 인식이 생겨났다. 실제로 설탕은 여러 방식으로 영향을 미칠 수 있다. 예를 들어 심박수와 혈당 수치를 높이는 호르몬인 아드레날린을 증가시켜 과잉 활동을 유발할 수 있다.[21] 또 뇌의 도파민 민감도를 떨어뜨리기 때문에 ADHD에서 흔히 나타나는 충동적 보상 추구 행동을 증폭시킬 수도 있다.[22] 그러나 아이들의 설탕 섭취를 줄여 행동을 개선하겠다는 수많은 교사와 부모의 다짐과는 달리 최근 연구들은 설탕이 ADHD를 유발한다는 인식이 오해에서 비롯된 것이라고 지적한다.

2019년 비앙카 델폰테Bianca Del-Ponte와 그녀의 동료 연구진은 6세에서 11세 사이의 아이를 대상으로 높은 설탕 섭취량이 주의력 결핍 과잉 행동 장애와 어떤 상관관계를 갖는지 연구했다.[23] 면담과 식단 관찰을 통해 연구진은 실험에 참여한 아이들의 실제 설탕 섭취량을 측정했다. 또한 훈련을 거친 전문 면담자를 통해 아이들이 ADHD 진단 요건을 충족했는지에 대한 자료도 수집했다.

연구진은 일반적으로 ADHD를 앓는 6세 남자아이의 설탕 섭취량이 정상 아동에 비해 더 많았다는 점을 밝혀냈지만 그 밖에 다른 연령대에서는 어떤 성별에서도 이러한 차이를 찾을 수 없었다. 6세에서 11세 사이 아이들의 설탕 섭취량 변화 역시 성별과 관계없이 ADHD의 발병 정도에 아무런 영향도 미치지 못했다. 결국 연구진은 설탕 섭취가 ADHD에 영향을 미치지는 않는다고 결론 내렸다. 굳이 상관관계를 들자면 질환을 앓고 있는 어린이가 설탕을 더 섭취한다는 것 정도가 전부였다.

비록 다른 연구에서 설탕 섭취(특히 설탕으로 단맛을 낸 음료)가 ADHD와 관계가 있다는 점을 밝히긴 했지만[24] 최근 연구 결과는 대부분 설탕이 과잉 행동 장애를 유발하지 않는다는 견해를 뒷받침한다.

설탕이 ADHD에 미치는 영향이 현재의 비난만큼은 아닐지 몰라도 설탕 섭취가 심신 건강에 결코 좋을 리 없다는 점만은 분명하다. 그래서 나는 늘 환자들에게 나이와 상관없이 설탕 섭취량을 제한할 것을 권한다.

식용 색소, 식품 첨가물, 소수 식품 식이요법

주의력 결핍 과잉 행동 장애에 영향을 미치는 음식에 대한 최초 연구는 40년 전으로 거슬러 올라간다. 소아 알레르기 전문의였던 벤저민 파인골드Benjamin Feingold는 인공적인 식품 첨가제 두 가지(색소 및 향료)와 살리실산염Salicylates이 다량 함유된 음식 때문에 아이들의 집중력이 떨어지고 산만해진다는 가설을 세웠다.

살리실산염은 일부 과일이나 채소, 커피, 차, 견과류, 향신료, 꿀 등에서 발견되는 천연 화학 물질이다. 아스피린이나 제산제의 일종인 펩토 비스몰Pepto Bismol 또는 그 밖에 다른 의약품에 합성되기도 한다.

1976년 파인골드는 식품 첨가제와 살리실산염을 제거한 식단을 구성했다. 이 식단은 나중에 파인골드 식이요법으로 알려지게 되었으며[25] 카이저 퍼머넌트 식이요법Kaiser Permanente Diet이라 불리기도 한다. 초기에는 제법 유명세를 탔지만 그 효과에 대한 이해도는 낮았다. 파인골드 연구의 후속 연구들은 식단에서 인공 색소를 제거했을 때의 효과를 정밀 검토했고 이는 궁극적으로 식품 수를 줄이고 첨가물도 제거하는 소수 식품 식이요법Few-foods Diet으로 이어졌다. 본질적으로 이 식단은 1926년 식품 알레르기 전문가 앨버트 로Albert Rowe가 선구적으로 개발해 오늘날까지도 활용되고 있는 제거 식이요법Elimination Diet

범주에 속한다.[26] 이 식이요법은 문제를 일으킬 소지가 있는 음식을 하나씩 제거하고 어떤 변화가 발생하는지 기록한 뒤 다시 하나씩 추가하는 방식으로 수행한다.

1983년 한 메타 분석 연구는 파인골드 식이요법이 주의력 결핍 과잉 행동 장애에 미치는 영향이 실제로는 상당히 미미하다는 점을 밝히면서 제거 식이요법이 증상을 개선하는 데 일반적으로 효과가 있는지 의구심을 불러일으켰다.[27] 2004년 좀 더 양질의 연구만을 대상으로 진행한 또 다른 메타 분석 연구에서는 식용 색소를 제거했을 때 ADHD 아동에 대한 부모의 관찰 결과에 차이가 있음이 입증되었다. 하지만 이러한 차이는 교사나 다른 보육자의 관찰 결과에서는 나타나지 않았다.[28]

이는 설탕에 대한 논의에서와 마찬가지로 주의력 결핍 과잉 행동 장애 유발 원인에 대한 부모의 인식이 항상 연구 결과와 일치하지 않는다는 또 다른 사례다. 물론 부모가 상관관계를 잘못 연결하고 강한 편견을 가졌을 가능성도 있다. 하지만 나는 이러한 발견을 단순히 기각할 수만은 없다고 믿는다.

2012년 조엘 나이그Joel Nigg와 동료 연구진이 진행한 메타 분석과 리디 펠서Liddy Pellser가 수행한 메타 분석 연구는 식용 색소 첨가물을 제거한 제한적 식이요법을 실시했을 때 일부 과잉 행동 장애 환아들이 효과를 보았으며 이를 바탕으로 ADHD를 앓는 사람 중 약 10~30퍼센트가 이 식단에 반응을 보일 것이라 주장했다.[29]

비록 제거 식이요법이 ADHD를 근절하기 위한 철칙은 아니지만 일반적인 식이요법으로는 상황이 크게 나아지지 않는다면 이런 극적인 방법을 고려해 볼 만하다.

집중력을 위한 음식

예비 연구에 따르면 특정 음식이 주의력 결핍 과잉 행동 장애의 증상을 개선할 수 있다고 한다. 특정 영양소를 파헤치기에 앞서 식이 조절이 전반적으로 ADHD 예방에 도움이 된다는 점은 이미 입증되었다는 사실을 짚고 넘어가는 것이 좋겠다. 즉 다양한 음식을 건강하게 섭취하는 것이 굉장히 중요하다는 뜻이다.[30] 실제로 여러 연구가 앞서 제2장에서 다루었던 지중해식 식단이 ADHD에 긍정적으로 작용했음을 밝혀냈다. 2017년 알레한드라 리오스 에르난데스Alejandra RíosHernández와 그녀의 동료들은 120명의 어린이와 청소년을 대상으로 연구한 끝에 지중해식 식단을 잘 따르지 않았을 때 ADHD에 걸릴 확률이 더 높아진다는 점을 발견했다.[31] 다른 연구에서도 지중해식 식단과 과잉 행동 장애와의 상관관계가 있다는 점이 분명히 나타났다.[32]

하지만 지중해식 식단에 포함된 것들 외에도 ADHD에 대항하는 데 효과가 있는 음식과 영양소가 여러 가지 존재한다.

아침 식사

아침 식사가 모든 환자에게 무척 중요한 이유는 매일 아침 뇌(그리고 신체)에 시동을 걸 연료를 적절히 제공하기 때문이다. 다만 ADHD

환자들의 경우 흥분감이 식욕을 떨어뜨리는 탓에 아침마다 공복감을 느끼지는 못할 수도 있다.[33] 내가 맡았던 환자들은 아침 식사 습관으로 많은 도움을 받았다.

2017년 데이비드 O. 케네디David O. Kennedy와 그의 동료 연구진은 주의력 결핍 과잉 행동 장애 환자들에게 어떤 아침 습관이 도움이 되는지 살펴보았다.[34] 이들은 95명의 참가자를 실험군과 대조군으로 나누었다. 실험군에게는 이 연구를 위해 특별히 영양소를 강화해 만든 아침 식사 대용 시리얼바(알파-리놀렌산, L-타이로신, L-테아닌, 비타민군, 무기질 및 카페인 21.5밀리그램 함유)를 제공했고, 대조군에게는 일반 시리얼바를 56일간 먹게 한 뒤 이들의 인지 능력을 비교했다. 연구진은 시리얼바를 먹기 전과 먹은 후 40분, 160분 후 인지 기능이 얼마나 달라지는지 각각 측정했는데 측정 결과 모든 경우에서 영양소를 강화한 시리얼바를 먹은 사람의 집중력이 훨씬 높았다. 또한 이들의 정보 처리 속도도 빨랐다.

시리얼바에 들어 있는 어떤 영양소가 도움이 되었는지는 분명치 않다. 그리고 이 연구에서 사용된 아침 대용 시리얼바는 실험을 위해 특별히 개발된 것이기 때문에 안타깝게도 시중에서 동일한 상품을 구할 수도 없다. 쉽게 구입 가능한 식사 대용 시리얼바는 설탕 및 정제 탄수화물을 다량 함유하고 있다. 자연식품으로 하루를 시작할 수 없다면 차라리 스무디를 만들어 먹는 편이 더 낫다. 392쪽에 소개한 초콜릿 단백질 스무디는 위 실험에서 사용된 시리얼바와 유사한 영양소를 갖추도록 개발한 음료다. 과잉 행동 장애에 맞서기 위해 필요한 기운을 얻을 수 있을 것이다.

카페인

앞서 소개한 아침 식사 대용 시리얼바 연구에서 주목할 만한 한 가지 요소는 바로 카페인이다. 동물 실험에서는 카페인이 주의력과 기억력에 긍정적인 영향을 미친다는 점이 밝혀졌으며 2011년 연구는 차를 마시는 것이 성인 ADHD에 효과적인 치료법이 될 수 있다는 점을 입증하기도 했다.[35] 차에 들어 있는 카페인 성분이 동기 수준이나 각성 수준, 경계성, 효율성, 집중력 및 인지 능력을 향상시켰을 가능성이 있다. 하지만 카페인이 과잉 흥분을 유발할 수도 있기 때문에 과용하지 않도록 주의가 필요하다.[36]

제3장에서 불안을 다루며 언급했듯 카페인은 섭취량이 무척 중요하다. 다시 한번 말하지만 하루에 400밀리그램 이상의 카페인을 섭취하지 않도록 한다. 또한 카페인이 아무리 효과적인 물질이라고 해도 아이들에게는 주지 않기를 권한다. 아이들의 몸은 성인에 비해 너무 작아서 적절한 섭취량을 정하기가 무척 어렵기 때문이다.

폴리페놀

2018년 아넬리스 벌렛Annelies Verlaet과 그녀의 동료 연구진은 식단에 포함된 폴리페놀 같은 천연 항산화제가 주의력 결핍 과잉 행동 장애와 맞서 싸우는 데 유용하다는 점을 밝혀냈다. 이는 천연 항산화제가 뇌의 산화 스트레스를 경감하기 때문이다.[37]

여러 연구에 따르면 산화 스트레스는 ADHD를 앓는 사람들의 뇌 조직에 더 큰 위험을 일으킨다.[38] 산화 스트레스는 뇌세포의 손상을 유발하고 (도파민 같은) 신경 전달 물질의 수치 및 전기적 신호 전달을 교란해 증상을 더욱 악화시킬 수 있다. ADHD 환자들은 선천적으로 산화 스트레스 대항력이 부족하다. 따라서 증상을 줄이고 뇌세포 손상을 예방하기 위해서는 음식으로 항산화 물질을 최대한 섭취하는 것이 중요하다.

건강에 핵심적인 항산화 물질 중 하나는 폴리페놀이다. 체내 면역 반응에서 폴리페놀은 마치 화학적 역도 선수와도 같다. 이들은 체내에서 미량의 독소로 작용해 몸이 호르메시스Hormesis라 불리는 면역 반응에 단련되도록 돕는다. 폴리페놀은 다양한 방식으로 뇌에 긍정적 효과를 주는데 예를 들면 뉴런의 생존 및 재생에도 영향을 미친다.

폴리페놀이 풍부하게 들어 있는 음식은 베리류, 체리, 가지, 양파, 케일, 커피, 녹차 등이다.

미량 영양소

일부 동물 및 인간 대상 연구에서는 아연 부족으로 과잉 행동이 발생할 가능성이 있다고 지적한다.[39] 실제로 아연 결핍은 아동 ADHD와 상관관계가 있는데 부분적으로는 아연이 부족하면 도파민에 의존하는 보상 체계의 활성화 수준이 떨어지기 때문이다.[40]

다른 여러 연구 결과에서는 ADHD를 앓고 있는 아이들의 철분 및 마그네슘 수치가 일반 아이들에 비해 낮게 나타났다. 이 두 영양소는

모두 도파민 합성에 관여하는 물질이다.[41]

2017년 김진영과 그녀의 동료 연구진은 318명의 건강한 아이들을 대상으로 식사가 인지 능력에 미치는 영향을 연구했다. 이들은 기호 숫자 양식 검사Symbol Digit Modalities Test(숫자와 기호를 통해 인지 결함을 진단하는 간단한 검사 양식—옮긴이)를 활용해 아이들의 정보 처리 속도를 측정해 어떤 식이 요소가 효과적이었는지 검토했다.[42] 연구 결과 이들은 비타민C, 칼륨, 비타민B1, 견과류가 검사 결과를 향상시킨다는 점을 발견했다. 또한 버섯을 더 많이 먹을수록 판단력이 좋아졌으며 면 요리와 패스트푸드를 먹으면 검사 점수가 낮아졌다.

음식에 집중하기

집중력이 성공을 위한 주요 요소라는 점은 분명하다. 읽고 생각하고 사회성을 기르고 있는 유치원생이든 수지처럼 시험 공부를 하고 과제를 작성하는 대학생이든 산제이처럼 시시각각 변화하고 스트레스가 심한 업계에서 성공하기 위해 분투하든 상관없다. 리탈린, 애더럴Adderall 같은 치료 약물은 누군가에게는 신이 내린 약물이 될 수도 있다. 하지만 이를 이용하려면 어느 정도의 위험을 감수해야 한다. 습관성 약물로 남용되기 쉽기 때문이다.[43]

만약 경미한 과잉 행동 장애 증상으로 고생 중이라면 지금까지 논의했던 방식으로 식단을 조절하고 장과 뇌 사이의 정상적인 연결을 강화했을 때 정신이 더 또렷해지는 경험을 해 볼 것을 추천한다. 약물이 잘 받는 경우라 할지라도 마음을 더 차분하고 명료하게 만들기 위해 앞서 살펴본 다양한 식이요법을 얼마든지 병행할 수 있다는 점도 기억하길 바란다.

▌ 주의력 결핍 과잉 행동 장애(ADHD) 요약정리 ▌

지중해식 식습관은 우울증뿐만 아니라 ADHD 증상 개선에도 유용하다.

먹어야 할 음식

- 아침 식사: 하루를 바르게 시작하는 것이 매우 중요하므로 392쪽에 수록된 초콜릿 단백질 스무디 레시피 등을 활용해 아침을 시작하는 것을 권장
- 카페인: 카페인은 ADHD에 도움이 되지만 하루 400밀리그램 이상 마시지 않도록 유의
- 폴리페놀: 베리류, 체리, 가지, 양파, 케일, 커피, 녹차 등
- 비타민C와 비타민B1
- 무기질: 아연, 철, 칼륨, 마그네슘

피해야 할 음식

- 글루텐: 만약 셀리악병이나 비셀리악 글루텐 과민증에 시달리는 사람이라면 빵, 피자, 파스타, 다양한 종류의 주류 등 밀로 만든 모든 제품
- 유제품, 특히 A1 단백질이 포함된 카제인 우유: A2 단백질을 함유한 우유 또는 이를 사용해 만든 제품이나 견과류로 만든 대체유, 산양유 등을 섭취

- 설탕: 설탕이 ADHD의 원인이라는 것은 억울한 누명이지만 그럼에도 설탕 섭취를 제한하는 것을 권장. 과자류, 사탕, 탄산음료, 그 밖에 설탕이나 액상과당으로 단맛을 낸 음식은 모두 제한
- 식용 색소 및 식품 첨가물: 약간의 식이 조절로는 ADHD 증상에 큰 변화가 없을 경우 파인골드 식단 또는 소수 식품 식이요법 등을 따라 색소와 첨가물을 제한

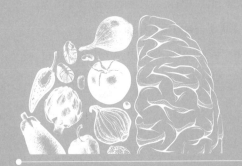

제 6 장

치매 및 뇌 안개

: 새싹 채소, 로즈메리, 마인드 식이요법

내가 브라이언Brian을 만난 건 20년도 더 전의 일이다. 그는 명석한 두뇌를 지닌 60세 교수로 불안 증세 때문에 나를 찾아왔다. 그를 만난다는 생각에 기대도 됐지만 동시에 아직 젊은 정신과 의사인 내가 노벨 생리·의학상 수상자로 거론되었던 이의 마음을 치료할 수 있을지 겁나기도 했다. 하지만 우리는 매주 상담을 통해 좋은 라포Rapport(치료 관계에서 형성되는 신뢰감—옮긴이)를 쌓아 갔고 어느새 매주 돌아오는 상담 날짜를 기다리게 되었다.

3월의 어느 날이었다. 브라이언 교수는 세금 납부를 준비하면서 불안감에 시달리고 있었다. 이때 나는 처음으로 그의 기억력이 흐릿해지는 듯한 모습을 목격했다. 그건 아주 미세한 변화였는데 그의 기억력이 하루 만에 그토록 희미해진 것 같지는 않았다. 한 주 한 주 상담을 해 나가며 나는 그의 표정이 시나브로 멍해지는 것을 지켜보았다.

커피를 너무 많이 마신 것은 아닌지 의심스러울 정도의 아주 미세한 손떨림 증상과 다른 증상을 발견하지 않았다면 무시하고 넘어갈 만한 아주 사소한 말실수도 발견했다. 처음에는 그의 진료 기록에 스트레스로 인한 증상이라고 적어 두었지만 점차 반복되는 멍함과 미묘한 떨림, 어색한 말이 만들어 내는 기묘한 삼박자를 보고 있노라니 무언가 놓치고 있다는 의구심이 들기 시작했다.

나는 브라이언에게 신경학적 정밀 검사를 권했다. 이 검사에는 기억 및 주의력에 대한 아주 구체적인 검사도 포함되어 있었다. 검사 결과 파킨슨병 초기 단계였다. 파킨슨병의 주요 증상으로 신체의 떨림만이 잘 알려져 있지만 이 병은 치매를 동반하는 경우도 종종 있다. 내가 목격한 브라이언의 여러 퇴행 현상을 감안했을 때 어쩌면 최악의 경우일 수도 있다는 두려움이 엄습했다. 이 소식은 그에게도 나에게도 세상에도 큰 충격이었다.

파킨슨병에는 치료제가 없다. 파킨슨병에 대항할 수 있는 무기라곤 증상에 대처하는 대증 치료법뿐이다. 나는 절박한 마음으로 영양학 문헌을 뒤지며 시도해 볼 수 있는 식이요법과 생활 방식의 변화가 무엇인지 찾기 시작했다. 당시만 해도 영양 정신 의학이 막 걸음마를 뗀 시기였고 실상 **영양 정신 의학**이라는 용어조차 존재하지 않았기에 내가 찾을 수 있는 결과는 무척 제한적이었다. 우리는 절망에 빠졌다.

브라이언은 이후 10년 동안 파킨슨병과 그 합병증으로 고생해야 했고 끝내 세상을 떠났다. 애석하게도 10년의 투병 기간 중 8년 동안 그의 기억은 거의 다 사라져 버렸다. 초기에 멍하고 굼뜬 상태를 보인

이후 브라이언은 장기 기억은 물론 새로운 단기 기억을 생성하는 능력까지 모두 상실해 버렸다.

지금 알고 있는 것을 그때도 알았더라면 브라이언에게 좀 더 적극적으로 영양적 조언을 강행했을지도 모르겠다. 지금도 치매에 대한 영양적 치료법은 존재하지 않는다. 하지만 많은 연구가 인지 능력 저하를 예방하거나 혹은 속도를 늦추는 데 핵심 역할을 하는 다양한 음식을 알려 주고 있다. 이번 장에서는 음식이 어떻게 기억력을 향상시키고 명료한 일상생활을 방해하는 뇌 안개Brain Fog를 말끔히 걷어 내는지 설명하고자 한다.

치매는 다양한 형태로 나타난다. 예컨대 혈관성 치매는 혈관이 막히면서 뇌 조직에 혈액이 공급되지 않을 때 발생하며 전두측두엽 치매는 기억 상실을 유발하는 뇌 영역의 일반적인 이상 상태를 통틀어 지칭한다. 알츠하이머병Alzheimer's Disease 같은 질환에 대한 이해도는 여전히 그리 높지 않다. 알츠하이머를 앓는 뇌에서는 신경 세포 주변에 아밀로이드판Amyloid Plaques이라 불리는 단백질이 축적되어서 신경 세포가 제 기능을 못 하게 된다. 이와 같은 뇌의 이상 현상을 파악하고 있음에도 인류는 아직 이 병을 둘러싼 역학과 치료법을 충분히 이해하지 못한 상태다.

각 질환이 여러 뇌 영역에서 서로 다른 원인에 의해 발생했다 하더라도 음식은 이 모든 질환에 상당한 영향을 미칠 수 있다. 어떻게 그러한 일이 가능한지 알아보기 위해 지금까지와 마찬가지로 뇌와 장의 연결 고리를 이해해 보도록 하자.

장과 기억

불안을 다루면서 살펴보았듯 장과 기억 간의 연결 고리는 쉽게 찾을 수 있다. 바람을 피웠던 옛 연인을 보면 아마도 바로 역겨움이 느껴질 것이다. 맛있는 음식을 먹었던 거리를 운전하며 지나갈 때 침이 고이고 배 속에서 꼬르륵 소리가 날지 모른다. 장도 **기억한다**는 점을 생각하면 뇌의 기억 체계와 장이 손을 잡고 함께 작용한다는 점도 그리 놀랍지 않을 것이다. 이 연결 고리의 핵심은 뇌와 몸이 기능하도록 만드는 화학 물질에 있는데 이 물질들 대부분은 장에 의해 조절된다.

예를 들어 스트레스 호르몬인 코르티솔은 장기 기억 회상을 방해한다. 이전에 살펴봤듯 장내 박테리아는 시상 하부 뇌하수체 부신축을 조절함으로써 혈중 코르티솔 수치에 영향을 미친다.[1] 즉 장내 박테리아의 균형이 깨지면 코르티솔 수치가 치솟아서 결과적으로 기억을 회상하는 능력이 꺾일 수 있다.

기억력은 노르아드레날린이나 세로토닌, 도파민 같은 신경 화학 물질의 수준에도 영향을 받는다.[2] 오늘날에는 노르아드레날린이 기억력을 높여 준다는 사실이 잘 알려져 있는데 감정이 최고조에 이르렀을 때 특히 그렇다.[3] 또한 여러 연구에서 세로토닌과 도파민 사이의 불균형이 학습 및 기억 손상과 관련한 뇌 조직 변화와 밀접한 관련이 있다는 점을 밝혀냈다. 여기서 다시 한번 장내 박테리아의 중요성이 등장한다. 앞서 등장한 모든 신경 화학 물질을 건강한 수준으로 유지하는 데 필요한 필수 전구체를 생성하는 것이 장내 박테리아이기 때문이다.

미주 신경이 자극을 받으면 기억력이 향상된다. 이는 미주 신경이 편도체와 해마 등 기억을 형성하는 데 핵심 역할을 하는 뇌 구조를 연결하기 때문이다.[4] 장내 박테리아는 미주 신경의 활성화 수준을 바꿀 수 있는데 이 또한 다른 방식으로 기억력에 영향을 미치는 작용이라 할 수 있다.[5]

장과 기억력 간 강력한 연결 고리를 보여 주는 가장 확실한 증거는 바로 여러 가지 기억 관련 장애로 고통받는 환자들의 장내 박테리아 구성 변화다. 브라이언 같이 파킨슨병을 앓는 환자들의 장에서는 일반인에 비해 프레보텔라균Prevotellaceae이 77.6퍼센트나 감소한 것으로 나타났다.[6] 또한 알츠하이머병 환자들의 마이크로바이옴에서는 후벽균이 감소했고 의간균이 증가했으며 비피도박테리움Bifidobacterium이 감소한 것으로 나타났다.

때로는 이러한 관계가 역방향으로 작동해서 장내 박테리아의 변화가 병증의 진행을 바꾸기도 한다. 장미증이라고도 불리는 주사Rosacea는 보통 피부가 쉽게 붉어지거나 상기되는 피부 질환으로 알려져 있지만 이 주사 환자들은 치매, 특히 알츠하이머병에 걸릴 확률이 약간 더 높다.[7] 그런데 이러한 주사 환자의 장내 박테리아에 변화를 주면 변화가 발생할 수 있다. 2009년 안드레아 파로디Andrea Parodi와 동료 연구진은 주사 환자에게서 흔히 나타나는 소장 내 박테리아의 과잉 번식을 근절할 경우 피부 질환이 사라진다는 것을 입증했다.[8] 이러한 마이크로바이옴 기반 치료의 효과는 9개월간 지속되며 주사 증상을 경감하는 만큼 치매의 위험 역시 감소시킬 가능성이 높다.

또한 연구자들은 장내 박테리아가 대사 과정과 뇌 염증을 촉발해 기억력에 타격을 입힐 수 있고[9] 뇌 혈류에 손상을 끼칠 수도 있다고 보았다. 게다가 장내 박테리아에 변화가 생기면 아밀로이드 침전물이 증가해 결과적으로 알츠하이머병 발병에 기여한다.[10] 식단이나 프로바이오틱스를 통해 장내 마이크로바이옴을 조정하는 것이 알츠하이머병의 새로운 예방책 혹은 적어도 치료에서의 새로운 선택지가 될 수 있는 것이다.

이 모든 증거는 장내 박테리아를 위태롭게 하는 음식은 피하고 이들을 강화하는 데 도움 되는 음식을 먹음으로써 치매에 걸릴 가능성을 줄일 수 있다는 주장에 힘을 실어 주고 있다.

기억을 약화시키는 음식

기억에 도움이 되거나 혹은 치명적인 음식은 무엇인지 이해하기 위해서는 뇌에 서로 다른 기억 체계가 존재한다는 점을 이해하는 것이 중요하다. 우리는 절차 기억Procedural Memory 덕분에 피아노나 타이핑, 골프 등을 배울 수 있다. 관계 기억Relational Memory은 새로 알게 된 사람의 이름, 세상에 대한 새로운 지식과 같이 사실과 사건을 기억하는 데 쓰인다. 작업 기억Working Memory은 단기 기억으로 전화번호나 초행길을 잠깐 동안 기억해야 할 때 사용된다.

이러한 기억의 종류를 염두에 두고 서로 다른 음식과 식이요법이 어떻게 기억 체계를 돕거나 혹은 방해하는지 살펴보도록 하자.

서양식 식단

이번에도 역시 서양식 식단의 해로운 영향을 피해 갈 수 없다.[11] 고지방 고당지수 식품은 학습과 기억에 필요한 뇌 회로를 변형시킨다. 특히 해마와 전전두피질에 위치한 뉴런이 영향을 받는다.[12]

해마는 뇌 영역 중에서도 관계 기억 형성에 가장 많이 관여하는 영역이다. 흥미로운 사실은 암기 연습을 하면 실제 해마의 크기가 커진다는 점이다. 런던 시내의 굉장히 방대하고 복잡한 도로를 모두 외워야 하는 런던 택시 기사들의 해마 크기는 보통 사람보다 더 크다.[13] 지방과 설탕 함량이 높은 식사는 해마를 손상시켜 크기를 줄임으로써 기억력을 손상시킨다. 게다가 해마는 식사량을 조절하는 역할도 맡고 있기 때문에 이 영역에 손상을 입으면 식사 조절 능력이 떨어져 과식하게 되고 결국 끊기 힘든 악순환의 고리에 빠지게 된다.[14]

고지방 고당지수 식단은 해마에 다양한 영향을 끼친다. 우선 서양식 식단은 해마가 건강하게 기능할 수 있도록 돕는 물질들의 발현을 방해할 수 있다. 뇌유래 신경 영양 인자 등의 핵심 성장 요소를 비롯한 호르몬들이 이러한 영향을 받는다.[15]

둘째로 나쁜 식습관은 인슐린 신호 체계 및 체내 조직의 인슐린 민감도에 영향을 미칠 수 있다. 인슐린이 해마에서 어떤 역할을 하는지는 정확하지 않지만 다양한 연구가 인슐린이 기억에 영향을 미칠 것이라고 지적한다. 최근 한 연구는 수컷 실험 쥐가 포화 지방을 다량 섭취한 결과 해마 내부의 인슐린 신호 체계에 교란이 생겼고 결과적으로 해마의 기능 및 이에 상응하는 관계 기억 능력을 발휘하는 데 어려

움이 생겼음을 보여 주었다.[16]

세 번째로 포화 지방이 높고 정제당이 많이 함유된 식단은 산화 스트레스를 증가시켜 뇌세포에 손상을 입히고 해마 내부 세포 간 의사소통 효과를 떨어뜨렸다. 이는 수컷 쥐에게 해당 식단을 제공하여 얻은 결론이다.[17]

잘못된 식습관은 해마와 관계 기억 외의 부분에도 영향을 미친다. 2019년 실시된 연구에 의하면 나쁜 식습관으로 생긴 비만은 인지적 통제력 및 전전두피질 기능과 작업 기억에 영향을 미친다고 한다.[18]

서양식 식단은 이렇듯 뇌에 직접적인 영향을 미치기도 하지만 혈뇌 장벽이 제대로 기능하지 못하도록 만들기도 한다. 혈뇌 장벽이 유독성 물질로부터 뇌를 보호하지 못하도록 방해하는 것이다.[19]

포화 지방 등의 일부 영양소는 뇌의 염증 반응을 악화시킬 수 있는데 이는 노화로 인한 인지 능력 감소 및 알츠하이머 발병 위험과 관계있다.[20] 염증은 도파민이나 글루탐산염 등에 의존해 기억 형성을 돕는 여러 가지 화학 물질의 이동 경로를 방해한다.[21] 그 결과 신경 세포의 움직임이 굼떠지고 신호 정보의 이동 속도가 훨씬 더 느려진다.

일부 연구에 따르면 고지방 식사가 미치는 영향이 연령대별로 다르게 나타난다고 한다. 클로에 부아타르Chloé Boitard와 그녀의 동료 연구진은 고지방 식이를 섭취한 유년기 실험 쥐의 기억력과 뇌 성장이 감소한 반면 성체 실험 쥐에서는 동일한 효과가 나타나지 않았음을 입증했다.[22] 하지만 인간 대상 연구에서는 고지방 식사가 성인의 기억력에 치명적인 영향을 미쳤다.[23] 특히 유아 및 청소년기의 발달 중인 뇌는 더욱 민감하기 때문에 아이들을 위한 식단에는 훨씬 더 세심한 주의를 기울여야 한다.

다행스럽게도 고지방 식사로 인한 손상은 회복이 가능한 듯하다. 2016년 부아타르 연구진은 유년기 실험 쥐의 식단을 고지방 고당분 식사에서 좀 더 균형 잡힌 기본 식사로 바꾸었다. 그러자 쥐의 뇌에서 일어났던 변화가 원상복구되었다. 2019년에는 폴 롭린지Paul Loprinzi와 그의 동료 연구진이 17개의 연구를 통해 꾸준히 운동한 설치류가 고지방 식이로 인한 기억력 손상을 상당 부분 회복했음을 발견했다.[24] 이러한 결과로 미루어 볼 때 나쁜 지방과 나쁜 탄수화물, 설탕을 끊고 건강한 자연식품을 섭취하며 규칙적으로 운동한다면 뇌 손상을 복구하고 뇌의 기억력을 향상하는 데 도움이 될 것이다.

글루텐

다양한 종류의 치매가 셀리악병 및 비셀리악 글루텐 과민증과 관련이 있다.[25] 셀리악병을 앓고 있는 환자는 갑자기 기억이 끊기고 단어를 떠올리기 어렵다고 호소한다.[26] 좀 더 심각한 치매 환자들은 의식 장애 및 간단한 계산조차 실패하는 모습을 보이기도 한다.

몇몇 연구는 글루텐을 피하면 장 내벽이 치유되고 기억력이 회복된다고 주장하지만 일단 치매가 발병하고 나면 이후 글루텐을 피한다해도 손상이 계속된다는 연구 결과도 있다.[27] 따라서 만약 글루텐을 끊을 계획이라면 그 시작이 빠를수록 좋다. 식단에서 글루텐을 뺀 뒤 어떤 느낌이 드는지, 생각이 더 또렷해지고 예리해지는지 스스로 점검해 볼 수 있을 것이다. 이와 같은 임상적 피드백은 환자별로 특화된 영양 전략을 세우는 데 아주 중요한 요소다.

기억력을 지키기 위한 음식

특정 음식이 기억력을 향상한다는 발상은 수백 년에 걸쳐 내려온 개념이다. 《햄릿》Hamlet의 오필리아가 한 말을 떠올려 보라. "로즈메리는 기억을 위한 것이지요."There's rosemary that's for remembrance. 지금부터 좋은 식습관, 특히 소식이 기억력을 증진하고 치매를 물리칠 수 있음을 현대 과학이 어떻게 밝혀냈는지 살펴보도록 하자.

칼로리 제한

어떤 면에서 음식은 모두 기억 상실에 일조한다고 할 수 있다. 특정 영양소 때문이 아니라 더 많은 칼로리를 섭취하는 것 자체가 기억력에 부정적인 영향을 미치기 때문이다. 2009년 베로니카 비트Veronica Witte와 그녀의 동료 연구진은 건강한 노년기 환자들의 식사 열량을 3개월간 35퍼센트 줄이자 환자들의 기억력이 좋아졌음을 입증했다.[26] 칼로리 제한이 기억력에 미치는 긍정적 영향에 대한 기제는 정확히 밝혀지지 않았다. 다만 이 연구에서는 기억력 향상이 인슐린 감소 및 염증 표지자인 C-반응 단백질의 감소와 관련이 있는 것으로 보았다. 다른 연구에서도 낮은 인슐린 수치와 높은 염증 수치가 인지력 향상과 관련이 있다고 보았다.

194

칼로리 제한 효과는 알츠하이머병을 앓고 있는 사람들에게까지 확대해 적용할 수 있다. 쥐를 대상으로 한 연구에서는 더 적은 칼로리를 섭취했을 때 뇌 기능 장애를 일으키는 아밀로이드가 줄어들었음을 발견했으며 또 다른 연구는 칼로리 제한에 개별 뇌세포 하나하나를 보호하는 효과가 있음을 밝혔다.[29]

칼로리 제한이 노인들에게만 효과가 있었던 것은 아니다. 2019년 에밀리 레클러크Emelie Leclerc와 그녀의 동료 연구진은 건강한 중년 성인을 대상으로 연구를 진행했다. 2년간 칼로리 섭취를 25퍼센트 줄인 그룹과 원하는 음식을 전부 먹은 그룹을 대상으로 각각의 작업 기억을 비교 연구한 것이다.[30] 그 결과 칼로리를 제한 섭취한 그룹은 비교 대상 그룹에 비해 12개월에서 최대 2년 후까지 작업 기억이 유의미하게 향상된 것으로 나타났다. 연구 말미에 기억력 향상과 가장 강력한 연관성을 보인 식단은 다른 영양소에 비해 단백질 섭취를 특히 낮춘 식단이었다. 다시 말해 단백질을 너무 많이 섭취하는 것은 기억력 상실을 일으킬 수 있다.

만약 칼로리 섭취를 줄이려고 계획 중이라면 의사와 상의하여 건강한 방식으로 목표를 달성하는 방법을 찾아야 한다. 몇몇 연구에 의하면 잘못된 다이어트 방식이 기억력을 떨어뜨릴 수 있다. 다이어트를 위해 강박적으로 음식과 체중에 집중하고 그 결과 뇌에서 기억에 필요한 공간까지 모두 차지하기 때문인 것으로 보인다.[31] 하지만 의사와 함께 칼로리 섭취량을 25퍼센트 줄이는 계획을 세우고 이를 실천한다면 기억력은 향상될 수도 있다.

콩

흔히들 콩으로 만든 제품이 기억력과 인지 능력 향상에 좋다고 하지만 현실은 그리 간단하지 않다. 우선 여기서 말하는 콩 제품이 무엇을 뜻하는지 정의할 필요가 있다. 콩으로 만든 식품 종류는 굉장히 광범위하며 각각의 콩이 뇌에 미치는 영향도 모두 제각각이다. 모든 **콩** 제품은 대두Soybean로 만든 것이긴 하지만 간장, 두부, 발효 두부, 미소 된장, 템페, 분리 단백은 맛도 영양 구성도 모두 다르다.

이소플라본Isoflavones은 피토에스트로겐Phytoestrogen의 일종이며 피토 에스트로겐은 식물 유래 성분으로 인간의 에스트로겐과 비슷한 작용을 한다.(에스트로겐은 제10장에서 더 자세히 다루겠다.)[32] 이소플라본이 가장 풍부하게 들어 있는 식재료는 대두와 기타 콩 제품이다. 더불어 일반 콩류나 병아리콩, 말린 완두콩, 땅콩, 호두 및 해바라기씨에도 들어 있다. 2015년에 수행된 한 메타 분석 연구는 위약을 사용한 임상 사례 10개를 임의로 선택하고 여기에 포함된 실험 참가자 총 1024명의 사례를 분석했다. 그 결과 콩에 포함된 이소플라본이 완경 이후 여성의 인지 기능 및 시각 기억 능력에 긍정적으로 작용했다는 점을 밝혀냈다.[33]

이소플라본에 관한 모든 연구가 이러한 효능에 동의하는 것은 아니다. 이처럼 상반된 연구 결과에 대한 한 가지 가설은 사람마다 콩을 대사하는 방식이 모두 다르다는 것이다.[34] 실제로 아시아인의 50퍼센트, 비아시아인 25퍼센트만이 장에서 이소플라본을 대사 처리할 수 있는 장내 세균을 보유하고 있다. 이는 곧 대부분의 사람이 이소플라

본을 섭취해도 긍정적이든 부정적이든 아무런 효과도 얻지 못한다는 의미다.[35]

껍질째 먹는 풋콩(에다마메)이나 신선한 대두에는 티아민이 함유되어 있어 알츠하이머병을 앓는 사람들의 인지 능력에 도움이 된다. 대두에는 기억력을 향상하는 미량 영양소도 들어 있는데 뇌에 다량으로 존재하는 지질인 포스파티딜세린Phosphatidylserine이 여기에 해당한다. 콩에 함유된 포스파티딜세린을 섭취하면 위약 대비 인지 기능이 더 향상된다고 한다.

다양한 콩 제품의 효능은 그룹별, 개인별로 다르게 나타날 수 있지만 그럼에도 콩류의 적당한 섭취를 권할 만한 근거는 충분하다. 신선한 풋콩은 뇌 기능을 향상하는 티아민을 풍부하게 공급해 주는 건강한 간식이다. 물론 섭취 전 의사와 충분히 상의가 필요한 경우도 있다.

알코올

2018년 카리나 피셔Karina Fischer와 그녀의 동료들은 알츠하이머 및 기억력 감퇴에 대항하는 음식의 공통 양상이 있는지 확인하고자 했으며 이를 위해 광범위한 종류의 음식을 하나씩 조사했다.[36] 연구진은 레드와인, 화이트와인, 커피, 녹차, 올리브유, 신선한 생선, 과일 및 채소, 적색육, 소시지 등이 기억에 미치는 효과를 관찰했다. 그 결과 오직 레드와인만이 영향력이 있으며 그마저도 남성에게만 효과가 있음을 알아냈다. 여성의 경우 어떤 종류의 와인을 마시든 기억력 감퇴 위험이 더 높았다.

하지만 2019년 위르겐 렘Jürgen Rehm과 동료들은 다른 결과를 내놓았다. 그들은 2000년부터 2017년 사이에 수행된 알코올과 치매의 연관성에 대한 28개 연구를 검토했고[37] 그 결과 중년에서 노년기에 걸쳐 약한 수준에서 중간 수준의 알코올 섭취가 전반적으로 인지 기능 손상 및 치매 위험을 줄인다는 것을 밝혀냈다. 물론 심각한 알코올 섭취는 모든 종류의 인지 기능 손상 및 치매 위험을 높였다.

아캐나 싱-마누Archana Singh-Manoux와 동료 연구진은 9087명을 23년간 추적 관찰해 알코올이 치매의 발병과 어떤 연관성이 있는지를 살펴보았다. 이들이 2018년 〈영국 의학 저널〉British Medical Journal에 보고한 바에 따르면[38] 술을 아예 마시지 않는 사람과 주당 14잔 넘게 마신 사람 모두 중간 정도로 술을 마셨던 사람보다 치매에 걸릴 확률이 더 높았다.

나라마다 권장 음주량은 제각각이지만 미국 질병 통제 예방 센터에 따르면 가벼운 음주란 주당 음주량이 세 잔 미만인 경우를 뜻한다. 중간 정도의 음주는 남성의 경우 주당 세 잔 이상 14잔 미만, 여성의 경우 주당 일곱 잔 미만을 마시는 상태를 의미한다. 과도한 음주는 남성의 경우 주당 14잔 이상, 여성의 경우 주당 일곱 잔 이상 마시는 상태를 의미한다. 기억력을 최대한 보존하고자 한다면 앞서 소개한 연구 결과를 고려해 가벼운 음주와 중간 정도의 음주 사이에 머무르기를 권한다. 내가 환자들에게 이야기하는 적정 음주량은 여성의 경우 대략 일주일에 세 잔에서 다섯 잔, 남성의 경우 다섯 잔에서 일곱 잔 정도다.

알코올은 건강에 부정적인 영향을 미칠 수 있다. 질병 통제 예방 센터의 권고를 따르든 내가 제안하는 권장 사항을 따르든 우선 주치의와 다른 위험 요소를 모두 포함해 상의한 후 적정 음주량을 결정해야 한다.

커피

2017년 바우제 판 헬데르Boukje van Gelder와 그녀의 동료들은 10년간 676명의 노년 남성을 대상으로 커피가 인지력 감퇴를 막는 효과가 있는지 연구했다.[39] 이들은 커피를 마신 남성이 마시지 않은 사람에 비해 인지력 감퇴가 덜하다는 사실을 발견했다. 가장 효과가 컸던 부류는 하루에 커피를 세 잔 마신 그룹이었으며 그보다 더 적게 또는 많이 마신 사람들에게서는 극적인 효과가 나타나지 않았다.

2009년 마르호 에스켈린Marjo Eskelin과 그녀의 동료들은 커피가 인지력 향상에 도움이 되는지 21년 동안 추적 연구했다.[40] 그 결과 중년기에 커피를 마신 사람이 커피를 전혀 마시지 않거나 하루에 두 잔 이하로 마신 사람에 비해 노년기 치매나 알츠하이머병에 걸릴 위험이 낮다는 것을 밝혀냈다. 치매 위험이 가장 적게 나타난 사람들은 하루에 세 잔에서 다섯 잔의 커피를 마신 사람들이었다.

커피는 여러 가지 방식으로 뇌를 보호한다.[41] 카페인은 세로토닌과 아세틸콜린을 증가시키는데 이는 뇌의 효율성을 높이고 혈뇌 장벽을 안정적으로 유지하는 데 도움이 된다. 커피에 함유된 폴리페놀은 활성 산소로 인한 조직 손상뿐 아니라 뇌혈관이 막히는 현상도 예방한다. 커피콩에서 발견되는 고농도 트리고넬린Trigonelline이라는 물질은 항산화 물질을 활성화해 결과적으로 뇌혈관을 보호한다.

하지만 커피에 포함된 물질이 모두 유익한 것은 아니다. 여과 과정을 거치지 않은 커피에는 천연 기름인 디터펜Diterpenes이 들어 있는데 이는 LDL 콜레스테롤 수치를 높여 뇌의 동맥벽을 두껍고 딱딱하게 만들 수 있다.(다만 이 물질에는 항염 효과도 있다.)[42] 아크릴아미드Acryla-mide는 커피콩을 볶는 과정에서 형성되는 화학 물질로 신경 전달을 억제하고 도파민 뉴런을 파괴하며 산화 스트레스를 증가시킬 수 있다. 커피에 함유된 아크릴아미드의 양은 다양한 조건에 따라 달라질 수 있는데 다크로스팅을 거쳤거나 갓 볶은 원두에서 그 양이 가장 적다.

커피에 들어 있는 화학 물질은 굉장히 다양하다. 학자들이 공식적으로 권할 만큼 커피의 치매 예방 효과가 확실하다고 믿지 않는 것도 이 때문이다.[43] 하지만 적당한 커피 음용(하루에 두 잔에서 네 잔)에는 단점보다 장점이 더 많다. 특히 나이가 들었을 때 효과가 더 크다는 점을 알아 둘 필요가 있다. 단 일일 카페인 섭취량이 400밀리그램을 넘지 않도록 유의하자.

올리브유

다양한 동물 실험과 실험실 연구들이 엑스트라 버진 올리브유의 인지 기능 보호 효과를 입증해 왔다. 올리브유는 최소 30가지의 페놀성 화합물을 포함하고 있으며 여기에 포함된 올러유러핀Oleuropein, 올레오칸탈Oleocanthal, 히드록시티로솔Hydroxytyrosol, 티로솔Tyrosol 등은 모두 강력한 항산화 물질로 뇌를 보호하는 역할을 한다.

엑스트라 버진 올리브유는 채소의 폴리페놀 및 카로티노이드Carot-enoids가 잘 추출되도록 돕는다. 2019년 호세 페르난도 리날디 데 알바렝가José Fernando Rinaldi de Alvarenga와 그의 동료들은 소프리토Sofrito 요리법을 활용해 엑스트라 버진 올리브유의 효과를 측정했다.[44] 요리법 이름이 낯설게 느껴질 수도 있지만 이는 거의 모든 문화권에서 비슷하게 활용되는 기법이다. 재료는 문화권에 따라 달라질 수 있지만 요리법은 모두 동일하다. 그저 채소(양파와 마늘, 피망, 토마토, 고추 등)를 엑스트라 버진 올리브유에 볶는 것이다. 소프리토가 식사의 전채 요리로 자주 활용되는 이유는 깊은 풍미 때문이다. 연구진은 엑스트라 버진 올리브유를 사용해 소프리토 요리를 하면 뇌를 보호하는 폴리페놀인 나린게닌Naringenin, 페룰산Ferulic Acid, 퀘르세틴Quercetin 등이 식재료에서 우러난다는 점을 발견했다.

모든 연구가 인지 능력에 미치는 올리브유의 긍정적 효과에 동의하는 것은 아니다. 하지만 올리브유가 건강한 지방의 훌륭한 공급원이라는 점을 고려해 마인드MIND 식단의 일부로 소프리토 요리를 활용하길 추천한다. 마인드 식이요법에 대해서는 이번 장 끝에서 다루도록 하겠다.

향신료

60세 마리나Marina는 기억 상실 때문에 나를 찾았다. 하지만 일련의 신경 심리학적 검사와 뇌 영상 검사를 마친 결과 그녀의 뇌와 기억력이 객관적으로 건강하다는 점을 확인했다. 보다 꼼꼼한 심리학적 상담을 진행하면서 나는 마리나가 오랜 기간 우울증으로 고생했음을 알게 되었다. 이전부터 그녀는 나이가 들면서 **살맛이 안 나는** 상태가 되어 버린 것이 우울증 때문이라고 생각했다.

우울증을 앓는 사람들은 치매를 앓는 듯 보일 수 있다. 이런 상태를 가성 치매Pseudodementia라고 부른다.[45] **진짜** 치매와 달리 가성 치매에서 나타나는 기억 문제는 우울증을 치료하면 사라진다. 다행히 마리나도 치료 후 기억을 확실히 회복했지만 치매에 걸린 듯했던 충격 때문에 나에게 이를 예방할 방법이 무엇인지 물어보기 시작했다. 나는 당연히 아주 기쁜 마음으로 영양학적 조언을 해 주었다.

마리나는 이미 지중해식 식단과 유사한 식단을 따르고 있었고 뒤에서 소개할 마인드 식이요법에는 큰 흥미가 없었다. 나는 마리나에게 기억력 향상에 도움이 될 만한 향신료를 사용하라고 권했다.

강황, 후추, 계피, 사프란, 로즈메리, 생강, 그 밖에 다른 여러 향신료가 기억력 향상에 도움이 된다고 알려져 있다. 그 효능에 대해서는 좀 더 확실한 연구가 필요한 경우가 대부분이지만 여러 대조 연구 결과나 개인적 사례를 살펴보면 분명 시도해 볼 만하다. 어쨌든 향신료 사용은 부작용이 거의 없으며 칼로리 추가 걱정 없이 요리의 풍미를 한껏 살릴 수 있는 방법이다. 마리나에게도 새로운 향신료를 활용한 식사법은 반가운 변화였고 6개월 후 그녀는 더욱 또렷해진 정신과 더 나아진 기분을 경험 중이라 전해 왔다. 기억력을 향상시켜 줄 다음의 향신료 활용에 도전해 보자.

__강황: 여기서 또 한 번 강황과 강황에 포함된 활성 요소인 커큐민이 전면에 등장한다. 커큐민에는 항산화, 항염증 및 신경 영양 효과가 있다. 32개 동물 실험 및 실험실 연구를 검토한 한 논문은 커큐민이 알츠하이머병으로 인한 일부 뇌 손상을 복구했음을 입증했다.[46] 2019년 커큐민 연구에 관한 리뷰 연구 역시 주의력, 전반적인 인지 능력 및 기억력 향상 효과가 있음을 보여 주었다.[47]

　　효과적인 커큐민 섭취량은 아직 확실하지 않다. 이는 커큐민을 먹었을 때 혈액으로 흡수되는 양이 매우 적기 때문이기도 하다. 하지만 우리가 이미 살펴보았듯 후추는 커큐민 흡수를 돕는다.(그리고 아래에서 살펴보겠지만 후추 역시 인지 능력을 향상시켜 준다.)[48] 또 커큐민은 요리했을 때 더욱 흡수가 잘 된다. 이 모든 정보를 종합한 결과 강황과 후추를 넣은 매콤한 새우 볶음이라는 흥미로운 요리가 탄생했다. 이 요리의 레시피는 410쪽에서 확인할 수 있다.

　　강황은 인도식 커리에도 사용되며 커리라는 요리 자체가 뇌 보호 효과를 지닌다. 노인들의 커리 소비량과 인지 기능 간의 상관관계에 관한 2006년 연구에 따르면 커리를 '자주'(한 달에 한 번 이상) 먹은 노인들과 심지어 '가끔'(6개월에 한 번 이상) 먹은 노인이 커리를 '거의 먹지 않는'(6개월에 한 번) 노인에 비해 인지 기능이 더 좋은 것으로 나타났다.[49] 또한 과학자들은 인도의 70~79세 노인의 알츠하이머병의 유병률이 미국에 비해 네 배나 낮게 나타났다고 보고했다.[50]

　　커큐민을 많이 섭취하기란 굉장히 어려운 일이다. 그러나 매일 4작은술까지는 다양한 방식으로 시도해 볼 수 있다. 강황은 요리뿐 아니라 수프나 스무디에도 1작은술 정도 더할 수 있다. 강황을 넣어 만든 골든 밀크(414쪽 레시피 참조) 역시 맛도 좋고 마음을 달래는 음료가 되어 줄 것이다.

__**후추와 계피**: 여러 연구에 따르면 추운 겨울 바깥에서 오랜 시간 머물러야 하는 경우 낮은 온도로 인해 인지 능력에 손상이 올 수 있다고 한다. 하지만 후추와 계피, 이 두 향신료로 이러한 사고 능력의 감퇴 현상을 되돌릴 수 있다.[51]

후추와 계피는 염증 반응을 억제할 뿐 아니라 항산화 작용을 하기도 하고 아세틸콜린의 유용성을 높여 기억력을 향상시킨다. 또한 알츠하이머병의 주요 요인으로 지목되는 아밀로이드 노폐물을 깨끗하게 치워 준다.

__**사프란**: 샤힌 아콘자데Shahin Akhondzadeh와 동료 연구진은 2010년 사프란이 인지 능력에 미치는 영향을 실험했다.[52] 연구진은 경증에서 중등도 알츠하이머병을 앓고 있는 사람들에게 사프란 15밀리그램이 담긴 캡슐 또는 위약을 임의로 선택해 제공했다. 연구진은 16주 후 사프란 캡슐을 먹은 사람의 인지 기능이 위약을 먹은 사람에 비해 눈에 띄게 더 나아진 것을 발견했다.

__**로즈메리**: 나는 갓 딴 로즈메리의 뻣뻣한 줄기를 훑어 이파리를 떼 내는 일을 정말 좋아한다. 로즈메리 향에는 중독성이 있다. 그 향을 맡으면 감각이 깨어나고 정신이 한층 또렷하고 차분해지는 느낌이 든다.

그리고 여러 연구를 통해 이러한 나의 애정이 결코 개인적 경험이 아니라는 사실이 밝혀졌다. 한 연구에 따르면 로즈메리의 향기가 뇌파를 바꿔 불안감을 줄이고 정신이 더 또렷해지도록 만들어 주며 심지어 수학 문제를 더 잘풀 수 있도록 돕는다고 한다.[53]

2012년 마크 모스Mark Moss와 로레인 올리버Lorraine Oliver는 로즈메리가 인지 기능에 미치는 영향에 대한 실험을 했다.[54] 이들은 20명을 작은 방에 앉혀 두고 로즈메리 에센셜 오일의 향을 맡게 한 뒤 연산 및 패턴 인지 능력을 포함한 몇 가지 사고 능력 검사를 실시했다. 그 결과 향기를 맡은 사람들의 주의력 및 실행 기능(정보 수집, 응용 및 조직화 능력)이 향상되었다. 이전에 수행한 연구에서 모스는 로즈메리가 작업 기억력을 향상한다는 점도 밝혀낸 바 있다.[55]

커피와 마찬가지로 로즈메리에도 디터펜이 들어 있다. 앞서 디터펜의 부작용에 대해서 살펴보긴 했지만 디터펜에는 항염 효과와 세포의 산화 소멸을 막는 효능이 있다. 로즈메리는 아세틸콜린을 증가시키기도 하는데 이는 기억 향상에 중요 역할을 한다.

확실한 증거로 삼기 위해서는 좀 더 연구가 진행되어야 하지만 현재 시점에서도 로즈메리가 기억력과 주의력, 행복감을 높인다는 점은 짐작할 수 있다. 구운 야채, 오븐에 구운 감자, 통닭구이 등에 로즈메리를 활용할 수 있으며 견과류에 넣어 향을 더할 수도 있다.(약간의 올리브유를 첨가하면 로즈메리가 음식에 더 잘 배어든다.)

__생강: 생강 역시 건강한 중년 여성의 작업 기억력을 향상한다는 점이 입증되었다.[56] 동물 실험에서 밝혀진 바로는 생강이 대뇌 피질과 해마에서 아드레날린, 노르아드레날린, 도파민 및 세로토닌 함량 수준을 증가시킨다. 어쩌면 생강이 이러한 뇌 화학 물질을 통해 뇌의 핵

심 영역에서 기억력을 향상시키는지도 모른다.

알츠하이머류의 병을 앓고 있는 실험 쥐에게 생강 뿌리를 제공하니 기억력이 향상되는 것으로 밝혀졌다. 이 효과가 사람에게도 적용될지 알아보기 위해 현재 실험이 진행되고 있다.[57]

__세이지: 세이지는 특유의 풍부한 약학적 구성 요소로 인지 기능에 영향을 미친다. 세이지는 뇌의 염증을 줄이며 아밀로이드 침전물을 감소시키고 세포의 산화 손상을 줄인다. 한편으로는 아세틸콜린을 증가시키고 신경 세포의 성장도 돕는다.[58]

여러 연구에 따르면 세이지는 건강한 성인의 기억력, 주의력, 단어 암기력, 기억 속도를 모두 높여 준다.[59] 또한 더욱 또렷한 정신 상태와 만족감, 차분함을 느끼도록 해 주고 인지 능력도 향상시킨다.[60]

세이지는 생으로 혹은 말린 상태로 요리에 활용할 수 있으며 어느 쪽이든 효능을 발휘한다. 에센셜 오일로 아로마 세러피를 해도 효과를 얻을 수 있다.

마인드 식이요법

기억력을 증진하기 위해 어떤 음식을 먹어야 하고 어떤 음식을 피해야 하는지 알고 싶지만 정보가 너무 많아 부담스럽다고 느끼는 이들에게 한 가지 희소식이 있다. 벌써 연구자들이 핵심만 짚어 인지 능력 보호를 극대화할 수 있는 모든 원칙을 조합해 하나의 식이요법으로 정리해 둔 것이다! 마인드 식이요법MIND Diet은 신경 퇴행 지연을 위한 지중해식 고혈압 예방 식이요법Mediterranean-DASH Intervention for Neurodege-
nerative Delay의 줄임말로[61] 인지 기능 감퇴 및 알츠하이머병으로 인한 피
해를 복구하고 뇌를 보호하는 데 효과적이다.

　이름을 보고 눈치챈 이도 있겠지만 마인드 식이요법은 지중해식
식단과 대시 식이요법DASH Diet이라는 두 가지 식이요법의 조합이다. 지
중해식 식단은 제2장에서 논했기 때문에 이미 익숙할 테다. 이 식단의
중요한 특징은 포화 지방 함량이 적고 건강한 기름을 많이 포함하며
적색육을 자제한다는 점이다.

　대시 식이요법은 고혈압 방지를 위한 식사 조절법Dietary Approaches to Stop
Hypertension의 줄임말로 이 식단을 따르려면 보통 하루에 5회분의 채소
와 과일 5회분, 탄수화물 7회분, 저지방 유제품 2회분, 살코기 부위 2회
분가량 그리고 일주일에 견과류 2~3회분을 섭취해야 한다.[62]

　각각의 식이요법은 과거 연구를 통해 인지 능력 감퇴를 막는 효능
을 갖추었다는 점이 입증되었다. 2015년 마사 클레어 모리스Martha Clare
Morris와 그녀의 동료들은 두 가지 식이요법을 조합해 장기적으로 뇌
건강을 증진하는 강력한 식이요법인 마인드 식이요법을 개발했다.[63]
기존 연구를 토대로 연구진은 두 식단의 구성 요소 중 인지 능력에 도
움이 되는 것과 안 되는 것을 구별해 목록으로 만들었다. 그리고 뇌 건
강에 도움이 되는 10개의 식품군을 명시했다. 녹색 잎채소, 기타 채소
(피망, 당근, 브로콜리 등), 견과류, 베리류, 콩류, 통곡물, 해산물, 가금
류, 올리브유, 와인이 그에 해당한다. 이들은 건강에 나쁜 다섯 개 음
식군으로 적색육, 버터와 마가린, 치즈, 페이스트리 및 단 과자류, 튀

김류 또는 패스트푸드를 지정했다.

식단을 구성하는 각 식재료에는 마인드 식이요법 점수가 배정되는데 이를 통해 연구진은 실험 참가자가 식단을 얼마나 충실히 따르는지 정량적으로 측정할 수 있다. 예를 들어 실험 참가자가 녹색 잎채소를 주당 2회분 미만으로 섭취하면 0점, 주당 2회분에서 6회분 섭취하면 0.5점, 6회분 이상 섭취하면 1점을 얻는다. 건강에 안 좋은 음식을 먹었을 때는 점수를 역으로 매긴다. 실험 참가자가 적색육을 일주일에 일곱 번 이상 섭취하면 0점, 네 번에서 여섯 번 먹었으면 0.5점, 네 번 미만으로 먹었을 때는 온전히 1점을 얻는 식이다.

연구진은 **인지적 손상**을 서로 다른 다섯 가지 차원으로 나누어 측정했다. 즉 일화 기억Episodic Memory(개인적 사실에 대한 장기 기억 회상), 작업 기억(아직 활성화 상태인 정보의 단기적인 회상), 의미 기억Semantic Memory(세상에 관한 사실 및 지식 기억), 시공간 인지력Visu-ospatial Ability(주변 환경의 크기나 공간감을 보고 이해할 수 있는 능력), 지각 속도Perceptual Speed(얼마나 빠르게 사물을 인지하는지)로 각각 측정한 것이다.

모리스 연구진은 실험 참가자의 마인드 식이요법 점수와 인지 검사 점수를 수년에 걸쳐 추적했고(참가자 평균 추적 기간 4.7년) 시간이 갈수록 인지 검사 점수와 식이요법 점수의 상관관계가 드러났다. 결과는 명확했다. 마인드 식이요법 점수가 높을수록 인지 능력 감퇴 속도 역시 늦어졌다. 마인드 식이요법 점수가 가장 높았던 세 명은 가장 점수가 낮았던 세 명에 비해 인지 능력이 7.5년이나 젊은 것으로 나타났다. 이러한 상관관계는 전체적인 인지 점수뿐 아니라 다섯 가지 인지 능력 영역에서도 동일하게 나타났다. 그중에서도 일화 기억, 의미 기억, 지각 속도와의 상관관계가 가장 강력했다. 마인드 식이요법은 알츠하이머병의 발병률을 낮추는 데에도 영향을 미쳤다.

모리스 연구진의 최초 연구 이후 수많은 후속 연구가 그들의 연구 결과를 지지했고 마인드 식이요법이 각 질병에 어떻게 영향을 미치는지 밝혀냈다. 2019년 호주의 다이앤 호스킹Diane Hosking과 그녀의 연구진은 마인드 식이요법이 알츠하이머병의 진행을 12년 이상 막아 줄 가능성이 높다는 사실을 발견했다.[64] 2018년 푸자 아가왈Puja Agarwal과 연구진은 마인드 식이요법이 노년기 파킨슨병의 발병률을 줄일 뿐만 아니라 병의 진행 속도를 더디게 할 수 있음을 밝혔다.[65]

요약하면 전문가들은 마인드 식이요법의 기억력 보호 효과가 확실하다고 믿고 있다. 따라서 마인드 식이요법의 많은 요소를 평소 식습관에 반영하는 것은 시도해 볼 만한 일이다. 매주 마인드 식이요법 점수를 만점으로 받으려 애쓸 필요는 없다. 그저 10가지 **좋은** 음식에 집중하는 것으로 충분하다.

마인드 식이요법이 권하는 음식과 최적 섭취량[66]

나는 210쪽에 소개된 표에서 특히 녹색 잎채소의 중요성을 강조하고 싶다. 녹색 잎채소에는 엽산, 비타민E, 카로티노이드, 플라보노이드 및 여러 영양소가 들어 있어 치매와 인지 능력 감퇴를 막는다. 내가 환자들에게 녹색 잎채소가 중요하다 말할 때면 환자들은 종종 콧방귀

녹색 잎채소(케일, 콜라드, 녹색 채소, 시금치, 상추 및 샐러드용 채소)	일주일에 6회분 이상
그 외 채소(청·홍고추, 호박, 당근, 브로콜리, 샐러리, 감자, 완두콩 또는 강낭콩, 토마토, 토마토소스, 줄콩, 비트, 옥수수, 애호박, 서양호박, 가지)	하루 1회분 이상
베리류(딸기, 블루베리, 라즈베리, 블랙베리)	일주일에 2회분 이상
견과류	일주일에 5회분 이상
올리브유	조리 시 기본 기름으로 사용할 것
통곡물	하루 3회분 이상
생선(튀기지 않은 것으로 특히 연어와 같이 오메가3가 풍부한 것)	일주일에 한 끼 이상
콩류(콩, 렌틸콩, 대두)	일주일에 세 끼 이상
가금류(닭 또는 칠면조)	일주일에 두 끼 이상
와인	하루 한 잔(마인드 식이요법 점수에서는 더도 말고 덜도 말고 하루 딱 한 잔 마실 때 가장 점수가 높다는 것을 명심하라.)

를 뀐다. 하지만 **녹색 잎**에 반쯤 시든 상추만 포함되는 것은 아니다. 마트나 시장에 갈 때마다 다양한 종류의 녹색 잎채소에 도전해 보자.

새싹 채소는 발아한 직후에 수확한 아주 어린 녹색 채소를 말한다. 일반적인 녹색 잎채소를 대체할 수 있는 맛 좋은 재료로 영양가도 높아서 성체로 자랐을 때보다 영양소가 40배나 더 높다. 또 비타민C, 비타민E, 비타민K가 가득 들어 있다. 새싹 채소는 여러 채소에서 수확할 수 있는데 심지어 이파리를 먹을 수 있다고 생각해 본 적 없는 채소까지 포함된다. 일반적으로 루콜라, 부추, 고수, 적양배추, 케일, 바질 등이 포함되며 때때로 브로콜리, 무, 해바라기도 포함된다. 새싹 채소의 또 다른 장점은 집에서 직접 기를 수 있다는 점이다. 얇은 쟁반에 약간의 흙을 깔고 (근처 꽃시장이나 온라인 등에서 구입할 수 있는) 새싹 채소 씨앗을 뿌린 뒤 분무기에 깨끗한 물을 담아 씨앗 위에 뿌려 주기만 하면 된다. 일주일에서 이주일 정도 후 싹이 트기 시작하면 수확해 먹을 수 있다. 샐러드에 넣거나 아보카도 토스트, 타코 등에 고명으로도 활용한다.

뇌 안개

인생을 송두리째 흔들어 놓는 기억 상실의 가장 심각한 형태가 치매이지만 인지 능력에 빈틈을 유발하는 병이 치매뿐인 것은 아니다. **뇌 안개**는 또렷하게 생각할 수 없을 때 혹은 집중하기 어렵거나 여러 일을 동시에 처리할 수 없을 때, 장·단기 기억력이 떨어질 때 발생한다. 때로는 더욱 심각한 치매와 관련해 나타나기도 하는데 초기 알츠하이머 환자들은 이따금 뇌 안개를 경험한다. 자폐 스펙트럼 장애, 만성 피로 증후군, 섬유 근육통 등과 함께 나타나기도 한다. 하지만 내 경험에 비춰 보건대 기저 질환이 없는 누구나 뇌 안개에 빠질 수 있다.

뇌 안개를 유발하는 원인은 아직 확실하게 밝혀지지 않았지만 많은 연구자가 과도한 뇌의 염증 반응 때문일 것으로 보고 있다. 지금까지 살펴봤던 다른 여러 질환과 유사하게 뇌 안개 역시 이 책에서 계속해서 다루고 있는 자연식품 위주의 기본 식이요법을 통해 효과적으로 완화할 수 있다. 나는 지중해식 식단이나 방금 막 살펴본 마인드 식이 요법을 따를 것을 권장한다.

이러한 기본적인 식이요법에 더해 염증을 물리치고 예리한 사고력과 의사 결정력을 회복하기 위해 어떤 음식을 먹어야 하는지 몇 가지 팁을 소개하고자 한다.

__루테올린Luteolin: 2015년 테오하리스 테오하리데스Theoharris Theoha- rides와 그의 동료들은 플라보노이드의 일종인 루테올린이 수많은 신경 보호 특성을 지녀 뇌 안개를 감소시킨다는 점을 입증했다.[67] 이 물질은 항산화 물질이자 항염 요소로 뇌내 신경 세포가 독성으로 인해 파괴되는 것을 막는다.

루테올린을 함유한 식재료는 베리류의 일종인 주니퍼베리Juniper Berries, 신선한 박하, 세이지, 타임, 매운맛과 단맛을 지닌 고추, 적색 치커리라 불리는 라디치오, 샐러리 씨앗, 파슬리, 아티초크 등이다. 오레가노 역시 최적의 루테올린 공급원 중 하나인데 건조 처리 된 멕시칸 오레가노를 구입하는 것이 좋다. 말리지 않은 생오레가노에는 100그램당 1밀리그램의 루테올린이 들어 있지만 말린 멕시칸 오레가노에는 100그램 당 1028밀리그램이 들어 있다.

__프로바이오틱스가 늘 도움이 되지는 않는다: 프로바이오틱스는 요즘 엄청난 인기를 끌고 있고 이 책에서도 프로바이오틱스에 장내 유익균을 증식시키는 효능이 있음을 여러 번 언급했다. 프로바이오틱스가 항상 예외 없이 몸에 좋으리라는 반응도 충분히 납득이 간다. 하지만 2018년 사티쉬 라오Satish Rao와 그의 동료들은 프로바이오틱스를

규칙적으로 복용하는 것이 소화 작용 둔화와 관련이 있고 이것이 뇌 안개를 유발한다는 사실을 발견했다.[68] 만약 프로바이오틱스를 복용한 뒤 생각하는 데 어려움을 겪는다면 복용하는 제품을 바꿔 보거나 (사람마다 장 상태가 제각각이기 때문에 약이 달라지면 그 효과도 달라질 수 있다.) 혹은 살아 있는 배양균이 함유된 요거트 같은 식품으로 섭취하는 식의 더 좋은 방법을 생각해 보라.

__글루텐: 2018년 루시 하퍼Lucy Harper와 그녀의 동료 저스틴 볼드Justine Bold는 글루텐이 뇌 안개를 유발한다는 것을 입증했다.[69] 글루텐을 섭취한 사람 중 일부는 사고력이 저하되며 하루 종일 자고 싶다는 생각에 빠진다. 뇌 안개로 고생 중이라면 글루텐 섭취를 중단했을 때 증상이 호전되는지 확인해 보자. 어쩌면 셀리악병이나 비셀리악 글루텐 과민증이 원인일 수도 있다.

__포스파티딜세린: 포스파티딜세린은 건강한 신경 세포의 세포막과 세포 외벽에 꼭 필요한 물질로 뇌 안개를 예방하는 보호 효과가 있다. 2010년 카토 카타오카 아키토Akito Kato-Kataoka는 일본 노인들에게 6개월간 대두에서 유래된 포스파티딜세린을 섭취하게 했고 그 결과 그들의 기억력이 향상되었다고 설명했다.[70]

포스파티딜세린은 영양제로 섭취할 수 있지만 대두에도 들어 있다. 이 물질을 포함한 식재료는 드문데 흰콩, 계란, 유제품 등을 챙겨 먹음으로써 섭취할 수 있다.

__시티콜린Citicoline: 뇌 안개에 빠지는 고유한 원인을 분별하기는 어렵지만 몇몇 연구에서 아세틸콜린과 도파민 부족 때문에 뇌 안개가

일어날 수 있다고 이야기한다. 만약 이러한 경우라면 소의 간이나 계란 노른자 등의 음식으로 시티콜린을 보충할 수 있다.[71]

기억력과 장

기억력은 인간 정체성의 주춧돌이다. 이 능력은 인간이 학습하고 자신의 역사를 기록하고 삶을 이어 가면서 얼마나 많은 진척을 이루었는지 가늠할 때 쓰는 인간 고유의 수단이기도 하다. 기억이 없다면 우리는 업무를 성공적으로 해낼 수 없을 뿐 아니라 양치를 할 수도 없고 집까지 운전해 오지도, 삶 속에서 알고 지낸 사람들을 알아보지 못할 것이다. 그것이 우리가 기억을 소중히 여기는 이유이자 치매나 뇌 안개에 빠져서 기억을 잃을 때 슬퍼하는 이유다.

내가 지금 알고 있는 것을 브라이언과 상담할 때 때 알았더라면 우리는 함께 더 엄격한 식이요법 기준을 세우고 이를 지켜 나갔을 테고 그랬다면 단 몇 년이라도 그의 기억을 더 오래 유지할 수 있지 않았을까 싶다. 지금 당신이 몇 살이든 상관없다. 나이가 들어서 치매를 겪지 않고 매일 맑은 정신으로 자기 능력을 자신 있게 발휘할 수 있도록 만들어 줄 최선의 식단을 챙겨 먹는 데에는 늦은 나이도 이른 나이도 없다.

| 치매 및 뇌 안개 요약정리 |

마인드 식이요법은 건강한 기억력을 보장하는 가장 종합적인 식사 계획
이다. 녹색 잎채소, 다양한 색의 채소, 베리류, 견과류, 통곡물, 생선, 콩류,
가금류를 먹고 레드와인을 곁들어 마시도록 하자.

먹어야 할 음식 및 전략

- 칼로리 제한: 의사와 상의해 칼로리 섭취량을 25퍼센트 정도 감량
- 알코올: 완전히 끊거나 너무 많이 마시지 않기. 여성은 일주일에 3~5잔
  정도, 남성은 5~7잔 정도가 이상적
- 커피: 일일 카페인 섭취량을 400밀리그램 이하로 유지
- 올리브유: 기억력을 보호. 소프리토 조리에 활용 시 효능 증대
- 허브 및 향신료: 강황, 후추, 계피, 사프란, 로즈메리, 생강, 세이지
- 뇌 안개에 좋은 것: 루테올린이 풍부한 음식(주니퍼베리, 신선한 박하, 세
  이지, 타임, 매운맛과 단맛을 지닌 고추, 루콜라, 샐러리 씨앗, 파슬리, 아티초
  크, 말린 멕시칸 오레가노), 포스파티딜세린이 함유된 식품(흰콩, 계란, 유
  제품), 시티콜린이 풍부한 음식(소 간, 계란 노른자)

피해야 할 음식

- 서양식 식단 구성 요소: 나쁜 지방이 많이 들어 있는 음식(적색육, 튀김
  류), 당지수가 높은 탄수화물(흰 빵, 흰쌀, 감자, 파스타 및 기타 정제 밀가루
  로 만든 모든 음식)
- 글루텐: 만약 셀리악병 또는 비셀리악 글루텐 과민증을 지니고 있다
  면 빵, 피자, 파스타, 다양한 주류 등 밀로 만든 모든 식품 제한

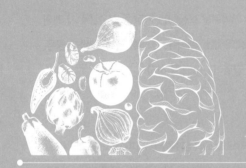

제 7 장

강박 장애

: N-아세틸 시스테인, 글리신, 건강 음식 집착증의 위험성

집을 나서며 가스 불을 켜 놓고 나온 것은 아닌지 문을 분명히 잠갔는지 반복해서 떠올릴 때의 느낌은 누구나 한 번쯤 경험해 본 것으로 낯설지 않다. 그런데 만약 이런 생각에서 도무지 벗어날 수 없다면 어떨까? 걱정이 머릿속에서 떠나질 않고 아무리 애를 써도 이 생각을 떨칠 수 없다. 이것이 바로 강박 장애OCD, Obsessive-Compulsive Disorder다. 그야말로 고문 그 자체다.

내 진료실에 찾아왔을 때 애덤Adam은 자신감 넘치는 청년처럼 보였다. 하지만 상담을 통해 그를 무장 해제하고 보니 그는 온갖 충동적이고 반복적인 확인 습관의 소유자였다. 그는 차의 핸드브레이크를 계속 확인하고 치약 뚜껑을 끊임없이 열었다 닫았다 했으며 부엌 쓰레기통 뚜껑을 닫았는지 수차례 확인하는 등 자신만의 의식을 치르느라 매일 엄청난 시간을 보내고 있었다. 때론 차에 시동을 거는 것이 두려위 회사에 지각하기도 했다.

증상을 개선하기 위해 우리는 일단 작은 시도부터 시작했다. 우선 애덤은 내 조언에 따라 직장까지 카풀을 시작했다. 운전자가 자신을 기다리는 상황을 원치 않았기 때문에 그만의 의식을 다 마치지 않은 상태에서 집을 나서야 했다. 사용할 때마다 자동으로 뚜껑이 닫히는 쓰레기통도 구매했다. 덕분에 증상이 어느 정도 호전되긴 했지만 나와 상담하기 위해 직접 운전해야 하는 날이 오면 애덤은 또 다시 몇 시간 동안이나 차 안에서 핸드브레이크를 풀어야 할지 말아야 할지 강박적으로 생각하곤 했다. 핸드브레이크를 풀었는데 차가 뒤로 밀리면 어떻게 해야 하지? 규정 속도보다 빠르게 달리다가 실수로 교통사고라도 나면 어떡하지? 마치 햄스터가 쳇바퀴 굴리듯 애덤의 머릿속에서는 이런 생각이 끊임없이 떠올랐다.

강박 장애는 꽤 오랫동안 불안 장애로 인식되어 왔으며[1] 최근에야 다른 정신 장애와 구분되었고 이에 따라 강박 스펙트럼 장애라는 별도 범주가 생겨났다. 개인적으로는 강박 장애와 불안을 구분하는 것이 논란의 여지가 있다고 보는데 내가 담당하고 있는 환자 중 강박 장애를 앓는 환자 대부분이 끔찍한 불안으로 고생하고 있기 때문이다. 숫자로 표현하면 강박 장애 환자 중 최대 30퍼센트 정도가 평생 한 번은 범불안 장애를 경험한다.[2]

강박 장애는 다른 몇몇 정신 장애와 밀접한 관련이 있다. 투렛 증후군Tourette's Syndrome 등의 틱 장애 역시 강박 스펙트럼 장애로 간주되며 근육 이형 장애Muscle Dysmorphia, 발모벽(머리카락을 습관적으로 뽑는 충동),

피부 뜯기 장애, 병적 도박, 도벽, 성적 충동성 등도 마찬가지다. 강박 장애를 앓는 사람들은 거식증이나 폭식증 같은 섭식 장애를 겪는 환자와 비슷한 성격 특징을 갖고 있고 둘을 동시에 앓는 경우도 종종 있다.

애덤을 치료하던 15년 전만 해도 적용할 수 있는 치료라곤 몇몇 약물과 인지 행동 치료가 전부였다. 다행히도 오늘날에는 여러 통제 실험과 과거 사례를 참고할 수 있어 영양학적으로 개입하는 게 가능해졌다. 이번 장에서는 강박 장애 및 관련 질환을 위한 영양학적 개입에 대해 설명하고 이런 증상에 사로잡힌 이들을 진정시킬 방법도 살펴보고자 한다.

강박 장애를 앓는 장

불안증 같은 관련 질환을 통해 보았듯 뇌와 장의 연결 고리는 강박 장애에 영향을 미치는 하나의 요인이다. 장내 박테리아에 변화가 생기면 병의 진행이 달라질 수 있으며 강박 장애 증상 발현 시기를 장내 박테리아가 바꾸기도 한다.

노스 다코타 대학교University of North Dakota의 프라니쉬 칸탁Pranish Kantak과 그의 동료 연구진은 실험 쥐가 강박 장애와 유사한 행동을 하게끔 유도한 후 프로바이오틱스가 이 증상을 바꿀 수 있는지 실험했다. 첫 번째 실험에서는 2주에서 4주 동안 실험 쥐에게 프로바이오틱스나 소금을 섭취하게 했다. 관찰 결과 연구진은 실험 쥐로 하여금 강박 장애와 유사한 행동을 하도록 유도했을 때 소금만 섭취한 쥐에 비해 프

로바이오틱스를 섭취한 쥐의 행동이 비교적 덜 극단적이라는 점을 목격했다.[3]

　두 번째 실험에서는 다른 그룹을 추가 분석했다. 이 그룹의 쥐에게는 프로작으로 잘 알려진 항우울제 플루옥세틴Fluoxetine을 4주간 사전 제공했다. 강박 장애 치료에는 선택적 세로토닌 재흡수 억제제 계열의 항우울제가 최우선으로 사용된다. 당연하게도 이 약물은 강박 장애 증상을 개선해 주었다. 하지만 프로바이오틱스를 섭취한 쥐 역시 플루옥세틴을 섭취한 그룹과 매우 유사한 반응을 보여 주었다. 다시 말해 프로바이오틱스의 강박 장애 대응 효과가 주요 약물 치료와 같은 수준이라는 것이다.

　뇌와 장의 관계가 역으로도 성립하는지 확인하기 위해 2018년 맥마스터 대학교MacMaster University의 토니 정Tony Jung과 그의 동료 연구진은 실험 쥐에게 약물을 투여해 강박 장애와 비슷한 증상을 유발한 후 쥐들의 장내 박테리아를 관찰했다.[4] 실험 결과 쥐에게서 강박 장애가 나타나기 시작할 때 장내 박테리아 역시 확실히 변화했음이 드러났다. 연구진은 충동적인 행동에 들인 시간과 노력만큼 장내 박테리아에도 변화가 일어난다고 결론 내렸다.(내 환자였던 애덤이 얼마나 많은 시간과 에너지를 자신의 강박적 행동에 허비했는지 생각해 보라.)

　이러한 동물 실험의 결과가 인간 연구에서도 입증되었다. 건강한 사람에게 미치는 프로바이오틱스의 심리적 효과를 조사한 결과 30일 동안 프로바이오틱스를 복용한 실험 참가자들은 강박 장애 증상이 감소했다고 보고했다.

2015년 심리학자 재스민 터나Jasmine Turna와 그녀의 연구진은 강박 장애 증상이 어쩌면 뇌와 장을 둘러싼 쌍방 관계의 결과물일 수 있다고 설명했다.[5] 장내 박테리아의 변화는 시상 하부 뇌하수체 부신축에 영향을 미쳐서 순차적으로 호르몬 및 면역 반응을 일으키기 시작하고 이것이 결과적으로 강박 장애에까지 이르게 된다는 것이다.

강박 장애 환자들의 시상 하부 뇌하수체 부신축이 정상적으로 작동하지 않는다는 근거는 상당히 많다. 예를 들어 스트레스 호르몬인 코르티솔이 강박 장애 환자에게 어떻게 작용하는지 살펴보자. 건강한 사람의 코르티솔 수준은 평소 낮은 상태를 유지한다. 그러다 스트레스 상황을 맞이하면 몸이 위기에 대처하기 위해 호르몬을 대량 방출하면서 코르티솔 수준이 높이 뛴다. 하지만 강박 장애 환자들은 평소 코르티솔의 수치 자체가 높다. 게다가 위기를 겪는다고 이에 상응하는 정도로 코르티솔 수준이 높아지지도 않는다.[6] 사실 강박 장애 환자는 스트레스 상황에 처하면 오히려 코르티솔 수치가 낮아지기도 한다. 예측과는 완전히 상반된 결과인 셈이다. 마치 시상 하부 뇌하수체 부신축이 강박 장애 환자가 느끼는 끊임없는 스트레스에 압도되어 건강한 보통 사람의 뇌와 달리 외부의 스트레스 요인에 대처하지 못하게 된 듯 보인다.

강박 장애를 일으키는 장내 박테리아의 변화 유발 요소와 관련해서는 인지 심리학자 존 리스Jon Rees가 2014년 스트레스와 항생제 모두 장내 마이크로바이옴에 변화를 일으킨다고 설명했다.[7] 수많은 스트레스 요소가 장내 마이크로바이옴의 변화를 일으켜 결과적으로 강박 장애를 유발하지만 여러 연구에서 밝혀낸 바에 따르면 그 요소가 인생을 바꿀 만한 거대한 사건이어야만 하는 것은 아니라고 지적한다.[8] 건강 염려, 학업 스트레스, 실연 등의 상황은 극심한 트라우마를 유발할 정도는 아닐지 몰라도 충분히 강박 장애를 불러일으킬 수 있다. 심지어 임신이 장내 미생물총에 변화를 일으켜 강박 장애류의 증상을 유발하기도 한다.

아이들에게 나타나는 강박 장애의 일종은 PANDAS라고 불리기도 하는데 이는 연쇄상 구균 감염과 관련된 어린이의 자가 면역성 정신 신경 장애증Pediatric Autoimmune Neuropsychiatric Disorders Associated with Streptococcus의 줄인 말이다. 오랜 기간 연쇄상 구균 감염과 면역 기능 장애가 강박 장애와 관계있는 것으로 여겨졌기 때문에 이와 같은 이름이 붙었다. 하지만 최근에는 많은 전문가들이 연쇄상 구균 자체가 PANDAS를 유발하는 것이 아니라 연쇄상 구균 치료에 사용되는 항생제에 문제가 있는 것이 아닌지 의심하고 있다. 연쇄상 구균에 맞서 싸우는 항생제는 장내 마이크로바이옴을 교란시키는데 이것이 강박 장애 증상을 유발할 수 있다는 견해다.

이 모든 사실을 종합하면 장내 세균에 변화가 생길 때 강박 장애 증상이 일어난다고 결론지을 수 있다. 현재까지 우리가 아는 바에 의하면 장내 박테리아를 건강하게 만드는 확실한 방법은 식사를 통해 적절한 영양소를 확보하고 마이크로바이옴의 균형을 깨뜨리는 음식을 최대한 피하는 것이다.

충동을 부추기는 음식

강박 장애는 불안감과 밀접한 관련이 있기 때문에 나는 환자들에게 불안감 완화에 도움이 되는 기본 요소를 따를 것을 항상 권한다. 제3장의 불안감 완화와 관련한 음식에 더해 강박 장애로 고생할 때 최대한 피해야 하는 몇몇 식품 영양소를 소개한다.

글루탐산염

제4장에서 외상 후 스트레스 장애를 다룰 때 살펴보았듯 글루탐산염은 여러 식품에 자연적으로 함유된 물질이며 음식에 감칠맛을 더하기 위해 조미료로 사용되기도 한다. 조미료로 사용된 글루탐산염은 적당한 양이라면 보통 사람의 건강에 영향이 없지만 강박 장애로 고생 중인 사람이 섭취할 때는 상당히 주의를 필요로 한다. 글루탐산염이 강박 장애와 긴밀히 연결된 신경 전달 물질로서 작용할 수도 있기 때문이다.

2018년 캐슬린 홀턴Kathleen Holton과 엘리자베스 코터Elizabeth Cotter는 39년간 어떤 약도 듣지 않는 강박 장애 증상으로 고생해 온 50세 남성의 사례를 소개했다.[9] 그는 강박 장애뿐 아니라 섬유 근육통Fibromyalgia(만성 통증 질환)과 과민성 대장 증후군도 앓고 있었는데 이러한 조건이 결국 식이요법이 강박 장애에 미치는 영향에 대한 획기적인 발견으로 이어졌다.

이 남성은 무작위 이중 맹검법을 통한 위약 통제 임상 실험에 참여해 저低글루탐산염 식이요법이 섬유 근육통 및 과민성 대장 증후군에 미치는 영향을 알아보고자 했다. 그 결과 식이요법을 시행한 지 한 달 뒤 섬유 근육통과 과민성 대장 증후군 증상이 감소했다. 그뿐만 아니라 강박 장애 증상까지도 상당히 개선되었다. 홀턴과 코터는 글루탐산염이 강박 장애 기저의 화학적 비정상 상태와 분명 관련이 있을 것이라고 결론 내렸다.

2017년 프레마이슬 블체크Premysl Vlček와 그의 동료들은 강박 장애를 앓는 환자의 뇌 회로 안에서 비정상적 글루탐산염 경로가 강박 장애에 핵심적으로 작용한다는 광범위한 증거를 보여 주었다.[10] 글루탐산염은 중추 신경계에서 작용하는 대표적인 흥분성 신경 전달 물질이다. 이는 곧 글루탐산염이 뉴런의 활동을 자극함을 의미한다.[11] 글루탐산염의 비정상적 상태가 정확히 어떻게 작용하는지는 분명히 밝혀지지 않았다. 하지만 강박 장애가 세포 활성화 체계의 오작동으로 발생하는 측면이 있으므로 과도한 글루탐산염 섭취는 상황을 더욱 악화시킬 수 있다.

물론 글루탐산염의 과도한 섭취가 유일한 퍼즐 조각인 것은 아니다. 2019년 얀 리Yan Li와 그의 동료들은 강박 장애의 대부분이 흥분성 글루탐산염과 이에 대응하는 억제성 신경 전달 물질인 감마 아미노뷰티르산이 동시에 증가하기 때문에 발생한다고 설명했다.[12] 쉽게 짐작할 수 있겠지만 억제성 신경 전달 물질은 흥분성 물질과는 정반대의 역할을 하며 활성화된 뉴런을 잠재운다.

글루탐산염과 감마 아미노뷰티르산이 동시에 과잉 상태가 된다는 것은 뇌가 '가라'는 신호와 '멈추라'는 신호를 동시에 받는다는 의미다. 강박 상태의 뇌는 뉴런이 받는 뒤섞인 메시지들 때문에 끝없는 혼돈 상태에 빠진다. 우리의 뇌가 속수무책인 것이 당연하다고 생각되지 않는가? 물론 감마 아미노뷰티르산과 글루탐산염의 비정상적 상태 이면의 전체적인 이야기는 이러한 단순한 설명으로는 부족하며 훨씬 더 복잡하다. 핵심은 강박 장애 환자가 글루탐산염 섭취를 줄이면 안정을 찾을 수 있다는 것이다.

식용 글루탐산염에는 두 종류가 있다. 하나는 결합 글루탐산염Bound Glutamate으로 보통 단백질의 일부로 섭취되며 소화도 흡수도 잘 된다. 다른 하나는 유리 글루탐산염Free Glutamate으로 다른 아미노산과 묶여 있지 않은 형태인데 이는 곧 혈중 글루탐산염 급등을 유발할 수 있음을 의미한다. 이러한 상황은 피하는 것이 좋다.

유리된 형태의 글루탐산염은 염지한 육류, 로크포르Roquefort 치즈 및 파르메산 치즈, 피시소스, 간장, 잘 익은 토마토, 브로콜리, 포도주스, 캐비어, 살라미, 미소 된장, 사골 육수 등에 들어 있다. 제4장에서 이미 살펴보았듯이 글루탐산염은 글루탐산 나트륨에도 들어 있으며 이는 수많은 종류의 포장 식품, 가공식품, 인스턴트식품의 재료로 쓰인다. 예컨대 글루탐산 나트륨은 패스트푸드 식당에서 판매하는 너깃뿐 아니라 육수, 인스턴트식품, 콩이나 이스트 추출물 등에도 들어간다. 강박 장애 또는 이에 준하는 증상을 앓는 환자라면 이러한 음식을 최대한 줄이고 증상이 개선되는지 살펴보아야 한다.(글루탐산염이 많이 들어간 음식은 아미노산 티라민도 다량 함유하고 있는데 이는 MAOI 계열 항우울제 작용을 방해할 수 있다. 더 자세한 내용은 제9장을 참조하라.)

글루텐

2018년 위장병 학자였던 루이스 로드리고Luis Rodrigo와 동료 연구진은 글루텐 섭취를 줄이는 것이 강박 장애나 투렛 증후군을 앓는 아이들의 증상을 줄여 주는지 알아보는 실험을 진행했다.[13] 글루텐 제외 식단을 1년 동안 따른 환자들은 강박증이 자신의 삶을 방해하는 경험이 줄고 고통도 훨씬 덜 느낀다는 점을 깨달았다.

글루텐 제외 식이요법이 강박 장애 환자들의 증상을 개선시키는 이유에 대해서는 아직 정확히 밝혀진 바가 없다. 앞서 나는 셀리악병을 앓는 환자의 뇌가 어떻게 글루탐산염과 감마 아미노뷰티르산 간 불균형을 유발하고 뇌세포의 자가 면역성 파괴 반응을 일으킬 수 있는지 설명했다.[14] 이 역시 강박 장애 증상에 일조할 가능성이 있다.

글루텐 제외 식이요법이 강박 장애 환자를 돕는 정확한 근거는 없지만 이 연구와 기타 여러 사례 보고를 감안할 때 글루텐 제외 식이요법을 실천한 뒤 증상이 호전되는지 알아보는 것도 의미 있을 것이다.

강박을 이겨 내는 음식 및 건강식품

비키Vicky는 〈포춘〉Fortune이 선정한 500대 기업에서 최고 인사 책임자CHO로 일하는 50세 여성이다. 직장에서는 마감 시간과 업무 처리에 빈틈없이 꼼꼼한 사람이었지만 집에서는 대학에 진학하면서 독립하겠다는 막내 아이의 말을 듣고 혼란에 빠져 괴로워하고 있었다.

비키는 다른 주제에 대해서는 대부분 굉장히 기운 넘치고 활기찼지만 유독 결혼 생활에 대해서 말할 때면 불안해했다. 비키는 결국 결혼 생활을 계속 유지해야 할지 확신이 없다고 털어놓았다. 남편과 크게 싸운 것도 아니고 다른 문제가 있었던 것도 아니지만 자기 방식만 고집하는 남편을 참을 수 없었다. 비키는 세계 여행을 할 준비가 되어 있었지만 그녀의 남편은 본인의 삶에 어떤 변화도 주려 하지 않고 자신의 의견만을 고집했다.

그녀는 자신의 불안감과 무언가 해내고 싶다는 마음을 다스리기 위해 곤도 마리에의《정리의 힘》을 읽었다. 비키는 저자의 정리 철학이 마음에 들었고 정리야말로 스트레스 해방구라고 여겼다. 오래지 않아 그녀는 옷장과 지하실을 모두 비웠고 더 나아가 신발과 옷가지를 모두 색깔별로 정리하기 시작했다.

비키의 남편은 끝없이 무언가를 정리하려는 그녀를 귀찮아했고 그녀가 나중에 자신의 옷까지 정리하려 들자 완전히 이성을 잃었다. 심지어 아이들조차 엄마가 방으로 쳐들어와서 방에 있는 물건들을 모조리 정리할까 봐 문을 잠가 버렸다. 그녀의 정리 습관은 삶의 다른 영역에까지 영향을 미치기 시작했다. 비키는 정리를 하다가 회사에 지각하기 일쑤였고 출근한 뒤에도 온통 정리할 생각에 정신이 팔려 있었다.

나는 비키가 강박 장애를 키우고 있다는 것을 알아차렸다. 보통 강박 장애는 청소년기 즈음에 발생하지만 드물게 50세가 넘어 발병하는 경우도 있다.[15] 비키는 약을 복용하고 싶지 않다는 확고한 의사를 밝혔다. 결혼 생활을 끝내고 싶은 마음에서 오는 불안감을 강박적 행동으로 대체하고 있다는 사실을 치료 과정을 거치면서 서서히 직시하기 시작했다.

비키가 약물 치료를 꺼렸기 때문에 나는 식이요법 치료를 도입하기로 했다. 나는 선택적 세로토닌 재흡수 억제제를 사용하지 않고도 강박 장애 증상을 줄여 주는 것으로 밝혀진 두 가지 요법을 도입하고 싶었다. 바로 N-아세틸 시스테인N-Acetyle Cystein과 미오이노시톨Myoinositol 요법이었다.

식이요법과 영양 보충, 심리 치료를 3개월간 병행한 후 비키는 좀 더 분명한 판단을 할 수 있게 되었으며 강박적 사고가 줄어들면서 그로 인한 불편도 덜해져 정상적으로 생활할 수 있게 되었다. 통제하기 어려웠던 정리벽 역시 상당 부분 줄어들었다. 그리고 이와는 조금 별개의 결정 사항이기는 하지만 비키는 1년 후 남편과 별거하기로 결심했고 그로부터 8개월 후에는 원만하게 합의 이혼을 했다.

나는 꾸준히 비키를 지켜보았는데 그녀는 식이요법을 그만둘 때마다 강박적으로 변했다. 때론 결혼 생활에 대한 결정이 옳았는지에 집착했고 때론 다시 정리벽이 발동하기도 했다. 하지만 영양 섭취 치료를 다시 시작하면 이런 증상도 이내 사라졌다.

지금부터는 강박 장애로 고통받는 환자들에게 도움이 된다고 알려진 물질인 N-아세틸 시스테인과 미오이노시톨, 그리고 그 외의 식이요법에 대해 살펴보도록 하자.

N-아세틸 시스테인

N-아세틸 시스테인은 여러 신체 질환을 치료하는 데 사용되는 건

강 보조제이지만 동시에 강박 장애의 치료에도 도움이 되는 것으로 잘 알려져 있다. N-아세틸 시스테인은 신경 세포 사이에서 일어나는 글루탐산염 분비를 억제한다. 이러한 작용이 일어나는 뇌 영역은 대뇌 피질, 편도체, 해마, 선조체 등 모두 강박 장애에 영향을 받는 곳들이다.[16] 그뿐만 아니라 N-아세틸 시스테인은 강박 장애를 앓는 사람들의 뇌에서 산화 스트레스 및 염증 반응을 줄여 준다.[17]

2017년에 수행된 연구는 N-아세틸 시스테인이 항우울제인 시탈로프람Citalopram의 효능을 증폭시켜서 소아 및 청소년 강박 장애 환자들의 충동 저항력과 통제력을 향상함을 입증했다.[18] 또 다른 사례 보고에 따르면 항우울제인 플루복사민Fluvoxamine으로 강박 장애를 관리해 오던 58세 여성이 N-아세틸 시스테인을 복용을 시작하자 일주일 만에 강박 장애 증상이 눈에 띄게 개선되었다고 한다.[19]

N-아세틸 시스테인은 발모벽 치료에도 매우 효과가 있다고 알려져 있다. 발모벽은 강박 스펙트럼 장애의 일종으로 반복적으로 자기 머리카락을 뽑는 병이다. 2009년 존 그랜트Jon Grant는 이중 맹검법을 활용한 무작위 배정 위약 통제 실험을 실시해 12주 동안 발모벽 환자들에게 매일 N-아세틸 시스테인 1200~1400밀리그램을 복용하게 한 뒤 그 효과를 평가했다.[20] 실험 결과 N-아세틸 시스테인 치료 집단의 발모벽 증상이 위약 집단과 비교했을 때 유의미하게 줄어들었음이 입증되었다.

또한 강박적인 손톱 물어뜯기나 피부 뜯기 행동 완화에 도움이 되었다는 사례도 있다. 좀 더 정확한 연구가 필요하긴 하지만 지금까지의 사례 결과는 N-아세틴 시스테인이 위약에 비해 효과가 좋다는 주장을 뒷받침하고 있다.[21] 게다가 특별히 큰 부작용이 없으며 비교적 안전하다.

N-아세틸 시스테인은 자연식품에서는 찾을 수 없기 때문에 반드시 영양제의 형태로 섭취해야 한다. 일단 체내에 흡수된 후에는 아미노산 시스테인으로 변환된다. N-아세틸 시스테인의 강박 장애 치료 효과에 관한 연구가 모두 영양제 섭취를 기반으로 진행된 것은 사실이다. 하지만 내가 클리닉에서 담당했던 환자들은 시스테인이 풍부한 음식을 먹는 것만으로도 상당히 긍정적인 결과를 보여 주었다. 시스테인은 육류, 곡물, 달걀에 함유되어 있으며 리코타 치즈, 코티지치즈, 요거트, 브로콜리, 홍고추, 양파에도 들어 있다.

미오이노시톨

미오이노시톨은 일종의 변형 당알코올로 체내에서 자연적으로 합성되지만 음식을 통해서도 섭취할 수 있다. 뇌 세포막에 다량 존재하는 미오이노시톨은 세포 안팎으로 드나드는 여러 물질의 통제를 돕는다.[22] 미오이노시톨은 포스포이노시티드Phosphoinositide의 전구체인데 포스포이노시티드는 지질의 일종으로 여러 신경 화학적 경로에서 세포 반응을 촉진한다. 이 물질이 영향을 미치는 범위에는 강박 장애와 관련이 있으리라 추측되는 세로토닌, 도파민 경로도 포함된다.[23]

어떤 연구자들은 미오이노시톨이 뇌에서 선택적 세로토닌 재흡수 억제제와 유사한 기제로 작용한다고 믿는다.[24] 당연한 말이지만 수많은 연구와 실험이 미오이노시톨의 강박 장애 개선 효과를 입증했다. 예컨대 1996년 정신 의학자 멘델 푸스Mendel Fux와 그의 동료들이 강박 장애 환자 13명에게 6주간 매일 미오이노시톨을 18그램씩 섭취하게 한 결과 위약을 섭취한 사람들에 비해 강박 장애 증상이 상당히 경감되었다는 결과가 나타났다.[25]

미오이노시톨은 이와 같은 효능을 가지고 있지만 선택적 세로토닌 재흡수 억제제처럼 표준적인 강박 장애 치료제로 활용할 수 있을지에 대해서는 아직 검증이 이루어지지 않았다. 또한 설사나 속 부글거림, 메스꺼움과 같은 경미한 소화기 관련 부작용도 보고되고 있다. 하지만 이런 단점에 비해 미오이노시톨이 갖는 효능이 훨씬 크다.[26]

미오이노시톨은 과일, 콩류, 곡물, 견과류에 풍부하게 들어 있으며 냉동이나 통조림 처리된 채소보다는 신선한 채소에 훨씬 더 많이 들어 있다. 아침 식사로 자몽과 겨로 만든 플레이크를 먹으면 여기에 포함된 풍부한 미오이노시톨을 섭취할 수 있다. 자몽은 약물과 상호작용을 일으킬 수 있으므로 식사 메뉴에 넣기 전 의사와 먼저 상의해야 한다는 점을 명심하자. 커피에도 미량이나마 함유되어 있다. 점심과 저녁으로는 흰색 강낭콩 또는 껍질콩을 선택하라. 방울양배추라 불리는 브뤼셀 스프라우트와 리마콩에도 미오이노시톨이 많이 들어 있다. 당근과 옥수수에도 소량 함유되어 있고 (무설탕) 땅콩버터, 통곡물빵에는 미오이노시톨이 풍부하다. 일반적으로 통곡물빵은 정제 밀가루로 만든 빵보다 미오이노시톨 함유량이 높다. 캔털루프 멜론과 감귤류 과일에는 미오이노시톨이 특히 더 많이 들어 있으므로 틈날 때마다 간식으로 챙겨 먹도록 하자.

글리신

글리신은 글루탐산염이 뇌에서 수행하는 기능에 영향을 미치는 또 다른 아미노산이다. 여러 연구에 따르면 글리신은 뇌에서 N-메틸-D-아스파르트산 수용체로도 알려진 일종의 글루탐산염 수용체와 상호 작용함으로써 강박 장애 개선에 도움을 준다.[27] 글리신은 억제성 신경 전달 물질이지만 감마 아미노뷰티르산처럼 글루탐산염을 전면에서 막지는 않고 강박 장애 환자의 뇌에서 벌어지는 혼란을 잠재우는 역할을 한다.

2009년 윌리엄 그린버그William Greenberg와 그의 동료들은 강박 장애 환자들에게 글리신 60밀리그램 또는 위약을 매일 섭취하게끔 한 뒤 4주, 8주, 12주가 지날 때마다 이들의 증상을 관찰했다.[28] 모니터링 결과 글리신을 복용한 실험 참여자의 강박 장애 증상이 현저하게 감소하는 경향이 나타났다.

같은 해인 2009년 윌리엄 루이스 클리블랜드William Louis Cleveland와 그의 동료들은 글리신의 중요성을 강조하는 또 다른 사례를 보고했다.[29] 사례에 해당하는 17세 환자는 강박 장애 및 신체 추형 장애 진단을 받았는데 증상이 너무 심해 학업을 중단해야 할 정도였다. 19세가 되었는데도 자택에 격리된 채 부모 외에는 어떤 사회적 접촉도 경험하지 못한 환자는 선택적 세로토닌 재흡수 억제제 계열의 항우울제, 항정신성 약물, 정맥 주사 등 수많은 치료를 시도했지만 모두 효과가 없었다.

22세 무렵 *헬리코박터균 감염*H.Pylori 때문에 항생제 치료를 받은 이후 그의 증상은 더욱 악화되었다. 주치의는 그의 N-메틸-D-아스파르트산 수용체가 제대로 작동하지 않는다고 결론 내렸다. 의료진은 글리신 투여를 시작해 N-메틸-D-아스파르트산을 자극했다. 5년간의 글리신 치료는 강박 장애 및 신체 추형 장애 증상을 꾸준히 감소시켰는데 치료를 멈추기만 하면 증상이 재발하곤 했다. 다행히도 글리신 치료를 시작한 덕분에 이 환자는 학교로 돌아갔고 사회생활을 다시 시작할 수 있었다.

비록 단 하나의 사례이기는 하지만 이는 상당히 극적인 결과임에 틀림없다. 통제된 환경에서 실행된 다른 실험 결과와 더불어 글리신이 강박 장애 치료에 상당히 효과적일 수 있다는 확실한 근거라 할 수 있다.

글리신 섭취를 위해 따로 보충제를 먹을 필요는 없다. 육류, 생선, 유제품, 콩류에 포함되어 있기 때문이다. 소고기보다는 칠면조 고기에 글리신이 많이 들어 있는데 돼지고기나 닭고기보다도 함유량이 더 높다. 최고의 글리신 식재료는 콜라겐과 젤라틴이다. 하지만 사골 육수에는 글리신과 글루탐산염이 모두 들어 있으므로 글리신의 효과가 상쇄될 수 있다. 나는 환자들에게 사골 육수를 식단에 넣거나 뺐을 때 강박 장애 증상이 어떻게 변하는지 스스로 관찰하도록 한다. 사골 육수가 부정적인 영향이 있었다면 시금치, 케일, 콜리플라워, 양배추, 호박 그리고 바나나, 키위 같은 과일이나 글리신을 함유한 다른 음식으로 식단을 채우면 된다.

밀크시슬

밀크시슬Silybum Marianum(큰엉겅퀴)은 해바라기, 데이지와 같이 국화 과에 속한 식물로 수 세기에 걸쳐 약초로 사용되었다. 예로부터 민간 에는 보라색 엉겅퀴꽃과 하얀 잎맥이 성모 마리아의 모유에서 유래되 었다는 전설이 내려온다.

강박 장애 환자들에게 도움이 되는 밀크시슬 속 물질은 바로 플라 보노이드 실리마린Flavonoid Silymarin이라는 천연 항산화제다. 실리마린의 주된 효능 중 하나는 모노아민 산화 효소Monoamine Oxidase를 억제하는 것 이다. 모노아민 산화 효소는 (여러 기능 중에서도 특히) 뇌에서 세로토 닌을 제거하는 역할을 한다.[30] 모노아민 산화 효소를 억제하면 세로토 닌이 증가하고 결과적으로 강박 장애 증상도 완화된다.(일전에 모노아 민 산화 효소 억제제 계열의 항우울제에 대해서도 언급한 적이 있는데 대략 같은 방식으로 작용한다고 볼 수 있다.)

메디 사야Mehdi Sayyah와 그의 동료들은 밀크시슬 추출물을 매일 600밀 리그램씩 섭취하는 것과 플루옥세틴을 매일 30밀리그램 섭취하는 것 에 어떤 차이가 있는지를 비교하였는데 효과와 부작용이 모두 비슷하 게 나타났다.[31] 확실한 강박 장애 치료제로 밀크시슬을 추천하려면 좀 더 많은 연구가 추진되어야 하겠지만 예상되는 부작용이 적다는 면에 서 섭취를 시도해 볼 만하다.

매일 밀크시슬을 섭취하려면 보충제로 복용하는 것이 유일한 방법 이다. 앞서 여러 번 강조한 바 있지만 보충제를 복용하기 전에는 반드시 의사와 먼저 상의하도록 하라.

비타민B12

비타민B12(코발아민)는 세로토닌을 포함해 수많은 뇌 화학 물질 생성에 꼭 필요한 물질이다. 한 연구에 따르면 강박 장애 환자 중 20퍼센트의 비타민B12 수치가 낮게 나타났으며 이러한 사실을 뒷받침하는 다른 연구도 많다.[32] 비타민B12 부족이 강박 장애의 원인인지 혹은 결과인지는 확실하지 않지만 비타민B12가 강박 장애와 관련되어 있다는 점만은 확실하다.

2012년 비벡 샤르마Vivek Sharma와 데브두타 비즈와스Devdutta Biswas는 비타민B12 수치가 낮을 뿐만 아니라 비타민B12 부족과 관련한 가족력까지 보유한 한 중년 남성의 강박 장애 사례를 보고했다.[33] 이 중년 남성은 비타민B12의 한 형태인 메틸코발아민Methylcobalamin을 복용했고 그 결과 수치가 개선되면서 강박 장애 증상이 해소되었다. 이는 강박 장애 환자들에게 비타민B12를 제공할 만한 가치가 있다는 긍정적 신호라 할 수 있다.

비타민B12는 육류, 생선, 닭고기 등에 들어 있기 때문에 육류를 먹는 사람이라면 섭취 부족을 걱정할 필요가 없다. 채식주의자라면 유제품이나 비타민이 강화된 시리얼 등의 식품을 찾아 먹으면 된다. 색다른 시도를 하고 싶다면 템페와 같은 콩 발효 제품에도 풍부하게 들어 있으니 시도해 보는 것도 좋다. 그 밖에 채식주의자가 섭취할 만한 식품으로는 김이 있다.

한번은 아시와리야Ashwariya라는 35세 채식주의자 환자를 만난 적이 있다. 그녀가 나를 찾은 이유는 그녀가 갖고 있는 갖가지 습관이 생활에 지장을 주었기 때문이다. 그녀는 침대 커버 밑단을 **완벽하게** 정돈하기 위해 밤을 새웠고 피부가 깨끗한데도 아주 작은 트러블까지 없애려 애를 썼다. 나를 찾아왔을 때 그녀는 자세를 계속 고쳐 앉으면서 이따금 자기가 너무 **뚱뚱해서** 편하게 앉을 수 없다는 식의 당황스러운 고백을 했다. 내가 보기에 그녀의 체중은 지극히 정상이었고 의자 역시 그녀가 어떤 식으로든 내키는 대로 앉을 수 있을 만큼 공간이 넉넉했다.

아시와리야의 이력을 자세히 들은 나는 그녀가 강박 장애와 신체 추형 장애를 갖고 있음을 알 수 있었다. 몇 가지 기본적인 검사 결과 비타민B12 수치도 낮게 나왔다. 그래서 나는 낮은 비타민12 수치부터 개선해 보자고 했다. 3개월이 넘도록 치료를 이어 갔음에도 그녀의 고통스러운 행동들은 여전히 지속되었고 비타민B12 보충제를 따로 복용해도 낮은 수치가 개선되지 않았다. 나는 그녀에게 어떤 종류의 비타민을 섭취하는지 물었고 그녀는 비타민B12가 상당량 들어 있다고 알려진 클로렐라정을 먹고 있다고 대답했다. 그녀는 자신이 섭취하는 클로렐라의 영양 성분표를 확인해야 한다는 사실을 몰랐다. 시중에 판매되는 클로렐라에 포함된 비타민B12는 양이 모두 제각각이다. 실제로 그녀가 먹었던 제품에는 그녀에게 부족한 비타민B12가 포함되어 있지도 않았다.[34]

그녀는 클로렐라정 대신 남조류 추출물로 만든 보충제 스피루리나를 복용하기 시작했다. 연구에 따르면 스피루리나 등의 많은 건강 보조제가 인간에게는 아무 효과가 없는 비타민B12의 유사 물질을 포함

238

하고 있다고 한다.[35]

　이번에도 그녀의 증상은 개선되지 않았다. 그래서 아시와리야는 마지막으로 마른 김을 먹어 보기로 했다. 김은 실제로 채식주의자들이 많이 섭취하는 비타민B12가 풍부한 식재료다. 김에는 글루탐산염이 들어 있기는 하지만 그녀는 이와 관련해 특별히 부작용을 겪지 않았다.(만약 부작용이 나타났다면 김 대신 미역을 권했을 것이다. 미역에는 비타민B12가 풍부하게 함유되어 있고 글루탐산염은 무시할 수 있을 정도로 미량만 들어 있다.) 마른 김을 섭취한 지 3개월이 채 지나지 않아 그녀의 증상은 개선되기 시작했다. 비타민B12 수치를 복구하는 것이 모든 강박 장애를 치료할 수 있는 완벽한 방법은 아니겠지만 어떤 경우에는 삶을 위협하는 문제로부터 벗어나는 길이 될 수도 있다.

강황

　2010년 지센드라 키마쿠르시Jithendra Chimakurthy 박사와 T.E. 고팔라 크리슈나 머시T.E. Gopala Krishna Murthy는 강박 장애와 관련된 커큐민의 효능을 연구했다.[36] 앞에서 살펴보았듯 커큐민은 세로토닌, 도파민, 노르아드레날린 대사에 영향을 미친다고 알려져 있기에 연구진은 커큐민이 강박 장애의 바탕이 되는 신경 화학적 변화에 영향을 미칠 수 있다고 생각했다.

　이 가설을 확인하기 위해 연구진은 쥐에게 강박 장애 유사 행동을 유발한 뒤 커큐민 또는 (선택적 세로토닌 재흡수 억제제인) 파록세틴Paro-xetine을 제공했다. 5밀리그램 퍼 킬로그램 또는 10밀리그램 퍼 킬로그램의 커큐민을 먹은 쥐의 혈중 도파민 농도는 모두 상승했지만 세로 토닌 수치는 커큐민 10밀리그램 퍼 킬로그램을 섭취한 경우에만 개선되었다. 파록세틴을 섭취한 쥐를 조사한 결과 혈중 세로토닌 농도가 높아졌고 도파민 수치에는 변화가 없었다. 커큐민과 파록세틴은 모두 강박 행동의 빈도를 줄였다.

강황이 인간의 강박 장애에 미치는 효과에 대한 연구는 여전히 진행 중이지만 전반적으로 정신 건강에 굉장히 좋은 영향을 미치는 식품인 만큼 꾸준히 먹는 것을 권장한다.

특별히 고려해야 할 사항들

강박 장애 환자들을 치료할 때 크게 어려움을 겪는 부분은 병을 키우고 강박을 심화시킬 새로운 미끼를 제공하지 않도록 조심해야 한다는 점이다. 그렇지 않아도 수많은 스트레스와 강박 관념에 끊임없이 휘둘리고 있는데 엎친 데 덮친 격으로 문제를 더해서는 안 되기 때문이다. 특히 주의해야 할 사항은 다음과 같다.

건강 음식 집착증

스티븐 브래트맨Steven Bratman과 동료 데이비드 나이트David Knight는 1997년 건강한 영양 상태에 집착하는 개인을 설명하기 위해 건강 음식 집착증이라는 용어를 고안했다. 건강 음식 집착증은 과도하게 엄격한 식단, 조리 과정에 대한 강박, 의식적인 식사 습관에 기인한다.

한마디로 건강 음식 집착증을 앓고 있는 사람은 극단적으로 **건강 음식에 중독된 사람**인 셈이다.

건강한 식습관에 대한 책을 쓴 장본인이 영양에 *과도하게* 집착하는 일의 위험성을 경고한다는 것이 역설적으로 보일 수 있음을 인정한다. 자신이 무엇을 먹는지에 관심을 가지고 영양가 높은 음식을 꾸준히 섭취하기 위해 최선을 다하는 태도는 물론 바람직하다. 하지만 여기에 집착하다 보면 다른 강박 장애를 키우는 방향으로 나아갈 수도 있다는 데는 의심의 여지가 없다.

나를 찾아왔던 환자 조쉬Josue는 내가 운영하는 클리닉과 진료 방식을 듣고 나와 상담하기 위해 먼 거리를 한달음에 달려온 사람이었다. 그는 진료실 문을 열고 들어오자마자 바로 혈액 검사를 받기를 기대했고 자신의 문제를 위해 상당히 복잡한 의학적 해결책을 요구했다. 하지만 첫 면담을 마치고 난 뒤 그의 가장 큰 문제가 음식을 너무 엄격한 기준으로 고르는 것임이 분명해졌다. 이로 인해 그는 영양 결핍 상태였다. 나는 이 문제를 아주 조심스럽게 언급하면서 건강한 요소로 구성된 레시피를 소개했다. 하지만 그는 코웃음을 치며 내가 추천한 레시피가 "굉장히 평범하네요."라고 일축했다.

지금껏 만난 모든 환자를 전부 치료했다고 말하고 싶지만 조쉬는 내 조언을 따르지 않았음이 분명했다. 그는 정신 건강을 위해 엄격한 식단 관리의 고삐를 느슨하게 풀고 건강한 음식을 다양하게 먹는 데 집중해야 한다는 사실을 받아들이지 않았다. 안타깝게도 그는 나를 다시 찾아오지 않았다. 나는 조쉬가 건강 음식 집착증 때문에 건강 체중에

도달하고 기분을 개선한다는 목표를 이루는 데 어려움을 겪지 않았을까 생각한다.

물론 이러한 문제에는 다른 해석이 있을 수 있다. 음식에 대한 논의 또한 시간이 지나면 달라질 수 있다는 점을 분명히 주지해야 한다. 몇 년 전 뉴욕의 레스토랑에서 나의 몇몇 동료들이 바쁜 웨이터에게 소가 어떤 사료를 먹었는지, 채소에 농약이 사용되었는지를 묻던 광경이 떠오른다. 그때 내가 충격을 받았는지 아니면 그저 우습다고 생각했는지는 확실히 기억나지 않는다. 요즘에야 목초로 사육한 소고기와 유기농 식품이 특별할 것 없다 여겨지지만 당시만 해도 이런 경향이 주류로 편입되기 전이었다.

환자들이 건강한 음식을 선택하는 행위에 결코 반기를 들려는 것이 아니다. 하지만 그들이 제한적인 식이요법을 따르느라 생활에 불편을 겪는다면 걱정할 수밖에 없다. 건강 음식 집착증을 앓는 개인은 대개 체중 조절을 해야 한다는 생각에 사로잡히곤 하는데 나는 이를 위험 신호로 본다.[37]

건강 음식 집착증을 피하면서 식단을 변경하고자 한다면 아래의 규칙을 우선적으로 따르라.

- 한 번에 한 가지 음식을 바꾸는 것부터 시작하라.
- 그 변화를 유지하는 데 실패한다면 다른 변화에 도전하라.
- 기분이 곤두박질치지 않도록 최소한의 변화부터 시작하라.
- 기계적으로 움직일 수 있을 만큼 미리 계획을 세워서 식사 때마

다 따로 신경 쓰지 않도록 하라.

• 체중은 일 단위가 아니라 주 단위로 측정하라.

• 식단을 바꿀 때는 소셜 미디어를 보는 시간을 제한하라. 연구에 따르면 특히 인스타그램을 볼 때 건강 음식 집착증이 악화된다.[38]

이러한 규칙은 강박 장애 경향을 갖고 있는 사람뿐만 아니라 단순히 식단을 조절하려는 사람들에게도 좋은 팁이 될 것이다.

근육 이형 장애

근육 이형 장애는 강박 장애의 변형 중 하나로 근육에 집착해서 강박적으로 운동하게 되는 상태를 일컫는다.[39] 이는 완벽한 근육을 만들고 체지방을 줄이기 위한 극단적인 식이요법과 건강 보조 식품 남용으로 이어질 수 있다.

30세 제이슨Jason은 의욕 부진에 빠진 스스로에게 동기 부여를 하고자 나를 찾아왔다. 얼마 지나지 않아 나는 아버지와의 관계야말로 그가 겪는 문제의 핵심임을 알아차렸다. 그는 아버지 밑에서 함께 일했고 또 그 일에서 편안함을 느꼈다. 그러나 동시에 아버지라는 존재가 그를 힘들게 만들었다. 나이가 들수록 절대로 아버지만큼 성공하지도 또 그를 따라잡지도 못할 것이라는 생각에 좌절감이 가중되었기 때문이다.

하지만 이 문제에 대해 아버지와 상의할 수는 없었기에 제이슨은 이 혼란스러움을 모두 헬스장에서 풀었다. 체지방률이 9퍼센트에도 미치지 않았고 누가 봐도 근육질 몸매임에도 제이슨은 보디빌딩 대회에 출전하기 위해 더 탄탄하고 강해져야 한다고 말했다. 내가 지금도 충분히 보기 좋다고 말하자 그는 마치 헛소리를 한다는 듯이 나를 쳐다봤다.

그 이후로 몇 주 동안 그는 운동 강도를 더 올렸고 극단적인 식단을 지켜 나갔으며 보는 사람이 불안할 정도로 살을 뺐다. 체지방률이 5퍼센트 수준으로 떨어졌음에도 멈추지 않았다. 게다가 운동선수에게 권장하는 최고 수준의 단백질 섭취량을 훨씬 넘어설 정도로 단백질 섭취를 늘렸다.[40] 그는 건강 보조 식품도 수도 없이 섭취했는데 가지 사슬 아미노산Branched Chain Amino Acid, 글루타민, 성장 호르몬 자극 아미노산(라이신, 오르니틴, 아르기닌) 등 다양한 종류를 추가했다. 그중에서도 최악은 바로 단백 동화 스테로이드Anabolic Steroids를 먹기 시작한 것이다.

제이슨이 스스로를 과도하게 몰아붙이고 있다는 것을 쉽게 알아차렸음에도 그에게 스스로의 상태를 이해시키는 일은 매우 어려웠다. 하지만 나의 강력한 요청으로 일련의 검사를 수행했고 그 결과 그가 신부전 직전에 이르렀다는 점을 알게 되었다. 다행히도 제때에 검사를 한 덕분에 제이슨은 사태의 심각성을 깨달았다. 나는 그에게 원점으로 돌아가 차근차근 상황을 바꾸어 보자고 제안하며 신선한 과일과 채소, 담백한 단백질(그가 가장 좋아하는 닭가슴살, 칠면조 고기, 연어 등) 그리고 올리브유와 아보카도 같은 건강한 지방을 섭취하라 권했다. 그는 오랜 시간 인내심을 갖고 천천히 변화를 시도했고 점차 정서적으로나 신체적으로나 좋아지기 시작했다. 그는 나와 영양적 측면을 개선하는 한편 심리 치료를 병행했고 덕분에 강하고 성공적인 아버지 아래에서 보낸 성장기에 대해 털어놓을 수 있었다. 결국 그는 극단적인 식이요법 및 운동과 아버지를 향한 복잡한 감정 간의 연결 고리를 찾을 수 있었다. 1년 정도 지나자 제이슨은 눈에 띄는 속도로 건강한 생활 방식을 회복했다.

근육 이형 장애를 치료하기 위해서는 극단적인 식단 변화를 피하고 단백질 섭취나 보조 식품을 선택할 때 항상 의사나 영양 전문가와 상의해야 한다. 특히 인터넷이나 검증되지 않은 출처에서 얻은 정보를 바탕으로 보충제를 골라서는 안 된다. 매일 섭취하는 무언가를 고를 때는 아주 신중하게 접근해야 한다. 마지막으로 주의해야 할 점은 건강해지겠다는 명목 아래 건강하지 못한 방법을 택하게 하는 심리적 근본 원인을 늘 경계해야 한다는 것이다.

음식을 통해 강박 장애에 맞서기

내가 맡았던 환자들의 이야기를 통해 강박 장애가 셀 수 없이 다양하고 미묘한 방식으로 존재한다는 사실을 이해했기를 바란다. 애덤처럼 전형적인 강박 관념 및 극단적 확인 행동을 보이는 환자도 있지만 강박 장애는 매우 다양한 형태로 나타난다. 때론 비키의 경우처럼 바람직한 흥미로부터 시작되기도 하고 아시와리야처럼 자신의 몸에 대한 사소한 습관과 걱정이 쌓여 강박 장애로 이어지기도 한다. 혹은 제이슨처럼 건강한 생활 방식에 과도하게 집착한 결과 그렇게 될 수도 있다.

　강박 장애는 이렇듯 형태가 다양하고 제대로 파악하기 어려운 질병이기 때문에 만약 의심스러운 증세가 나타난다면 바로 의사를 찾아가는 것이 가장 중요하다. 치료법은 환자 개개인에 따라 달라질 수 있겠지만 이번 장에서 다루었던 영양 전략을 적용하는 것은 언제나 좋은 선택이 될 것이다.

▌강박 장애 요약정리 ▌

강박 장애는 불안과 밀접한 관련이 있기 때문에 제3장에서 추천했던 식이요법이 상당 부분 동일하게 적용된다.

먹어야 할 음식 및 영양 보조제

- N-아세틸 시스테인: N-아세틸 시스테인 자체는 영양제 형태로 섭취해야 하지만 시스테인이 풍부한 음식도 효과가 있으므로 육류, 곡류, 달걀, 리코타 치즈, 코티지치즈, 요거트, 브로콜리, 홍고추, 양파 등을 섭취
- 미오이노시톨: 채소, 특히 그중에서도 흰강낭콩 또는 껍질콩, 방울양배추, 리마콩, 땅콩버터, 통곡물빵, 캔털루프 멜론 및 감귤류 과일 등
- 글리신: 육류, 생선, 유제품, 콩류, 시금치, 케일, 콜리플라워, 양배추, 호박, 바나나, 키위 등
- 밀크시슬: 영양제로 섭취 가능
- 비타민B12

- 향신료: 후추를 약간 넣은 강황

피해야 할 음식

- MSG, 글루탐산염 및 글루탐산류: 피시소스, 굴소스, 토마토소스, 미소 된장, 파르메산 치즈, 짭짤한 과자, 감자칩, 즉석식품, 버섯, 시금치, 해조류, 치즈, 간장, 발효콩, 토마토, 육류 및 해산물 같은 고단백 식품
- 글루텐: 만약 셀리악병 또는 비셀리악 글루텐 과민증을 지니고 있다면 빵, 피자, 파스타, 다양한 주류 등 밀로 만든 모든 식품 제한

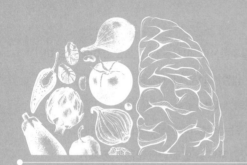

제 8 장

불면증 및 피로

: 캡사이신, 캐모마일, 항염 식이요법

40세 경찰 두미사니Dumisani는 우울증을 해결하기 위해 나를 찾아왔다. 적어도 그녀 스스로 도움이 필요하다고 생각한 부분은 그랬다. 당시 두미사니 부부는 케냐에서 갓난아기를 막 입양했는데 그녀의 남편이 낮 시간에 근무를 해야 했기 때문에 그녀는 야간 근무를 맡았고 주기적으로 새벽까지 일했다.

긴 야간 근무를 마치고 잠자리에 들 시간이 되어도 그녀는 도통 잠들지 못했다. 근무를 마칠 무렵 어깨를 짓누르던 피로감은 커튼을 치고 침대에 눕기만 하면 온데간데없이 사라지고 말았다. 그녀는 교대 근무로 인한 스트레스 때문에 긴장의 끈을 놓지 못했다. 한편 그녀의 아이는 엄마를 보면 매우 기뻐했고 항상 엄마와 놀고 싶어 했다. 그녀는 도저히 발 뻗고 편히 잠들 수가 없었다. 결국 아기가 낮잠을 자는 동안 아이 곁에서 졸며 버틸 수밖에 없었다. 당연히 다음 날 야간 근무를 시작할 때면 그녀의 몸 상태가 더 안 좋아졌다. 그렇게 악순환이 반복될 때마다 커피를 들이부으며 근무 시간을 힘겹게 버텨야 했다.

이러한 패턴이 결국 그녀의 발목을 잡았다. 우울증이 생겼고 건강한 식단을 유지했음에도 체중이 7킬로그램 가까이 불었다. 나는 항우울제로는 그녀의 문제가 해결되지 않을 거라 단언할 수 있었다. 우리는 약물 치료를 시도하기 전에 몇 가지 생활 방식부터 바꾸어 보기로 했다. 두미사니와 나는 야간 근무가 그녀의 장내 박테리아를 어떻게 망치는지, 규칙적인 수면 습관이 얼마나 중요한지, 체력을 더 잘 관리하기 위해 식단을 어떻게 바꿀 수 있을지에 대해 이야기를 나눴다.

우선 그녀는 매일 밤 야간 근무를 하지 않도록 근무 일정을 바꿨다. 남편 역시 근무 일정을 조정했고 아이와 함께 출근하는 날도 정했다. 그녀는 나와 함께 짠 식단표를 성실하게 따랐고 덕분에 활력 있는 생활을 이어 나갔으며 자야 할 때가 되면 졸음을 느꼈다.

마치 서커스에서 묘기를 부리듯 굉장히 많은 일을 조율해야 했지만 이런 변화가 하나둘씩 쌓이자 두미사니 부부는 훨씬 더 성공적으로 가족을 돌볼 수 있게 되었다. 야간 근무를 그만둘 수는 없는 상황이었기에 수면 주기가 완벽하게 이상적이지는 않았지만 이처럼 불완전한 해결책에도 그녀의 기분은 3개월 만에 극적으로 개선되었다.

전 세계 인구의 3분의 1에 가까운 사람이 수면 장애를 겪고 있다.[1] 잠들지 못하거나 자다가 깨는 등 모든 수면 문제는 체내 모든 장기의 활동에 영향을 미친다.[2] 수면 장애는 우리의 뇌, 심장, 폐, 신장을 비롯해 전반적인 신진대사를 모두 망가뜨릴 수 있다.

세상에 존재하는 모든 자장가와 진정제가 잠드는 데 전혀 도움 되지 않는다면 도대체 무엇을 해야 할까? 또 어떻게 해야 깨어 있을 때 최고의 에너지를 발휘할 수 있을까? 이것이 제8장에서 논할 이야기다. 불면증과 피로감이 삶을 방해할 때 어떤 음식이 도움이 되고 어떤 음식이 방해가 되는지 함께 확인해 보자.

잠과 장

장내 박테리아의 오묘한 균형을 유지하는 일은 건강한 수면에 아주 중요하다. 이제부터 수면 문제와 관련한 장과 뇌의 연결 고리를 살펴볼 텐데 지금쯤이면 아마 이 화제에 익숙해졌을 것이다. 장내 박테리아는 면역 체계, 호르몬, 미주 신경과 직접 상호 작용하면서 뇌와 함께 수면 패턴을 결정한다.[3] 그리고 다시 한번 이야기하자면 이 소통은 쌍방향으로 이루어지기 때문에 뇌 역시 장내 박테리아에 영향을 미칠 수 있다.

아마도 일주기 리듬Circadian Rhythm이라는 용어를 들어 본 적 있을 것이다. 이는 24시간 주기의 생체 시계로 언제 잠들고 깨어날지를 조절한다. 이 수면·각성 주기가 틀어지면 신진대사도 타격을 입는다. 2014년 런던 임페리얼 칼리지Imperial College in London의 연구원 세라 데이비스Sarah Davies는 젊고 건강한 남성 12명을 대상으로 한 조사에서 수면 부족 상태에 처하면 우리에게 친근한 세로토닌, 트립토판 등을 포함한 27개의 대사 물질의 양이 변화한다는 점을 입증했다.[4] 보통 잠을 잘 자면 이러한 대사 물질의 양은 하루 동안 특별한 주기에 따라 등락을 반복한다. 하지만 충분히 잠을 자지 못하면 이 리듬이 깨지고 화학적 고점과 저점이 어그러진다. 이 때문에 최근 시간 영양학Chrononutirion이라는 새로운 의학 영역이 등장하기도 했다. 이 영역에서는 생체 시계가 소화 및 신진대사에 어떤 영향을 미치는지를 연구한다.[5]

그렇다면 이 생체 시계가 장과 무슨 관련이 있을까? 사실 자연스러운 수면 주기를 인간만이 갖고 있는 것은 아니다. 모든 생물은 수면 주기를 갖고 있으며 심지어 마이크로바이옴 속 박테리아도 가지고 있다. 장에 서식하는 박테리아도 하루 동안 생리적 리듬이 오르내림에 따라 **수면** 및 **각성** 양상을 보인다.[6] 장내 박테리아의 일주기 리듬은 잠에 빠지거나 잠에서 깨어나는 데 관여하는 유전자에 변화를 일으킬 수 있고 이로써 인간의 일주기 리듬에도 영향을 미칠 수 있다.[7]

장내 박테리아의 생체 시계와 인간의 생체 시계는 보통 서로 동기화되어 있다.[8] 따라서 인간의 체내 시계가 어긋나 버리면 장내 박테리아의 구성 및 행동 양상에도 변화가 생긴다. 밤늦게 잠드는 날이 많아지거나 시차가 있는 곳으로 여행을 떠나 피로를 느끼는 경우 말이다.[9] 결과적으로 일주기 리듬이 틀어지면 섭취한 음식을 처리하는 데에도 지장이 생긴다. 이 문제는 궁극적으로 비만으로 이어질 수 있다.

장내 박테리아와 수면 주기가 밀접하게 관련 있음을 입증하는 동물 실험은 많다. 한 연구에서는 실험 쥐의 수면 주기가 망가지자 그 결과 쥐의 장내 박테리아에도 변화가 생겼음을 확인했다.[10] 이 실험 쥐의 결장 내벽은 손상되었고 장에서 **새어 나온** 물질이 체내 염증 반응을 증가시켰으며 그 결과 인슐린 민감도가 바뀌어 과식을 반복하게 했다. 연구진은 수면 부족을 겪는 쥐의 배설물을 무균 실험 쥐에 이식했을 때 해당 무균 쥐가 수면 부족을 겪는 쥐와 동일한 염증 반응과 대사 관련 문제를 겪는다는 점을 밝혀냈다.[11] 그리고 프로바이오틱스는 이러한 변화를 원상복구시켰다.

인간 역시 마찬가지다. 두미사니처럼 일반적인 수면 시간에 일을 해야 하는 교대 근로자들은 수면 장애의 위험성을 가장 분명하게 보여준다. 교대 근무가 그렇게 흔한가 싶을 수 있지만 미국 내 근로자 다섯 명 중 두 명은 교대 근무로 인해 일반적인 근무 시간과는 다른 시간에 일을 한다.(공교롭게도 이는 미국 내 비만 인구의 비율과 유사하다.)[12] 야간 근무자들은 충분한 수면을 취하지 못하고 그 결과 그들의 장내 박테리아 균형이 깨진다. 교대 근무자는 음식을 정상적으로 처리하지 못하기 때문에 일반 근로자와 동일한 식사를 해도 과체중 또는 비만 상태가 될 확률이 더 높다.[13]

숙면을 위한 식사

수면을 위한 최고의 레시피는 건강한 식사와 궤를 같이한다. 2014년 카타기리 료코Ryoko Katagiri와 그녀의 동료들은 면과 단것을 많이 먹은 반면 채소와 생선을 적게 먹는 여성이 건강한 식습관을 가진 여성에 비해 숙면을 취하지 못한다고 보고했다.[14] 설탕으로 단맛을 낸 음료나 에너지 드링크를 마시는 사람들과 아침 식사를 건너뛰고 식습관이 불규칙한 사람들 또한 수면 장애를 겪을 확률이 높다.

설탕의 부정적인 영향에도 불구하고 당지수가 높은 탄수화물을 섭취하면 더 빨리 잠들 수 있다. 물론 수면의 질 자체는 만족스럽지 않겠지만 말이다.[15] 또 다른 연구에서는 설탕이 많이 포함되어 있거나 포화 지방 함량이 높고 섬유질 함량이 적은 식사를 하면 얕은 잠을 자게 되며 수면의 회복 효과 역시 덜하다는 점을 밝혔다.[16] 특히 고지방 고탄수화물 식사는 신체 회복을 돕는 서파 수면Slow-save Sleep과 기억력 강화에 도움이 되는 렘REM수면 모두를 줄여 버린다.[17]

다른 수면 연구들은 분석하기가 다소 어렵다. 일본에서 실시된 한 연구에 따르면 적은 단백질 섭취(단백질에서 유래한 에너지 비중이 전체 에너지의 16퍼센트 미만)가 수면의 질을 낮추고 쉽게 잠들지 못하는 상태를 만드는 반면 많은 단백질 섭취(단백질 유래 에너지 비중이 19퍼센트 초과)는 수면 상태 유지를 어렵게 만든다고 한다. 이 결과는 단백질에서 유래된 에너지 비중을 정확히 16퍼센트에서 19퍼센트 사이로 유지해야 한다기보다는 적당한 양의 단백질 섭취가 이상적이라는 의미로 이해하는 것이 좋겠다. 반복해서 말하지만 아무리 좋은 음식이라도 적당히 먹어야 한다. 무엇을 어떻게 먹든 언제나 균형 감각을 지니고 있도록 하자.

지중해식 식습관 등에 따라 건강한 자연식을 먹되 어떤 음식이 수면에 어떤 영향을 미치는지를 점검해 식단을 구성할 것을 권한다. 한 가지 확실한 사실은 식단에 다양한 음식이 포함되지 않으면 수면의 질이 떨어질 확률이 높다는 것이다. 그러니 최대한 다양한 음식 조합을 시도하자.[18] 수면에 도움이 되는지 여부를 떠나 다양한 음식을 먹으라는 것은 일반적으로도 건강에 도움이 되는 조언이다. 다양한 식재료에 도전하는 일은 새롭고 즐거운 행위이자 폭넓은 영양소를 섭취할 수 있는 기회가 된다.

숙면을 방해하는 음식

질 좋은 수면과 상쾌한 기분에 방해가 되는 음식들이 있다. 숙면을 원한다면 피해야 할 음식을 살펴보자.

카페인

카페인이 밤잠을 방해한다는 것은 이미 너무나 당연한 이야기다. 각성 상태로 깨어 있으려는 것이 애초에 우리가 커피를 마시는 이유다. 카페인 섭취는 양날의 검과 같다. 커피를 마셨을 때 더욱 또렷한 정신을 유지할 수 있음은 분명하다. 하지만 동시에 잠을 잘 못자게 되므로 다음 날에는 정신이 덜 또렷해진다. 전문가들은 이 현상을 **수면 샌드위치** 효과라고 부른다. 이는 카페인을 섭취한 이틀 사이에 잠이 끼어 서서히 수면 시간이 짧아지는 현상이다. 안타까운 일은 이 효과의 희생양이 점점 늘어나고 있다는 것이다. 실제로 미국인의 33퍼센트는 하루 수면 시간이 여섯 시간 미만이다.[19]

카페인은 뇌의 아데노신 수용체에 작용하는데 이는 수면, 각성, 인지 기능과 연관되어 있다.[20] 다양한 연구가 카페인이 수면에 글 영향을 미칠 수 있음을 보여 준다. 크리스토퍼 드레이크Christopher Drake와 그의 동료들은 2013년 연구에서 카페인 400밀리그램(대략 원두커피 네 잔에 해당한다.)을 세 그룹의 사람들에게 잠들기 직전, 잠들기 세 시간 전과 여섯 시간 전에 마시게 했다.[21] 실험 결과 카페인을 마신 그룹의 사람들은 모두 수면 장애를 경험한 것으로 나타났다.

하지만 이전에 살펴보았듯 카페인이 주는 이익도 분명 존재한다. 따라서 카페인을 완전히 끊는 것이 최선의 전략이라고 보기는 어렵다. 하루에 마시는 커피 세 잔은 수명을 늘려 주고 심장병이나 암을 예방함은 물론 신경 질환, 대사 장애, 간 문제의 위험을 낮춘다.[22] 결국 최적의 방법은 카페인을 현명하게 사용하되 언제 부작용이 나타나는지 분명히 파악하는 것이다.

나는 다음과 같은 카페인 섭취를 권장한다. 하루에 서너 잔의 커피나 카페인이 포함된 차를 마시되 오후 3시 이후에는 카페인 섭취를 멈추는 것이 안전하다. 만약 카페인에 민감한 사람이라면 디카페인이라 하더라도 늦은 시간에는 마시지 않는 것이 좋다. 스타벅스 디카페인 커피 그란데 사이즈 한 잔에는 약 13.9밀리그램의 카페인이 들어 있다.

술

18세 대학생 에이든Aidan은 우울감 때문에 나를 찾아왔다. 성적은 점점 떨어졌고 시험 기간만 다가오면 불안감이 치솟았다. 그의 과거 이력을 묻자 에이든은 주말이면 늦잠을 잘 수 있다는 생각에 엄청나게 술을 마시고 평일에만 맨정신을 유지한다고 말했다. 이런 식의 음주

패턴은 대학생은 물론 대부분의 사람에게 보편적인 방식이고 자못 논리적인 것으로 보인다. 술을 마신 뒤 느껴지는 피곤함이 주말 동안 푹 쉬면서 나아질 테니 말이다. 하지만 이 문제는 사실 그리 간단치 않다.

나는 에이든에게 술을 마시지 않는 날 수면 검사를 해 보자고 제안했다. 검사 결과 술을 마시지 않은 상태였음에도 수면의 질이 매우 낮았다. 특히 렘수면이 엉망이었는데, 이 때문에 시험을 앞두면 불안해하고 시험장에서 아는 것조차 잘 떠올리지 못했던 것으로 보였다.

에이든은 약 먹기를 꺼렸기 때문에 나는 딱 한 달 동안만 금주를 시도해 보자고 권했다. 쉽지 않은 일이었지만 그는 결국 술을 끊는 데 성공했다. 금주의 영향은 놀라웠다. 불안감이 줄었고 성적이 눈에 띄게 향상되었다. 그는 한 달 뒤부터 다시 술을 마시기 시작했지만 이전보다는 빈도가 훨씬 줄었다. 에이든은 음주가 수면을 망칠 수 있음을 이해하게 되었다.

술은 진정제이기도 하므로 이론적으로 보면 술을 마셨을 때 더 빨리 잠들 수 있다.[23] 하지만 잠이 든 이후부터는 알코올이 수면 주기를 방해하기 시작한다. 만약 에이든이 술을 거나하게 마신 날 밤 뇌파를 측정했다면 수면 초반에 서파 수면이 증가했음을 확인할 수 있었을 것이다.[24] 서파 수면은 굉장히 깊은 수면 상태로 보통은 잠든 뒤 서파 수면 상태에 돌입하기까지 꽤 오랜 시간이 걸린다. 음주를 하면 깊은 서파 수면 상태에 빠르게 이를 수 있지만 후반에는 수면의 질이 굉장히 떨어져 피로에서 전혀 회복하지 못한 상태로 일어나게 된다.[25]

술은 렘수면을 억제하기 때문에 결과적으로 정신 기능에 문제를 일으킬 수 있다. 마치 에이든의 성적이 떨어진 것처럼 말이다. 렘수면이 부족한 상태에서는 위험 상황에 대처하는 데 더욱 어려움을 겪는다.[26] 또한 장내 박테리아에 변화가 생겨 장과 뇌에 염증이 증가하게 되고 미주 신경의 진정 및 보호 효과가 떨어진다.[27] 게다가 취기가 올랐을 때든 술이 깼을 때든 편도체가 흥분 상태에 머물기 때문에 불안감이 심해진다.

평소 술을 너무 많이 마시는 사람은 술을 마시지 않았을 때조차 수면 장애를 경험한다. 에이든처럼 주말에 폭음을 하는 사람들이 주중에는 술을 입에도 대지 않았음에도 충분히 회복되었다는 느낌을 받지 못하는 이유다.

만약 잠들기 전 **긴장을 풀기 위해** 와인 한두 잔 정도를 마시고 싶다는, 굉장히 순수해 보이는 유혹에 빠진다 할지라도 음주에는 좋은 점보다 나쁜 점이 더 많다는 사실을 인지하길 바란다. 스스로가 술꾼이 아니라고 생각하더라도 만약 수면 문제로 고생하고 있다면 한 달 정도는 음주를 자제하면서 수면 상태에 어떤 변화가 생기는지 살펴보라.

꿀잠을 돕는 음식

멜라니Melanie는 36세의 음식 블로거다. 그녀는 레시피를 연구하고, 동영상을 만들고, 소셜 미디어에 사진을 올리고, 온라인으로 받은 질문에 답하면서 하루를 보낸다. 아침 운동으로 하루를 시작해 밤에 침대에 누울 때까지 그녀는 1분 1초도 허투루 쓰지 않는다. 하지만 불을 끄고 침대에 누워도 곧바로 잠들지 못했다. 잠이 들기까지 두세 시간 이 걸렸고 잠들기 위해 애쓰다가 밤을 새운 적도 많았다. 보통 11시에 잠을 청하고 아침 6시면 일어났기 때문에 실상 멜라니는 하루 네 시 간 정도의 수면으로 하루를 버티고 있었던 셈이다.

멜라니는 나를 만나러 왔을 당시 심한 좌절감을 느끼고 있었다. 텔 레비전 전원을 끄고 침대에서 핸드폰을 치우고 카페인을 피하고 양을 세어 보기도 했지만 아무것도 도움이 되지 않았다. 우리는 함께 그녀 의 식단에 대해 얘기하기 시작했다.

우선 그녀의 식단에서 특별히 부족한 음식을 알아보았다. 평소 멜 라니가 기름기가 많은 생선을 거의 먹지 않았음을 깨달았기에 나는 그녀의 식단에 연어와 신선한 참치, 정어리 등을 추가하자고 제안했 다. 또한 아침에 먹는 시리얼에 블루베리를 추가하고 자기 전에 진정 효과가 있는 캐모마일차와 타트체리주스를 마시라고 권했다.

이런 변화를 통해 멜라니는 좀 더 쉽게 잠이 들었고 잠든 뒤에도 중 간에 깨지 않고 푹 잘 수 있게 되었다. 지금부터는 꿀잠을 돕는 음식에 대해 더 자세히 살펴보자.

오메가3 다중 불포화 지방산

오메가3 다중 불포화 지방산(오메가3s)의 효능 목록은 아주 긴데 지 금은 수면의 질 향상이라는 항목을 추가할 차례다. 이미 수많은 동물 연구를 통해 오메가3s가 염증을 줄이고 수면을 정상화하며, 수면이 부족한 쥐에게 나타난 기억력 손상으로부터 뇌를 보호한다는 사실이

입증되었다.[28]

오메가3s가 인간의 수면에도 유익한 영향을 미친다는 연구 결과 또한 점점 늘어나고 있다. 2018년 레일라 자한가드Leila Jahangard와 그녀의 동료들은 우울증 환자 50명을 대상으로 연구를 진행했는데[29] 위약 그룹과 비교했을 때 오메가3s를 섭취한 참가자의 우울증·불안·감정 조절 능력이 개선되었고 수면의 질도 점차 좋아졌다.

오메가3s 추출물은 질 좋은 수면에 꼭 필요한 여러 요소에 직간접적으로 효과를 발휘한다.[30] 오메가3의 일부 지방산은 뇌에서 수면을 유도하는 프로스타글란딘Prostaglandins이라는 물질의 전구체로 작용하며 또 다른 지방산은 수면에 꼭 필요한 멜라토닌의 형성에 영향을 미친다.[31] 더불어 오메가3s는 수면의 효율성과 렘수면의 지속 시간을 모두 증가시킨다.[32]

멜라토닌

멜라토닌은 뇌에서 자연적으로 생성되는 호르몬으로 체내 일주기 리듬을 조절한다. 여러 연구 조사에 따르면 멜라토닌은 수면을 돕는 것 외에도 시차 적응을 할 때처럼 생체 시계에 교란이 생길 때 굉장한 효능을 발휘한다. 수면 주기를 조절하는 기능이 있어 계절성 우울증을 겪는 사람들에게도 도움이 된다.

멜라토닌 보충제가 따로 존재하지만 식재료에서 멜라토닌을 얻을 수도 있다. 멜라토닌이 들어 있는 음식은 계란, 생선, 우유, 쌀 및 기타 곡물(보리 및 납작귀리), 과일(포도, 자몽), 견과류(특히 피스타치오 및 호두), 씨앗류(해바라기씨, 겨자씨, 아마씨), 다양한 채소(아스파라거스, 토마토, 브로콜리, 오이) 등이다.

트립토판

제3장에서 이미 언급했듯 추수감사절 칠면조 요리에 들어 있는 트립토판이 잠을 쏟아지게 한다는 속설이 100퍼센트 진실이라고는 할 수 없다. 음식물의 형태로 섭취한 트립토판이 뇌까지 도달하기가 쉽지 않기 때문이다. 하지만 트립토판이 일단 뇌에 도달하면 의심의 여지 없이 즉각 졸음이 쏟아진다.[33] 트립토판은 뇌 및 혈중 세로토닌과 멜라토닌 수치를 증가시키는데 이 두 물질 모두 쉽게 잠에 빠지도록 도와준다.[34]

트립토판은 수면 치료에 사용되며 보통 **시간차 치료**Inte-rval Therapy 방식으로 처방된다. 시간차 치료란 몇 주 동안 약을 복용했다가 그다음 몇 주 동안은 복용을 멈추고 이후 다시 시작하는 방식이다. 무엇보다 나는 트립토판 같은 보충제는 의사의 지도 아래 복용해야 한다는 점을 다시 한번 강조하고 싶다. 트립토판은 미국에서 영양 보조 성분으로 분류되지만 캐나다에서는 약물로 분류된다.

만약 트립토판을 약보다는 음식의 형태로 최대한 많이 섭취하고 싶다면 앞서 살펴보았던 추수감사절 속설의 필연적 결과를 기억하라. 트립토판은 뇌에 거의 흡수되지 않지만 칠면조 고기와 으깬 감자를 같이 먹는 식으로 탄수화물과 함께 섭취하면 흡수율이 높아진다. 똑같은 영양 원칙이 시리얼과 우유(이때 시리얼은 건강한 재료를 활용하고 설탕이 적게 들어간 통곡물 시리얼이어야 한다.), 통곡물 토스트와 땅콩버터, 통곡물 크래커와 치즈 등에도 적용된다. 이러한 조합은 모두 수면에 도움이 된다.

트립토판은 호박과 호박씨, 볶은 콩, 익힌 양고기나 참치 요리 등에도 들어 있다. 이 음식은 잠들기 전 간식으로 먹기에는 적절하지 않지만 혹 수면 문제로 고생하고 있다면 앞서 소개한 음식에 탄수화물을 곁들여 저녁으로 먹어 보라. 도움이 될 것이다.

L-오르니틴

이전에 언급했던 것처럼 우리 몸에서 자체 생성할 수 없는 필수 아미노산은 오직 음식 형태로 섭취해야 한다. 트립토판처럼 L-오르니틴 역시 필수 아미노산으로 피로감을 느낄 때 수면의 질을 향상할 수 있는 물질이다.[35] L-오르니틴은 L-아르기닌이 포함된 음식을 먹었을 때 체내에서 생성된다.

L-아르기닌을 섭취하는 가장 쉬운 방법은 완전 단백질 공급원을 먹는 것이다. 완전 단백질 공급원이란 몸에서 생성이 불가능한 아홉 가지 필수 아미노산을 모두 포함한 단백질원을 말한다. 육류, 가금류, 생선, 달걀, 콩, 퀴노아가 여기에 속한다.

캐모마일

제3장에서 캐모마일이 불안감을 줄이는 데 도움이 되는 허브라고 이야기했다. 하지만 캐모마일의 가장 오랜 용도는 바로 수면 보조다.

캐모마일이 수면에 도움이 된다는 이야기를 분명 들어 본 적이 있을 것이다. 캐모마일은 현존하는 가장 오래된 허브 중 하나로 긍정적인 효능이 과학적으로 이미 입증되었다.

2017년 무흐신 아디브-하지바게리Mohsen Adib-Hajbaghery와 그의 동료들은 60세 이상의 실험 참가자를 대상으로 수면 연구를 진행했다. 실험 참가자들은 28일 동안 연속으로 캐모마일 추출물 200밀리그램 캡슐 혹은 위약을 섭취했다.[36] 그 결과 캐모마일 추출물을 섭취한 실험 참가자의 수면의 질이 현저하게 향상되었다. 2019년 캐모마일 차와 수면에 관한 모든 연구를 분석한 메타 연구에서도 캐모마일이 수면의 질 향상에 매우 효과적이라는 점이 드러났다.[37]

캐모마일의 진정 작용은 주로 아피게닌Apigenin이라는 플라보노이드가 일으키는 것인데 이 물질과 뇌 속에서 결합하는 수용체는 바륨Valium이나 자낙스Xanax 같은 신경 안정제가 작용할 때 결합하는 수용체와 동일하다.[38]

캐모마일을 섭취하는 가장 일반적인 방법은 간단히 차로 마시는 것이다.(엄밀히 말하면 찻잎을 우린 것이 아니므로 '캐모마일 꽃을 우린 물'이라고 봐야 하지만 말이다.) 차 종류에 따라 캐모마일의 양이 달라지기에 한 컵에 어느 정도의 캐모마일이 들어가는지 말하기는 어렵지만 나는 캐모마일차를 하루에 한 잔(한 잔은 약 225밀리리터)에서 세 잔 정도 마실 것을 권한다. 특히 환자들에게는 캐모마일차를 초저녁에 마시라고 조언한다. 잠자리를 준비하는 동안 이완 효과를 누리면서도 잠들기 전 화장실에 다녀올 충분한 시간을 확보할 수 있기 때문이다.

캐모마일차를 마시기 전에는 의사와 확실히 상의를 해야 하는데 캐모마일이 다른 신경 안정제나 혈액 희석제 또는 진통제와 상호 작용을 일으킬 수 있기 때문이다. 또한 돼지풀Ragweed, 데이지, 금잔화, 국화 알레르기가 있다면 캐모마일에도 알레르기 반응을 일으킬 수 있으므로 섭취해서는 안 된다.

기타 미량 영양소

캐모마일 외에 수면을 돕는 천연 물질로는 감마 아미노뷰티르산, 칼슘, 칼륨, 멜라토닌, 피리독신, 헥사데센산Hexadecenoic Acid 등이 있다. 이러한 성분은 대부분 보충제 형태로 섭취할 수 있지만 음식으로 섭취하는 것도 가능하다. 음식의 경우 다른 여러 유용한 물질이 함께 들어 있는 경우가 많다.

보리 순 분말에는 항산화 물질뿐 아니라 칼륨 등의 전해질과 뇌를 보호하고 잠드는 데 도움을 주는 감마 아미노뷰티르산도 풍부하게 들어 있다.[39]

마카는 방울무의 친척쯤 되는 채소로 버터 스카치 사탕과 비슷한 냄새가 난다. 페루와 중국에서 자라는데 칼슘, 칼륨, 지방산 등이 들어 있어 수면에 도움을 준다.[40]

인삼 꽃과 이파리는 뇌의 감마 아미노뷰티르산 수용체를 자극해 수면을 유도한다.[41] 아시아산, 중국산 인삼과 홍삼이 잘 알려져 있는데 미국산 인삼과는 전혀 다르므로 혼동해서는 안 된다.(미국산은 정반대의 효과를 가지고 있다. 이에 대해서는 뒤에서 짧게 살펴보겠다.)

영지버섯은 동양권에서 자라는 버섯으로 감마 아미노뷰티르산 수용체를 자극해 수면을 유도한다.[42]

상추에는 락투신Lactucin이라는 물질이 들어 있는데 이 때문에 진정 효과가 발생하는 것으로 알려져 있다.[43]

체리는 폴리페놀과 비타민C를 풍부하게 공급해[44] 결과적으로 염증 반응을 줄이고 수면을 유도한다. 특히 타트체리주스는 불면 증세를 완화하는 것으로 알려져 있다.[45] 2018년 잭 로소Jack Losso와 그의 동료 연구진은 11명의 실험 참가자에게 2주간 체리주스 또는 위약을 먹게 하여 체리주스가 수면 시간을 늘리고 효율을 높인다는 점을 확인했다.[46] 규모가 작긴 하지만 체리주스의 수면 보조 효과를 확인한 첫 번째 인간 대상 실험 결과라는 면에서 유의미하다. 체리주스는 트립토판 가용성을 높이고 염증을 줄여 주는 것으로 보인다.

피로를 물리치는 음식

숙면을 취하지 못했을 때 가장 눈에 띄는 결과가 피로감이라는 사실은 자명하다. 이러한 상태로는 인생의 여러 고락을 헤쳐 나갈 수 없다. 하지만 피로의 유일한 원인이 수면 부족인 것은 아니다. 심신이 최적의 상태로 효율을 발휘하지 못하도록 막는 원인은 수면 부족 외에 수도 없이 많다.

만약 만성적으로 피로한 상태라면 혹시 심장이나 갑상선 질환 같은 심각한 문제가 있지는 않은지 의사와 상담해 봐야 한다. 만약 이런 경우가 아니라면 영양을 보충하는 것이 기력을 끌어올리려는 노력의 가장 좋은 출발점이 될 것이다.

항염 효과가 있는 음식들

피로의 여러 원인 중 하나는 경미한 만성 염증으로 이는 비만·우울·만성 통증 같은 여러 요소에 의해 일어난다.

몸에 염증이 있으면 뇌에서 쓸 수 있는 에너지가 줄어든다. 경미한 염증이 에너지를 생성하는 화학 경로의 신진대사 스위치를 꺼 버리기 때문이다. 그 결과 에너지가 떨어지고 독성을 지닌 활성 산소가 증가해 뇌 조직이 손상되고 인슐린 민감도가 떨어진다.

이러한 악순환으로 인해 염증을 심화하는 음식은 체내에서 사용 가능한 에너지를 줄일 수 있다. 염증을 가라앉히려면 항염 식이요법에 따른 식사를 하는 것이 중요하다.[47] 이 책에서는 지금까지 항염 작용을 하는 다양한 음식을 다루었는데 항염 식이요법의 핵심 원칙은 아래와 같다.

- 우리 뇌의 60퍼센트는 지방으로 구성되어 있다. 뇌 기능을 최상으로 끌어올리기 위해서는 오메가3 지방산을 지속적으로 공급해 주어야 한다. 에이코사펜타엔산과 도코사헥사엔산을 적어도 하루에 2~3그램은 섭취해야 한다.
- 오메가6와 오메가3 사이의 올바른 균형을 유지하기 위해서는 오메가6 지방산 섭취를 줄여야 한다. 오메가6를 과도하게 섭취하

면 몸에서 염증을 일으키는 화학 물질의 생성이 촉진될 수 있다. 오메가6 지방산은 옥수수유, 홍화유, 해바라기유, 포도씨유, 콩기름, 땅콩기름 및 그 밖에 여러 채소류 기름에 들어 있다. 다시 말해 마요네즈나 여러 드레싱, 대부분의 가공식품 및 패스트푸드를 줄여야 한다는 의미다.

- 알록달록하고 전분이 들어 있지 않은 채소에는 폴리페놀이 들어 있는데 이 물질은 다양한 방법으로 염증 반응에 대항한다. 폴리페놀이 들어 있는 식재료는 정향Clove, 팔각, 코코아 가루(천연, 비알칼리성), 멕시칸 오레가노, 다크초콜릿, 밤, 아마씨유 등이다.[48] 홍차와 녹차, 블랙베리, 머루 포도 씨, 사과 발효 식초, 계피 그리고 마키베리(칠레 지역에서 자라는 마키나무의 열매—옮긴이) 같은 슈퍼 푸드도 염증을 줄이는 데 도움이 될 수 있다.[49]

- 항염 식이요법을 따를 때에는 반드시 신선한 식물성 음식으로 건강한 지방(아보카도, 다크초콜릿, 올리브, 치아씨, 코코넛, 아몬드, 피칸, 호두 등)과 천연 화학 물질을 섭취해야 인슐린 수치가 안정된다.[50] 콜리플라워, 껍질콩, 브로콜리 등을 먹도록 하자.

위와 같은 원칙을 따르면 체내 염증 반응이 줄어들어 기운과 활기를 되찾을 수 있다.[51]

마그네슘과 아연

20년 전 연구자들은 만성 피로 증후군을 앓는 환자들의 적혈구 마그네슘 수치가 낮게 나타나는 현상을 발견했다. 이후 마그네슘 수치를 개선하자 환자들은 활력을 되찾았다.[52]

마그네슘은 염증을 줄이고 신경 체계를 이완시킨다. 예를 들어 운동을 하면 혈액 내에 젖산이 축적되면서 피로감과 몸살 기운을 느끼기 쉬운데 이때 마그네슘이 젖산 축적을 막아서 결과적으로 피로감을 완화하는 것이다.[53]

마그네슘이 들어 있는 음식은 구운 아몬드와 데친 시금치, 구운 캐슈너트, 두유, 삶은 검은콩, 풋콩 등이다.

아연 부족 역시 만성 피로 증후군의 특징으로 아연 섭취를 늘리면 피로감 개선 및 예방 효과를 얻을 수 있다.[54] 오늘날 아연 부족은 굉장히 흔한 현상으로 전 세계 인구의 절반 정도가 식습관의 영향으로 아연 부족 경향을 보인다. 식사를 통해 아연을 더 많이 섭취하려면 양고기, 호박씨, 햄프시드, 목초 사육 소고기, 병아리콩을 넣은 음식을 식단에 추가해야 한다.

비타민

비타민은 뇌를 보호하고 생활에 활력을 주는 핵심 영양소다. 여러 종류의 비타민 수치를 높이기 위해 멀티비타민을 챙겨 먹을 수도 있지만 나는 가능한 천연 재료를 통해 비타민을 섭취하길 권한다. 그러려면 육류, 생선, 달걀, 과일, 채소가 모두 균형을 이루는 식사를 해야 한다. 비타민이 부족한 환자의 식단에는 두드러지는 빈틈이 있는 경우가 많은데 예를 들어 고기를 먹지 않거나 과일이나 채소를 거의 먹지 않는 것이다. 만약 이런 경우에 해당한다면 지난 일주일 동안 먹은 음식을 떠올려 보고 어떤 부분이 비어 있는지 점검하자. 그리고 다양한 영양소를 섭취하려면 어떻게 해야 할지 고민하라. 나는 감귤류 과일을 먹기 시작한 뒤 빠르게 에너지 수준을 회복하는 환자를 그동안 많이 목격했다.

이제부터 우리에게 필요한 에너지를 제공하는 데 특정 비타민이 어떻게 작용하는지 정리해 소개하도록 하겠다.(아래 소개된 비타민을 섭취할 수 있는 음식을 확인하려면 428쪽 부록 B에 수록된 표를 참조하라.)

__티아민: 티아민(비타민B1) 수치가 낮아지면 미토콘드리아 활동성에 변화가 생길 수 있다. 미토콘드리아는 체세포에서 에너지를 만들어 내는 공장이기 때문에 티아민이 부족하다는 것은 곧 에너지 생성 감소를 의미한다. 신경 세포는 에너지를 많이 사용하므로 티아민 부족에 더욱 취약하다.

__비타민 B6: 비타민B6는 피리독신이라고도 불리는데 만성 피로 증후군 환자들은 이 비타민이 부족한 경우가 많다.[55] 동물의 경우 뇌의 비타민B6 결핍 현상은 에너지 생성에 사용되는 포도당 수치가 낮은 것과 관련이 있다.[56] 비타민B6가 부족하면 뇌세포 간 연결에 문제가 생겨서 정보 처리 효율도 감소한다. 피로감이 생기는 것은 당연한 결과다.

비타민B6 결핍은 임산부나 수유부에게서 더욱 흔하게 나타나며 만성 알코올 중독 때문에 일어나는 경우도 있다.

__엽산: 엽산은 비타민B9의 다른 이름이다. 다른 비타민B군과 마

찬가지로 엽산 부족 역시 만성 피로 증후군과 관련이 있다.[57] 엽산은 전신 세포 발달 과정에 관여하므로 엽산이 부족하면 세포 발달이 둔해지면서 더 많은 에너지를 필요로 해 쉽게 피로감을 느낀다.[58]

엽산 부족으로 인한 피로감은 빈혈로 인해 발생할 때도 있다. 한 달 동안 가쁜 숨, 피로감, 손끝 무감각과 따끔거림에 시달린 한 44세 남성이 동네 의원을 찾았다.[59] 광범위한 검사를 진행한 결과 그가 대적혈구성 빈혈Macrocytic Anemia이라는, 보통 엽산 부족으로 발생하는 빈혈에 걸렸다는 사실이 밝혀졌다. 빈혈에 걸리면 체내 조직에 충분한 산소 공급이 이루어지지 않고 그 결과 피로감이 생긴다.

물론 빈혈 외에도 피로의 다른 원인이 있을 수 있다. 하지만 그동안 나는 단지 엽산이 풍부한 음식을 많이 먹지 않았기 때문에 피로감을 느끼는 환자를 너무나 많이 목격했다.

__비타민B12: (코발아민이라고도 불리는) 비타민B12 부족은 뇌졸중같이 특정한 상황 이후 경험하는 피로감과 관련이 있다.[60] 제7장에서 비타민B12가 들어 있는 음식에 대해 다루기는 했지만 만약 환자가 위염이나 빈혈, 크론병 같은 질환을 앓고 있는 등의 특수한 경우라면 식품을 통한 충분한 섭취가 불가능할 수도 있다. 비타민B12를 보충제 형태로 복용하는 것이 부족분을 충분히 채울 수 있는 방법인지에 대해서는 논란이 있지만 대체로 여러 연구가 건강에 도움이 된다는 점을 입증한다.[61] 비타민B12 수치를 올리기 위해 주사 주입이 필요한 경우도 있다. 의사의 도움을 받으면 현재 자신의 비타민B12 수치가 어떠하고 무엇을 어떻게 얼마나 더 챙겨 먹어야 하는지 확인할 수

있을 것이다.

__비타민C: 비타민C는 뇌에서 주요 항산화 물질로 작용하며[62] 피로는 비타민C 부족으로 나타나는 대표 증상이다.

__비타민D: 비타민D 수치가 충분히 높지 않으면 뇌 손상 및 염증이 발생할 수 있다.[63] 비타민D가 신경 세포의 성장을 돕고 뇌 조직 형성을 보조하기 때문이다. 비타민D를 체내에서 합성하려면 창문을 통해서가 아니라 직접 햇빛을 쬐어야 한다. 하지만 햇빛을 과도하게 쬐면 피부암 발생 확률이 높아지는 등 여러 부작용이 발생한다. 자외선 차단 지수SPF가 낮은 선크림은 비타민D 합성에 큰 영향을 주지 않는 듯하지만 자외선 차단 지수가 높은 선크림은 비타민D 합성을 방해할 수 있다.[64] 그렇다고 해서 선크림을 바르지 않을 것을 권한다면 수많은 피부과 의사가 들고일어날지도 모른다. 음식으로 비타민D 섭취를 늘리는 것이 중요한 이유다.

__비타민E: (알파-토코페롤이라고도 불리는) 비타민E는 지방 흡수에 문제가 있을 때 부족해지는 경우가 많다. 따라서 소화기 질환이 있는 사람이나 낭포성섬유증 또는 셀리악병 등으로 인해 지방을 적절하게 흡수하지 못하는 사람에게 비타민E 결핍 현상이 종종 나타난다.[65] 비타민E는 신경계 발달에 중요하게 쓰이는 물질로 신체가 필요로 하는 에너지가 충분히 공급될 수 있도록 돕는다.

캡사이신

캡사이신은 고추에 들어 있는 매운맛 성분이다. 이 성분은 음식에 화끈한 맛을 더하기도 하지만 쥐 실험 결과 피로감을 줄여 준다는 사실이 밝혀졌다.[66] 인간의 경우 매 끼니마다 캡사이신 2.5밀리그램(하루 총 섭취량 7.68밀리그램) 정도를 섭취했을 때 체내 에너지 균형이 회복되는 것으로 나타났다.[67]

캡사이신이 기운을 북돋는 이유는 체내 혈당 대사에 영향을 미치기 때문이다.[68] 캡사이신은 장에 도달하면 미주 신경을 통해 뇌를 자극해 식욕 조절을 돕는다. 이때 캡사이신은 뇌의 식욕 조절 중추에서 분비되는 호르몬을 돕는데 이로써 배가 부르다는 것을 더 정확히 알아차려 식욕이 더 생기지 않도록 한다.[69] 캡사이신의 비만 방지 효과를 지지하는 연구 결과가 점점 증가하고 있다. 캡사이신의 이러한 작용은 피로감 개선에도 도움을 주는 것으로 보인다.

캡사이신의 양은 고추의 품종에 따라 굉장히 큰 차이가 있으며 캡사이신 함유량이 높을수록 매워진다. 예를 들어 비교적 덜 매운 할라페뇨의 경우 캡사이신이 겨우 0.165~0.33밀리그램 정도밖에 들어 있지 않으며 세라노 고추에는 0.396~1.518밀리그램이 들어 있다. 따라서 매운맛이 더 강한 태국 쥐똥 고추와 하바네로를 통해 캡사이신을 더욱 효율적으로 섭취할 수 있다.(물론 먹을 수만 있다면 말이다!)

캡사이신이 많이 들어 있는 음식을 먹기보다는 평소 매운 음식을 더 자주 챙겨 먹기를 권한다. 카이엔 고추(남미 지역에서 자라는 작고 매운 고추 품종—옮긴이)를 요리에 활용하거나 태국, 인도 음식 또는 다른 매운 음식을 주문할 때 평소 먹는 것보다 조금 더 맵게 해 달라고 주문하자.

여기서 중요한 것은 **매콤함**이라는 포괄적인 맛이 아니라 캡사이신이라는 것을 명심하라. 다시 말해 캡사이신이 아닌 요소, 예를 들어 겨자, 고추냉이, 후추, 생강과 같은 재료를 넣어 매운 음식은 캡사이신처럼 에너지 균형에 영향을 미치지 않는다.[70]

기타 향신료들

__블랙 커민: 쥐를 대상으로 한 실험에 따르면 흔히 블랙 커민Black Cumin이라 불리는 *니겔라 사티바*Nigella Sativa라는 식물의 씨앗을 활용한 향신료가 수영 후 지쳐 있는 쥐의 피로 회복에 도움이 되었다고 한다. 블랙 커민은 항산화 특성 때문에 신경 보호 효과가 있는 것으로도 잘 알려져 있다.[71] 또 뇌에서 아세틸콜린을 증가시켜 근육 수축 작용을 돕기도 한다.

블랙 커민이 향신료로서 지닌 가능성은 다양하지만 그 긍정적인 효과를 확실히 하려면 인간을 대상으로 한 좀 더 많은 연구 결과가 필요하다. 하지만 이것이 블랙 커민을 음식에 넣는 것이 문제가 된다는 의미는 아니다. 블랙 커민은 니겔라 씨앗으로 팔리기도 하고 양파씨, 혹은 힌두어로 칼롱지Kalonji라고 불리기도 한다. 인도 빵인 난Naan에 활용되기도 하고 벵갈식 감자볶음, 레몬 절임 등에도 사용된다.

__강황: 강황의 활성 성분인 우리의 오랜 친구 커큐민은 쥐의 근육 내 글리코겐 함유량을 증가시키는 것으로 밝혀졌다.[72] 글리코겐은 중요한 에너지원으로 활동량이 많은 사람의 회복력과 운동 능력을 높인다. 운동으로 인한 염증과 근육통을 다루는 데 도움을 주기 때문이다.

따라서 커큐민 100밀리그램만 섭취해도 피로감이 개선될 수 있다.

미국 인삼

인삼은 기운을 돋우고 피로를 완화하는 보조 식품으로 알려져 있다. 그리 틀린 말이 아닌 것이 인삼은 도파민, 노르아드레날린, 세로토닌 수치를 높임으로써 뇌 활동에 영향을 미친다. 또한 뇌에서 형성되는 에너지를 증가시키기도 한다.

미국 인삼 성분이 들어 있는 대체 식품은 없지만 음료 또는 음식으로 먹거나 보충제로 섭취할 수 있다.

음식이 곧 에너지다

이번 장을 통해 음식이 여러 가지 방식으로 활력을 준다는 것을 깨달았길 바란다. 음식으로 섭취한 칼로리는 생물학적 체계를 운영하는 데 필요한 연료가 되기도 하지만 동시에 신체의 휴식을 돕는 핵심 요소로 쓰이기도 한다. 좋은 음식은 맑은 정신과 건강한 태도로 더욱 풍요로운 삶을 누릴 수 있도록 도와준다.

수면 문제로 고생 중이라면(혹은 깨어 있는 동안 피로감을 느낀다면) 지금까지 함께 살펴보았던 식단 전략을 시도해 보라고 권하고 싶다. 수면 위생Sleep Hygiene이라고도 불리는 좋은 수면 습관을 연습하는 것도 중요하다. 잠들기 전 준비를 충분히 마치고 수면 습관을 꾸준히 유지하도록 노력하라. 어둡고 고요한 수면 환경을 확보하고 핸드폰을 들여다보거나 컴퓨터로 일을 하거나 잠들기 전 TV를 보는 등의 행동은 피하라. 이런 행동이 뇌를 자극해 각성 상태를 지속시키기 때문이다. 너무 긴 낮잠도 숙면에 방해가 될 수 있으므로 피한다.

온갖 업무와 육아 혹은 즐거운 저녁 시간을 보내고 싶은 마음보다 수면을 우선순위로 두는 일이 얼마나 어려운지 잘 안다. 하지만 장담컨대 밤에 숙면을 취하는 것이야말로 건강을 위한 기본 토대다.

▌ 불면증 및 피로 요약정리 ▌

먹어야 할 음식

- 오메가3 지방산: 생선, 그중에서도 특히 지방이 많은 연어, 고등어, 참치, 청어, 정어리 등을 섭취
- 멜라토닌: 계란, 생선, 우유, 쌀, 보리 및 납작귀리, 포도, 자몽, 호두, 해바라기씨, 겨자씨, 아마씨, 아스파라거스, 브로콜리, 오이 등
- 트립토판: 칠면조 및 기타 육류, 병아리콩 등을 가급적 탄수화물과 함께 섭취
- L-오르니틴: 육류, 가금류, 생선, 계란, 대두, 퀴노아 등
- 캐모마일차
- 몸에 좋은 미량 영양소가 포함된 음식: 상추, 타트체리주스, 보리 순 분말, 마카, 인삼, 영지버섯, 아스파라거스 분말 등

피로 해소에 좋은 음식

- 항염 작용을 하는 음식: 오메가3, 폴리페놀이 들어 있는 알록달록한

채소

- 미네랄: 마그네슘 및 아연 등
- 비타민B1, 비타민B6, 비타민B9, 비타민B12, 비타민C, 비타민D, 비타민E
- 캡사이신이 풍부한 음식: 카이엔 고추, 세라노 고추, 할라페뇨 등의 고추
- 향신료: 블랙 커민 및 강황

피해야 할 음식

- 카페인: 완전히 끊을 필요는 없지만 하루에 400밀리그램 이하를 섭취하고 오후 3시 이후에는 섭취 제한
- 술: 빨리 잠들게 해 주지만 수면의 질을 저하

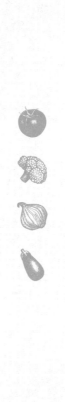

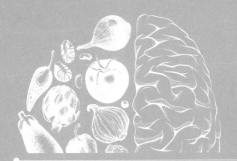

제 9 장

양극성 장애 및 조현병

: L-테아닌, 건강에 좋은 지방, 키토제닉 식이요법

많은 이가 심각한 정신병의 대표로 조울증이라고도 불리는 양극성 장애Bipolar Disorder나 정신 분열증이라고도 불리는 조현병Schizophrenia을 꼽곤 한다. 두 질환은 모두 우리 생활 속에 너무 깊숙이 침투하다 못해 오늘날에는 아예 속어로 쓰는 지경이다. 예컨대 어떤 것이 **양극성**을 띤다면 이는 무언가가 매우 빠르고 극단적으로 변하는 것을 뜻한다. 마치 날씨가 아주 추웠다가 갑자기 따뜻해지는 것처럼 말이다. 어떤 것이 **정신 분열적**이라면 이는 인격이 분리된 것, 즉 방금 전까지 자신 감에 차 있다가 불현듯 불같이 화를 내는 상사처럼 종잡을 수 없다는 의미다.

흔히 쓰이는 이 같은 용례는 둘 다 일부 오해가 있다. 양극성 장애를 겪는 환자가 극단적인 기분 변화를 겪기는 하지만 이러한 감정 기복이 순간적으로 일어나지는 않는다. 보통 조증 상태는 최소 일주일,

울증 상태는 2주 이상 지속된다.

오랜 편견과는 달리 조현병은 **분리된 인격**과는 아무런 상관이 없다. 오히려 이는 해리성 인격 장애Dissociative Identity Disorder의 증상에 가깝다. 의학적으로 조현병의 증상은 양성 증상과 음성 증상으로 나뉜다. 양성 증상은 망상, 환각처럼 건강한 사람에게는 나타나지 않지만 환자에게는 나타나는 정신 이상을 의미한다. 음성 증상은 일반적인 행동을 잘하지 못하게 되는 증상으로 어눌한 말투를 쓰는 것으로 드러나기도 하고 그저 내향적이거나 다소 우울해 보이는 느낌 등으로 드러나기도 한다.

양극성 장애와 조현병에는 유사한 부분이 많아서 일부 정신과 의사는 두 질환을 분명하게 구분하지 않기도 한다. 정신과적 진단에는 논란의 소지가 있을 수 있고 〈정신 장애 진단 및 통계 편람〉Diagnostic and Statistical Manual of Mental Disorder에 수록된 진단 기준은 충분한 연구 근거를 바탕으로 한 것이 아닌 단순한 증상 목록에 불과하기 때문에 임상의들은 이 분류에 항상 만족하지 못한다.[1] 엄밀히 따지면 양극성 장애는 기분 장애로, 조현병은 정신 장애로 분류된다. 하지만 때때로 양극성 장애에서도 환각 같은 정신병적 증상이 나타나므로 이 둘을 완전히 구분하기란 매우 어렵다. 또 조현병을 앓고 있는 사람이 짜증이나 분노 같은 기분 장애 증상을 보여 양극성 장애로 해석될 소지를 제공하기도 한다.

실제로 일부 연구자들은 조현병이 존재하지 않는다고 믿으며 또 다른 연구자들은 양극성 장애와 조현병이 감정 기복-정신병적 증상을 동반한 감정 기복－정신 질환이라는 스펙트럼 선상에 존재하는 것이라 보기도 한다.[2] 이번 장에서는 두 질환이 서로 구별된 질환이라는 기존의 관점을 따라 각각 하나씩 살펴볼 것이다. 그러나 앞으로 살펴보겠지만 두 질환의 개선을 위해 먹어야 할 음식과 먹지 말아야 할 음식이 서로 겹치는 경우가 많다.

양극성 장애

낸시Nancy는 내가 오랜 기간 담당한 환자였다. 나는 그녀가 21세이던 해에 양극성 장애 진단을 내렸다. 낸시는 10년 가까운 기간 동안 꾸준히 리튬 1200밀리그램과 클로나제팜Clonazepam을 복용했다. 그러다 낸시가 새로운 일을 시작하면서부터 아수라장이 펼쳐졌다.

낸시는 스트레스로 인해 꼬리에 꼬리를 무는 생각으로 밤을 지새웠다. 출근을 해도 생각이 이리저리 주제를 넘나들며 날뛰는 통에 집중을 할 수가 없었다. 시간 관리를 하기 위해 공을 들여 할 일 목록을 작성해 보기도 했지만 해결되는 일 없이 처리해야 할 일만 목록에 산더미처럼 쌓일 뿐이라 감당하기 어려웠다. 낸시는 집에 와도 쉬지 않고 끊임없이 목록만 작성했다.

산만함과 꼬리를 무는 생각과 과도한 목표 지향적 행동이 모두 심해지고 있음을 고려할 때 나는 그녀가 경조증, 그러니까 비교적 경미한 상태의 조증을 앓고 있다는 것을 알아차렸다. 아무리 경미한 상태라 하더라도 문제가 되는 것은 분명했다. 낸시는 오랜 기간 약을 안정적으로 복용해 왔기에 나는 이를 바꾼다는 결정을 쉽사리 내리지 못하고 망설였다. 그래서 약물 처방 변경을 미루고 먼저 식습관을 점검해 보았다. 놀랍게도 수많은 문제점이 발견되었다. 낸시는 스트레스를 받고 마음이 조급해질 때마다 아침으로 늘 먹던 단백질 셰이크 대신 베이글과 머핀을 먹었다. 일을 하면서 집중해야 할 때는 평소보다 더 많은 양의 커피를 마셨다. 밤이면 빨리 잠들기를 바라는 마음으로 와인 몇 잔을 마셨다.

그녀의 식습관에서 연약한 마음 상태를 더욱 망치고 있는 익숙한 양상을 충분히 눈치챘을 것이다. 이를 좀 더 완벽하게 이해하기 위해 양극성 장애의 관점으로 뇌와 장의 관계를 자세히 살펴보자.

양극성 장

양극성 장애의 핵심 증상은 바로 정서적 불안정성Lability이다. 이는 기분이 극적으로 변하는 경향을 딱딱한 용어로 표현한 것이다. 양극성 장애를 가진 사람들은 일주일 정도 각성이 최고조에 이른 상태로 밤을 새고 굉장히 빠르게 말하며 한 가지 일에 집중하려 애쓴다. 한 마디로 조증 상태인 것이다. 하지만 일주일이 지나면 이들은 우울증에 빠진다. 집 안에만 틀어박힌 채로 걱정에 사로잡혀 일상생활에 아무런 의욕을 느끼지 못한다.

양극성 장애의 심각성은 극단적 감정 기복 이상이다. 양극성 장애를 가진 사람들은 부차적인 의학적 원인들 때문에 일찍 사망한다. 예를 들어 양극성 장애를 앓는 청소년의 40퍼센트는 비만을 겪는데 이는 일반적인 수치에 비해 두 배나 높다. 게다가 양극성 장애 치료 약물의 부작용인 체중 증가 때문에 상황은 더욱 악화되곤 한다. 양극성 장애 환자들은 일반인보다 심혈관 질환, 당뇨, 자가 면역 질환도 더 많이 앓는다. 그래서 일부 연구자들은 양극성 장애가 단순한 정신 질환이 아니라 다발성 염증 질환이라고 보기도 한다.[3]

우리가 이미 잘 알고 있듯 경미한 염증 상태가 지속되는 것은 장 문제와 관련이 있다. 전신에 염증이 퍼지면 C-반응 단백질이라는 표지자가 증가한다. 양극성 장애 환자나 조증 또는 울증 상태에 빠진 이들에게서 C-반응 단백질이 증가하는 것을 볼 수 있는데 이는 장의 염증 질환이 감정 기복과 관련 있음을 시사한다.

양극성 장애와 장염 간의 관계는 낯설지 않다. 과민성 대장 증후군 환자는 일반 사람보다 양극성 장애를 앓는 비율이 두 배 더 높다.[4] 드물게 항생제 조증Antibiomania이라 불리는 질환도 나타나는데 이는 항생제로 인해 촉발된 조증을 말한다.[5] 그래서 조증 사례가 증가하는 이유 중 하나가 장내 마이크로바이옴의 균형을 깨뜨리는 새로운 항생제 처방이 늘었기 때문이라고 보는 이들도 있다.

장누수 증후군 증상도 양극성 장애와 관련이 있다고 본다. 양극성 장애 환자의 장내 박테리아 중 지다당류라는 박테리아의 세포막 일부를 추적하면 혈액 내의 장 화학 물질을 확인할 수 있다. 건강한 사람의 지질다당류는 장내에 머물러 있지만 양극성 장애 환자의 경우 지다당류가 장 밖으로 새어 나와서 염증 및 염증성 사이토카인Proinflammatory Cytokines을 자극해 결국 우울증과 기분 장애를 더욱 악화시킨다.[6]

시상 하부 뇌하수체 부신 경로도 양극성 장애의 영향을 받는다. 보통 스트레스를 받으면 부신 피질 자극 호르몬 방출 인자라 불리는 호르몬이 자극을 받고 그 결과 부신으로부터 코르티솔이 분비되어 스트레스에 대처하게 된다. 하지만 늘 스트레스 상태인 양극성 장애 환자들처럼 부신 피질 자극 호르몬 방출 인자가 과도하게 많아지면 장에서 **새는** 것이 많아지고 더 예민해진다.[7]

양극성 장애 환자는 독특한 장내 박테리아를 가지고 있는데 이는 과민성 대장 증후군 환자에게서 주로 발견되는 것과 유사하다.[8] 이로 인해 장내 박테리아에 의해 생성되는 감마 아미노뷰티르산, 세로토닌, 도파민, 아세틸콜린 같은 익숙한 신경 전달 물질이 줄어든다. 이전에도 여러 번 살펴보았듯 이러한 신경 전달 물질을 적정 수준으로 유지하는 것은 뇌 건강에 필수적이다.[9]

양극성 장애와 장내 마이크로바이옴 간에 강한 연관성이 있다는 증거를 살펴봤으므로 지금부터 양극성 뇌를 망치거나 개선하는 음식에 대해 이야기해 보자.

양극성 장애를 악화하는 음식 및 식습관

양극성 장애는 조증 상태와 심한 울증 상태를 오가기 때문에 영양학적으로 개입하기가 더더욱 까다롭다. 조증 상태에 좋은 음식이 울증 상태일 때는 그렇지 않을 수 있으므로 감정의 시소가 오르내리는 것에 맞춰 식단을 조정하는 것이 중요하다. 양극성 장애 중 우울증에 효과가 있는 음식은 제2장 우울증에서 다뤘던 음식과 동일하다. 필요하면 이 내용을 다시 찾아보길 권한다. 특히 제10장에서는 조증 및 양극성 장애 전체와 관련한 연구 결과에 초점을 맞출 것이다.

또한 여기서 다룰 여러 음식은 리튬과 부정적으로 상호 작용할 수도 있다는 점을 주의해야 한다.[10] 리튬은 지난 몇십 년간 양극성 장애를 치료해 온 주요 약물로 오늘날 상당히 널리 처방되고 있다. 따라서 다양한 음식이 리튬의 효능에 미치는 영향에 대해서도 당연히 고려해야 한다.

서양식 식단

여기서 우리는 다시 한번 서양식 식단의 해로운 점을 마주한다.[11] 나쁜 지방, 정제 탄수화물, 설탕, 채소가 거의 없는 육류 위주의 식사는 양극성 뇌에 파괴적인 영향을 미친다. 우울증을 다루면서 이미 확인한 바와 같이 양극성 장애 환자는 고탄수화물 고열량 음식을 더 많이 먹는다.[12] 일부 연구자는 설탕이나 스트레스 해소용 음식이 양극성 장애 환자들에게 일종의 자기 치유제로 작용한다고 본다. 하지만 건강에 해로운 식사가 결국 생리학적으로 자신을 파괴하는 행위로 귀결된다는 점에는 의심의 여지가 없다.

양극성 장애 환자에게는 지중해식 식단 같은 식이요법이 도움이 된다.[13] 하지만 양극성 장애 환자가 몸에 좋은 음식을 챙겨 먹기란 쉽지 않다. 고지방 고설탕 음식을 포기하는 것이 양극성 장애로 고생하는 사람에게 특히나 더 어려운 이유는 양극성 장애 환자 중 10퍼센트에 가까운 사람이 먹는 행위를 통제할 수 없는 섭식 장애를 앓고 있기 때문이다.[14] 2017년 마티아스 멜로Matias Melo는 양극성 장애를 갖고 있는 사람들이 야식 증후군도 함께 앓고 있다는 점을 입증했다. 이들은 낮에는 적게 먹고 주로 밤에 폭식하는데 심지어 먹기 위해 자다 일어나기까지 한다. 이러한 습관을 가진 사람이 건강한 식사를 추구하기는 무척 어렵다.[15]

양극성 장애 환자도 주변의 도움을 받으며 충분한 연습을 거치면 식습관을 바꿀 수 있다. 한 연구에서는 양극성 장애 환자가 체질량 지수를 줄일 수 있음을 입증했고 또 다른 연구는 간호사와 생활 습관 코치의 도움이 변화를 이끌어 낸다는 사실을 보여 주었다. 양극성 장애에 영양학적으로 개입하기가 어렵다는 점을 감안한다면 식습관 개선을 시도할 때는 주변의 지원이 무척 중요하다고 볼 수 있다.[16]

지중해식 식습관이 서양식 식단의 좋은 대체재이기는 하지만 양극성 장애 치료에 훨씬 더 효과가 좋은 다른 식이요법이 있다. 예비 연구 자료 및 과거 여러 사례에 따르면 탄수화물은 적게 지방은 많이 먹는 키토제닉 식이요법Ketogenic Diet에 기분을 안정화하는 효과가 있다고 한다.[17] 2019년 이언 캠벨Iain Campbell과 해리 캠벨Harry Campbell은 키토제닉 식이요법이 양극성 장애를 가진 사람의 기분 안정에 어떻게 영향을 미쳤는지 조사했다.[18] 이들은 온라인 게시판을 통해 키토제닉 식이요법, 오메가3 강화 식단, 채식 식단이 기분에 미치는 영향에 대한 274명의 댓글을 분석했다. 사람들은 다른 식이요법보다 키토제닉 식이요법을 따랐을 때 훨씬 기분이 안정적이라고 보고했다.

키토제닉 식이요법이 양극성 장애에 긍정적인 효과를 발휘하는 이유에는 여러 가지가 있다. 글루탐산염, 감마 아미노뷰티르산 전환에 영향을 미치고 산화 스트레스와 전반적인 염증 반응을 줄이는 것이 이에 해당한다.[19] 아마 가장 중요한 점은 키토제닉 식이요법이 세포에서 에너지를 만들어 내는 미토콘드리아가 훨씬 더 잘 일할 수 있도록 돕는다는 점일 것이다. 양극성 장애는 미토콘드리아의 활동성 저하와 상관관계가 있다.[20]

키토제닉 식이요법에서는 지방은 많이 단백질은 적당하게 탄수화물은 매우 적게 섭취한다. 이 책에서는 키토제닉 식이요법의 구체적인 내용을 자세히 다루지 않겠다. 최근 체중 감량 효과로 이 식단이 대유행하고 있기 때문에 식단과 관련한 정보가 넘쳐 난다. 상세한 정보를 원한다면 조시 액스 박사Dr. Josh Axe가 쓴 책《키토 식이요법》Keto Diet을 읽어 보기를 추천한다.

키토제닉 식이요법에는 장·단기적인 부작용이 있음을 유념해야 한다. 이 식이요법을 시작하면 메스꺼움, 구토, 피로, 두통, 어지러움, 불면증 및 변비 등이 나타날 수 있으며 운동 강도를 유지하는 데도 어려움을 겪을 수 있다. 이러한 일련의 증상은 키토 플루Keto Flu라고 불리기도 하며 며칠에서 몇 주간 지속될 수 있다. 적절한 수분과 전해질을 섭취하면 이런 증상을 해소하는 데 도움이 된다. 장기적인 부작용으로는 지방간, 혈중 단백질 감소, 신장 결석, 비타민 및 미네랄 결핍 등이 있다. 만약 키토제닉 식이요법을 시도해 보고 싶다면 의사와 먼저 상담하는 것이 중요하다.

카페인

20세 청년 랜디Randy는 문학을 전공한 대학생으로 성전환을 고려 중이었다.(치료 당시에는 남성으로 대해 주기를 원했다.) 그는 무척 힘든 시간을 보내고 있었고 스트레스로 인한 조증에 빠진 상태였다. 3주간 거의 매일 밤을 샜고 고속도로 중앙 분리대를 뛰어넘었으며 스스로가 세상을 구하러 온 재림 예수라는 환상에 빠져 있었다. 결국 그는 입원 치료를 받게 되었고 내가 그를 만난 것은 입원한 지 6개월이 지난 시점이었다.

나를 처음 만난 시점에 그는 성별 불쾌감Gender Dysphoria(자신의 생물학적 성별을 불쾌하게 느끼는 상태—옮긴이)을 다룰 수 있을 정도로 안정적인 상태였다. 하지만 치료를 시작한 지 두 달 만에 다시 조증이 시작되었다. 그는 필요 이상의 에너지를 내뿜었으며 손을 떨었다. 손떨림 증상은 양극성 장애 치료제로 쓰이는 리튬의 체내 수치가 높을 때 나타나는 독성의 부작용이기 때문에 나는 걱정이 되었다. 그를 평생토록 괴롭힌 젠더 문제를 심도 있게 다뤄 보려고 했지만 시기를 좀 늦춰야 할 것 같았다. 그런데 랜디는 어느날 상담실에서 에너지 음료를 계속 마셔 왔다는 사실을 털어놓았다. 하루에 한두 캔 정도가 아니었다. 지금껏 꾸준히 하루에 여덟 캔에서 열 캔을 마셔 왔던 것이다.

에너지 음료는 많은 대학생에게 친숙한 존재다.[21] 레드불Red Bull, 에

이엠피AMP, 몬스터Monster, 록스타Rock Star, 립잇Rip It, 풀 스로틀Full Throttle, 근거 없는 자신감을 뽐내는 이름인 코카인Cocaine에 이르는 모든 제품이 학업과 파티를 위한 극도의 에너지를 제공하기 위해 고안되었다. 각 에너지 음료에는 1회 제공량 약 235밀리리터(8온스) 기준 80~141밀리그램 정도의 카페인이 들어 있다.(참고로 보통 음료 한 캔의 1회 제공량보다 좀 더 많다.) 일반인에게도 이 정도의 카페인은 굉장히 과한 양이니 양극성 장애를 가진 사람에게 조증을 유발할 위험이 있다는 건 두말할 필요가 없다. 여러 과거 사례 역시 에너지 음료와 양극성 장애 환자의 조증 상태가 연관성이 있음을 보여 준다.[22]

다행히도 랜디의 리튬 섭취량은 독성을 유발할 정도는 아니었다. 그가 손을 떨었던 것은 순전히 카페인 때문에 과하게 흥분한 탓이었다. 나는 랜디에게 지도에 따라 카페인을 줄여 나갈 의향이 있는지 물었다. 카페인을 줄이는 일은 굉장히 조심스럽게 시도해야 했는데 카페인 금단 증상으로 리튬 수치가 급격히 상승할 수도 있기 때문이었다. 다행히도 랜디는 카페인 섭취를 줄이겠다고 대답했고 8주에 걸쳐 천천히 카페인 섭취량을 아침에 마시는 커피 한 잔 정도로 줄여 나갔다. 덕분에 조증 증세와 손떨림이 사라지면서 카페인 없이도 공부에 더욱 잘 집중할 수 있게 되었다. 그동안은 손떨림 증세 때문에 필기를 하거나 연구에 참여하기가 어려웠기 때문이다.

양극성 장애 환자가 조증 상태일 때 카페인이 왜 나쁜지 이해하기는 어렵지 않다. 섭취량이 많지 않을 때에는 카페인이 기분을 좋게 만들어 주는데 이는 카페인이 뇌에서 도파민 및 아데노신 수용체 사이에서 상호 작용을 하기 때문이다. 하지만 많이 섭취하면 기분이 과도하게 고양되어 위험한 수준에까지 이를 수 있다.[23] 또한 카페인은 수면 패턴을 방해하기 때문에 조증 상태를 유발하는 또 다른 요소로 작용하기도 한다.[24]

안타깝게도 지금까지 양극성 장애 환자를 대상으로 카페인의 부정적 효과에 대한 통제 실험이 이루어진 적은 없다. 하지만 상식적인 수준의 정보에 따라서라도 랜디처럼 카페인을 끊는다면 장기적인 이득을 얻을 수 있을 것이다. 대부분의 양극성 장애 환자도 일반적인 카페인 섭취 기준인 하루 400밀리그램 이하 섭취라는 기준을 지킨다면 큰 문제를 겪지 않는다. 다만 카페인을 줄일 때는 서서히 줄여 나가야 한다는 것을 명심하라. 갑자기 카페인을 끊어 버리면 그렇지 않아도 취약한 상태인 뇌가 나락으로 떨어지고 만다. 리튬을 복용하는 환자라면 더욱 위험하다.

염분 섭취 변화

모리스Morris는 54세 자메이카계 남성으로 양극성 장애 때문에 나를 찾아왔다. 몇 주 지나지 않아 우리는 약물로 조증을 억제할 수 있게 되었는데 그에게는 리튬이 무척 효과 있는 듯했다. 그의 혈중 리튬 농도 수치는 1이었는데 이상적인 범위가 0.6에서 1.2라는 점을 생각할 때 이 숫자는 훌륭하고 완벽한 수치였다.

나는 몰랐지만 그는 나와 상담을 시작한 뒤 6개월이 지났을 때 고혈압을 진단받았다. 모리스의 주치의는 저염 식이요법을 권했다. 저염 식단은 고혈압을 치료한다는 관점에서 당연한 처방이었다. 그러나 이 식단을 따르면 신장의 리튬 재흡수율이 높아지기 때문에 혈중 리튬 수치가 급등하게 된다. 이렇게 되면 결과적으로 신장 기능이 망가지게 되는데 이는 고혈압에 위험군인 사람에게 특히 문제가 될 수 있다.

저염 식이요법을 수행하기 시작한 모리스는 손을 떨고 설사를 하기 시작했다. 나는 리튬 중독을 의심했다. 검사 결과 그의 혈중 리튬 수치는 1.5로 나타났다. 고혈압 환자의 리튬 균형을 맞추는 일은 굉장히 까다롭기 때문에 우리는 약의 종류를 바꾸면서 천천히 리튬을 끊었다. 덕분에 손떨림 증상이 사라졌고 부작용 걱정 없이 저염 식단을 계속 따를 수 있게 되었다.

모리스의 사례는 그리 드문 것이 아니다. 실제로 양극성 장애 환자 중에는 고혈압을 앓고 있는 환자가 많다. 일부 예비 조사 데이터에 따르면 조증과 고혈압은 상당히 많은 부분에서 겹친다고 한다.[25] 심지어 일부 과거 사례에서는 베라파밀Verapamil이나 베타 차단제Beta-blocker 같은 고혈압 치료제가 조증 환자에게 도움이 되기도 했다. 두 질환의 환자는 모두 뇌졸중, 갑상선 질환, 당뇨 발병 확률이 높다는 공통점이 발견되곤 한다.

그렇지만 만약 리튬을 복용하는 중이라면 염분 섭취를 일정하게 유지하는 것이 중요하다. 더불어 만약 여러 질병을 앓고 있어서 서로 다른 전문의에게 진료를 받고 있다면 반드시 모든 전문의에게 현재 진행 중인 치료를 전부 공유해야 한다.

글루텐

최근 연구에 따르면 양극성 장애 환자의 체내에서는 글루텐 관련 항체가 증가하며 조증 상태가 밀에 함유된 글리아딘이라는 단백질에 대항하는 항체의 혈청 수치 증가와 관련이 있다고 한다.[26] 쉽게 말해 양극성 장애 환자는 셀리악 또는 비셀리악 글루텐 과민증을 겪을 확률이 더 높다는 것이다.

한 연구는 양극성 장애 환자들에게서 ASCA라는 표지자가 더 높게 나타났음을 밝혀냈다. 이 표지자는 염증성 장 질환 및 셀리악병과 관련이 있다.[27] ASCA 양성 환자는 양극성 장애를 앓을 확률이 서너 배나 높았다. 이는 양극성 장애 환자의 면역 체계가 정상이 아니라는 증거다. 장 내벽이 면역 기능을 제대로 하지 못하면 글루텐과 우유 카제인을 포함한 식품이 면역 반응을 유발할 수 있다.

사례 기록과 기초 과학 연구 결과 모두 글루텐을 끊는 것이 도움이 된다는 것을 보여 준다. 그렇기에 나는 종종 환자들에게 일주일 정도 글루텐 제외 식단을 시도해 보고 감정 기복이 개선되는지 살펴볼 것을 권하곤 한다.

알코올

2006년 벤저민 골드스타인Benjamin Goldstein과 그의 동료들은 양극성 장애 환자 148명을 대상으로 양극성 장애와 술의 관련성을 살피는 연구를 수행했다.[28] 실험 참가자 중 술을 많이 마시는 사람은 한 명도 없었으며 음주량은 남자들 모두 일주일에 네 잔 이하, 여자는 일주일에 한 잔 반 이하였다. 이렇게 알코올 섭취량이 낮았음에도 불구하고 양극성 장애 남성 환자 중 일주일에 네 잔 가까이 마신 이는 이보다 적게 마신 사람에 비해 조증을 겪거나 응급실에 방문하는 횟수가 훨씬 더 많았다. 증류주는 그들을 특히 더 큰 위험에 빠뜨렸다. 여성의 경우 술을 많이 마실수록 우울증과 경조증에 빠질 확률이 더 높아졌다.

다른 연구에 따르면 양극성 장애 환자가 과음할 경우 우울증 위험이 높아지며 약물 복용 계획을 따르지 않을 위험도 훨씬 높아진다고 한다.[29] 술을 너무 많이 마시면 양극성 장애 치료가 더뎌지며 조증 에피소드를 겪을 확률이 증가한다.[30]

결론적으로 이 모든 연구는 양극성 장애로 고통받는 환자라면 술을 끊거나 혹은 음주량을 아주 엄격하게 제한해야 한다는 주장에 강력한 근거를 제공한다고 할 수 있다.

자몽주스, 티라민, 그 밖에 약물 간섭 효과가 있는 음식들

자몽주스에 대해서는 이 책 초반에 잠깐 다룬 바 있다. 아침에 이 음료를 마시는 것은 하루를 상큼하게 시작할 수 있는 무해한 방법 같아 보이지만 실제로는 간에서 특정 약물을 처리하는 효소계Enzyme System를 억제해 결과적으로 혈중 약물 농도를 높일 수 있다.[31] 자몽주스의 영향을 받는 약물에는 항우울제, 항불안제, 기분 안정제, 흥분성 약물, 항정신성 약물 등이 있다. 모두 양극성 장애를 치료하는 데 흔히 사용되는 것들이다.

또 양극성 장애 환자 중 모노아민 산화 효소 억제제를 복용하는 이들은 아미노산 티라민이 들어 있는 음식을 피해야 한다. 티라민은 약물의 효능을 억제할 뿐만 아니라 응급 처치가 필요할 정도로 심각한 혈압 상승을 유발할 수 있는 물질이기 때문이다.

티라민이 많이 들어 있는 음식은 숙성 치즈, 숙성 또는 염장육류, 누에콩, 마마이트Marmite(농축시킨 이스트 추출물로 잼처럼 빵에 발라 먹는 영국식 스프레드—옮긴이), 사우어크라우트, 간장, 생맥주 등이다. 의사의 도움을 받으면 티라민과 관련된 그 외의 음식을 함께 점검할 수 있을 것이다.

정서를 안정시키는 음식

오메가3 다중 불포화 지방산

앞서 오메가3 지방산이 뇌를 보호해 정신 건강을 증진하는 다양한 방식을 살펴봤다. 고무적인 점은 양극성 장애도 오메가3의 도움을 받을 수 있다는 조짐이 보인다는 것이다. 2003년 정신과 전문의 시모나 노아기울Simona Noaghiul과 조셉 R. 히벨른Joseph R. Hibbeln은 오메가3의 주요 공급원인 해산물을 많이 먹는 사람들의 양극성 장애 유병률이 낮다는 점을 발견했다.[32] 2012년 데이비드 미촐론David Mischoulon과 그의 동료들은 실험 참가자에게 무작위로 오메가3 보충제 또는 위약을 지급한 여섯 개 임상 실험을 대상으로 메타 분석 연구를 수행했다.[33] 그 결과 오메가3는 조증을 뚜렷하게 개선하지는 못했지만 우울증 증세에는 눈에 띄게 긍정적인 영향을 미치는 것으로 나타났다. 제2장에서 확인한 오메가3의 우울증 대항 능력을 생각하면 그리 놀라운 결과는 아니다. 비록 우울증에만 영향을 준다는 점이 밝혀지기는 했지만 오메가3의 효능은 광범위하므로 이 점을 고려해 양극성 환자들이 꾸준히 복용할 것을 권장한다.

N-아세틸 시스테인

2018년 자이르 소아리스Jair Soares와 그의 동료들은 양극성 장애 환자에게 위약 또는 아스피린 및 N-아세틸 시스테인 보충제를 함께 지급한 결과 후자를 섭취한 환자들의 우울증 증상이 16주 만에 해소되었다고 보고했다.[34] 이는 N-아세틸 시스테인 단독 섭취가 양극성 장애에 효과가 있음을 보여 주었던 이전 연구 결과를 더욱 공고히 한다. 하지만 최근에 진행된 연구는 이러한 효과가 부분적으로만 나타난다고 주장하고 있어 N-아세틸 시스테인 복용량을 늘리는 것이 모든 환자에게 효과적이지는 않을 가능성을 시사한다.[35]

제7장에서 강박 장애를 논하며 살펴보았듯 N-아세틸 시스테인은 아미노산 시스테인에서 파생된 물질로 항산화 작용을 할 뿐 아니라 염증을 줄여 활성 산소로 인한 뇌 조직 손상을 막는다. N-아세틸 시스테인은 식재료에서 발견되지 않지만 체내에서 전환된 형태인 시스테인은 식품을 통해 섭취할 수 있다. 시스테인은 양파, 마늘, 계란 노른자, 귀리, 방울양배추, 브로콜리, 홍고추, 맥아 그리고 리코타 치즈, 코티지 치즈, 요거트 등의 유제품에 들어 있다.

엽산

매사추세츠 종합 병원 동료인 앤드류 니렌버그Andrew Nieren-berg와 공동 조사관들은 양극성 장애 환자를 대상으로 L-메틸 엽산L-methyl Folate이라는 엽산의 한 종류에 대한 임상 실험을 진행했는데[36] 이를 섭취한 환자 대부분의 우울증 증세가 50퍼센트 이상 개선되었다.

또 다른 연구에서는 리튬을 복용하는 양극성 장애 환자가 200마이크로그램의 엽산을 복용할 경우 재발 가능성이 낮아진다는 사실을 입증했다.[37] 하지만 후속 실험에서는 엽산 보충제가 기분 장애 증상의 발현을 줄이기는 했지만 위약에 비해 특별히 더 뛰어난 예방 효과를 보이진 않았음을 밝혔다.[38] 이상의 결과를 종합하면 엽산을 조증 치료에 사용하는 발프로산 나트륨Sodium Valproate과 함께 섭취할 경우 추가적인 개선 효과가 나타날 것으로 보인다.[39]

엽산을 섭취할 수 있는 좋은 공급원은 아스파라거스, 녹색 잎채소, 바나나, 콩류(익힌 렌틸콩 및 강낭콩), 감귤류 과일(오렌지, 레몬, 라임 등이다. 물론 자몽은 피해야 한다는 것을 기억하라.), 비트, 계란, 아보카도, 맥아, 아몬드, 아마씨 등이다.

마그네슘

1999년 엔젤라 하이든Angela Heiden과 그녀의 동료들은 조증 증세가 심하고 치료가 어려운 중증 환자들에게 7일에서 23일간 황산마그네슘Magnesium Sulphate을 정맥 주사로 주입했다.[40] 황산마그네슘을 투여하는 기간 동안 환자들은 일반적인 양극성 장애 치료 약물을 훨씬 덜 쓰고도 충분히 안정감을 찾았다. 절반 이상의 환자가 임상적 개선을 보였으며 큰 부작용은 나타나지 않았다.

이 연구보다 2년 앞선 연구에서는 경구 마그네슘 제제가 최소 50퍼센트 이상의 환자에게서 리튬과 동일한 효과를 보인다는 것이 밝혀지기도 했다.[41]

두 연구 모두 약물 치료를 받지 않는 양극성 장애 환자의 마그네슘 수치가 낮게 나타난다는 연구 결과와 궤를 같이 한다. 리튬이 혈중 마그네슘 수치를 높인다는 점도 눈여겨볼 만한데 리튬이 양극성 장애 치료제로서 효과적인 것은 부분적으로 이 때문일 것이다.

마그네슘이 가진 양극성 장애 치료 효과가 아직 완벽하게 입증된 것은 아니지만 증상 완화를 위해 견과류, 시금치, 검은콩, 풋콩, 땅콩버터, 아보카도 등으로 마그네슘을 보충하는 것을 고려해 봄직하다.

아연

2016년 마르친 시베크Marcin Siwek와 동료들은 양극성 장애를 앓는 사람이 우울증 상태에 빠지면 아연 수치가 낮아진다는 점을 발견했다.[42] 또 다른 연구는 양극성 장애를 앓는 여성의 경우 아연 수치가 낮을수록 우울증 증세가 더 심각하다는 것을 밝혔다.[43] 이들이 조증 또는 경조증 상태이거나 증세 자체가 나아진 상황일 때는 아연 수치가 정상으로 돌아왔다.

이는 제2장에서 살펴본 아연의 항우울 효과와 일치한다. 나는 양극성 장애 환자에게 아연을 충분히 섭취할 것을 강력히 권한다. 우울증 상태에 있을 때에는 아연 섭취가 특히 더 필요하다. 아연이 들어 있는 음식으로는 해산물(특히 익힌 굴), 살코기, 가금류, 계란 노른자 등이 있으며 콩류, 견과류, 통곡물 등에도 미량 함유되어 있다.

조현병

내가 담당했던 28세 환자 앨리스Alice는 조현병으로 고생 중이었다. 처음 그녀를 만났을 때 앨리스는 지옥에서 온 천사가 자기를 뒤쫓고 있다고 말했다. 그녀는 가수 브루스 스프링스틴Bruce Springsteen의 콘서트에 갔을 때 가죽 재킷을 입고 선글라스를 쓴 남자들이 군중 속에서 자신의 사진을 찍고 있다고 확신했다. (앨리스의 말에 따르면) 이들은 가수 그레이트풀 데드Grateful Dead와 롤링 스톤스Rolling Stones 콘서트에서도 자신을 쫓아다녔다고 한다. 왜 그들이 그런 일을 하는지 묻자 앨리스는 주변을 살핀 뒤 말했다. "저는 비밀을 지키기로 맹세했거든요. 죄송해요, 말할 수 없어요."

굉장히 기괴하게 들리겠지만 그녀가 전한 이야기가 그리 특이한 것은 아니다. 나를 찾아온 수많은 환자가 남녀를 불문하고 자신이 지옥의 천사들과 갈등을 겪고 있다고 믿었다. 이러한 증상을 편집 망상Paranoid Delusion이라고 부른다. 클로자핀Clozapine이라 불리는 항정신성 약물 치료를 시작하자 그녀는 곧 회복되었다. 증상이 완전히 사라진 것은 아니었지만 그 증상은 앨리스를 더 이상 방해하지 않았다. 머릿

속에서 들려오던 목소리가 멈췄고 공포에 떠는 일 없이 정상적으로 생활할 수 있게 되었다. 앨리스는 아주 빠르게 고등 검정고시를 통과하고 행정 보조원으로 취직해 일하기 시작했다.

앨리스는 건강하게 10년을 보냈다. 그리고 연애를 시작했다. 이후 그녀의 조현병 증상이 급속도록 재발하는 것에 놀란 나는 혹시 그녀가 연애 때문에 힘든 것은 아닌지 걱정했다. 그녀의 식사 기록을 살펴보니 이전과는 다른 한 가지 큰 변화가 있었다. 앨리스는 남자친구와 함께 일주일에 여러 번 외식을 했고 식당에 가면 종종 빵을 먹었다. 예전에 앨리스는 밀가루 음식을 거의 먹지 않았다. 데이트를 하며 술도 더 많이 마시기 시작해서 그녀는 매일 밤 와인을 몇 잔씩 마셨다.

당신의 귀에도 경고음이 들리지 않는가? 앨리스의 새로운 식습관이 어떻게 그녀를 위험에 빠뜨렸는지 구체적으로 살펴보기에 앞서 우선 조현병 환자의 뇌와 장 사이의 관계부터 살펴보도록 하자.

조현병 환자의 장

약물 치료를 받고 있든 그렇지 않든 조현병 환자는 건강한 사람에 비해 장내 박테리아의 다양성이 떨어진다. 또한 이들은 건강한 사람의 장에서는 발견되지 않는 독특한 박테리아를 가지고 있다.

한 연구에 따르면 조현병 환자의 배설물을 쥐에게 이식하자 해당 쥐는 통제군에 비해 조현병 신호를 더 많이 보였다고 한다.[44] 이 쥐들은 다른 방법에 의해 조현병 유사 증상을 보이는 쥐와 비슷하게 행동했다. 이 동물 연구는 장내 박테리아의 변화가 뇌의 화학적 구성을 바꿀 수 있다는 강력한 증거이다.

양극성 장애 환자와 마찬가지로 조현병 환자 역시 일반인보다 장 문제를 더 많이 겪는다. 이들에게는 염증 반응, 음식 알레르기, 장벽 결함으로 인한 장누수 문제가 더 많이 나타난다. 조현병 환자 82명을 대상으로 염증성 위장 질환에 대한 사후 분석 연구를 진행한 결과 50퍼센트가 위염을, 88퍼센트가 장염을, 92퍼센트가 대장염을 앓고 있었다. 이는 모두 심각한 장내 염증 반응을 알리는 신호다. 아울러 과민성 대장 증후군 환자 중 20퍼센트가 조현병 증상을 보이는 것으로 나타났다.[45]

조현병 환자는 장 기능과 장내 박테리아 구성이 일반인과 다르기 때문에 면역력이 상대적으로 떨어질 수 있다. 따라서 세균성 감염에 취약해 항생제를 처방받을 확률이 더 높다. 그리고 항생제는 평범한 장내 박테리아까지 모두 죽일 가능성이 있다.[46]

조현병은 장내 박테리아에만 영향을 미치는 것이 아니다. 조현병 환자의 입과 식도의 박테리아 또한 건강한 사람들과 다르다. 이제껏 언급했던 다른 질환에서는 나타나지 않는 독특한 특징이라 할 수 있다.[47] 만약 소화 기계를 입에서부터 항문에 이르는 하나의 길고 복잡한 경로로 생각한다면 조현병은 소화를 위한 도로 전체에 영향을 미친다고 볼 수 있다.

그러니 너무나 당연하게도 조현병을 다루는 데 있어 어떤 음식을 먹는지는 매우 중요하게 작용한다. 이제부터는 조현병 환자가 피해야 할 음식을 살펴보기로 하자.

조현병을 악화하는 음식 및 식습관

서양식 식단

2015년 츠루가 코지Koji Tsuruga와 동료들은 조현병이나 조현 정동 장애Schizoaffective Disorder(조현병과 유사한 증상에 우울증 또는 양극성 장애 증상이 동반되는 질병)를 진단받은 환자 237명의 식습관을 건강한 비교군과 대조했다. 환자들의 식습관이 그들의 정신 질환에 악영향을 미치는지 살펴보고자 한 것이다.[48] 이들은 식이 습관이 질병과 상관관계가 있는지 확인하기 위해 참가자를 두 개의 식이요법 군으로 나누어 한 그룹은 채식 식이요법을, 다른 한 그룹은 곡물 식이요법을 따르도록 했다. 채식 식이요법 그룹에 속한 참가자는 다량의 녹색 잎채소, 해조류, 감자, 두부와 낫토 같은 콩 식품을 먹었고 곡물 식이요법에 그룹에 속한 사람은 다량의 쌀, 빵, 과자류를 먹었다.

결과를 살펴본 연구진은 흥미로운 양상을 발견했다. 곡물 위주 식단은 조현병과 관련이 있었고 특히 총 섭취 칼로리 대비 건강에 해로운 지방의 비율이 높을수록 그 영향력이 컸다.

또 다른 연구는 조현병 환자가 몸에 해로운 기름이나 지방이 상당량 함유된 식사를 하는 경향이 있음을 보여 주었다. 여기에는 여러 가지 다양한 이유가 있겠지만 한 가지 주요한 가설은 조현병 환자들의 뇌에 에너지 공급이 충분히 이루어지지 않아서 결과적으로 더 많은 지방을 사용해야 한다는 것이다.[49]

몸에 해로운 다량의 지방, 고당지수 탄수화물 및 설탕의 조합이라니 어디선가 들어 본 것 같지 않은가? 바로 서양식 식단의 구성이다.

이 식단이 얼마나 뇌에 해로운지 다시 한번 확인하게 된 셈이다. 이전에 다루었던 지중해식 식습관을 참고해 평소 식단을 채소와 건강한 지방으로 꽉 채운 식단으로 바꾼다면 조현병 환자들의 예후는 좋아질 것이다.

글루텐

조현병이 글루텐과 관련이 있을지도 모른다는 생각은 1966년 의사이자 내분비학자였던 프란시스 도한Francis Dohan의 연구로부터 시작되었다. 그는 제2차 세계 대전이 일어나던 시기의 밀 소비량과 조현병 간의 상관관계를 조사했다.[50] 오늘날에도 이 연결 고리에 대한 연구가 지속적으로 진행되는 중이다.

조현병 환자 중 셀리악병을 앓는 환자의 비중은 일반 인구에 비해 두 배나 높다. 조현병 환자의 약 3분의 1가량이 항글리아딘Antigliadin 항체를 지니고 있는데 이는 일반 인구에 비해 세 배 더 높은 수치로 셀리악병 및 비셀리악 글루텐 과민증을 유발할 수 있는 요인이다.[51]

2018년 아나스타샤 레빈타Anastasia Levinta와 그녀의 동료들은 글루텐 제외 식이요법을 따르는 것이 조현병 환자에게 도움이 되는지 규명하는 기존 연구들을 검토했다.[52] 그 결과 아홉 개 연구 중 여섯 개에서 기능 개선 및 증상의 심각성이 감소한다는 사실이 입증되었다.

2019년 디애나 켈리Deanna Kelly와 그녀의 동료들은 조현병 또는 조현 정동 장애 환자 중 항글리아딘 항체 수치는 높지만 셀리악병을 앓고 있지는 않은 16명을 대상으로 연구를 수행했다.[53] 환자들은 5주 동안 표준화된 글루텐 제외 식사를 따르면서 매일 글루텐 가루 10그램 또는 쌀가루 10그램이 들어 있는 셰이크를 먹었다.

그 결과 글루텐을 섭취한 참가자에 비해 글루텐을 섭취하지 않은 실험 참가자의 증상이 전반적으로 개선되었다. 집중력이 좋아졌고 위장 관련 증상을 덜 겪었으며 사회적 위축이나 무관심 등의 음성 증상이 줄어들었다. 하지만 환각 같은 양성 증상은 나아지지 않았고 인지 능력 관련 증상 역시 더 개선되지는 않았다. 그럼에도 전반적인 효과는 인상적이었다.

이런 점을 고려할 때 조현병 환자 모두가 글루텐 제외 식단을 시도해 봐야 함이 분명하다. 이미 제3장과 제5장에서 글루텐을 식사에서 제외하는 것에 대해 논의했으므로 여기서 더 자세히 다루지는 않겠다. 일반 빵 제품, 파스타, 피자, 시리얼 등은 반드시 피해야 한다. 의외로 간장이나 통조림 수프, 감초, 게맛살, 육수, 맥주 그리고 맥아 식초나 맥아로 만든 조미료, 맥아 추출물 등이 들어간 제품에도 글루텐이 포함되어 있을 수 있으니 주의해야 한다.

설탕

정제당 섭취도 조현병에 위험 요소로 작용한다. 정제당 섭취는 2년에 걸쳐 조현병 환자에게 악영향을 미치는 것으로 나타났다. 또한 조현병 환자들의 당뇨 유병률은 일반 인구에 비해 더 높다는 점이 밝혀졌다.[54]

정제당, 아침 시리얼, 단맛이 나는 음료에 관한 10개 연구를 종합해 보면 이 독성 물질을 더 많이 섭취할수록 정신병에 걸릴 확률이 더 높아진다는 점은 분명하다.[55] 해당 연구들은 대부분 관찰 연구이기 때문에 이 결론이 옳다고 단정할 수는 없지만 조현병 환자는 되도록 설탕 섭취를 최대한 줄이는 것이 좋다.

알코올

술을 마셨을 때 조현병 환자의 임상적 양상은 매우 복잡해진다. 조현병 환자의 6퍼센트 이상에게는 위험한 수준의 음주 전력이 있다. 음주 습관은 보통 조현병이 발병한 후에 생기기 때문에 음주 자체가 조현병의 원인으로 보이지는 않는다. 하지만 과음은 조현병 환자가 겪는 부정적인 증상의 결과일 수도 있다.[56]

한 연구에서는 플루페나진Fluphenazine이라는 항정신성 약물 주사 치료를 꾸준히 받고 있는 조현병 환자들에게 과음이 미치는 영향을 조사했다.[57] 이 연구에 따르면 일주일에 20잔 이상의 술을 마신 사람은 가끔 마시거나 전혀 마시지 않은 사람에 비해 조현병 증상이 재발한 경우가 훨씬 더 잦았고 환각이나 망상 같은 양성 증상도 더 자주 경험했다. 다른 연구들은 음주가 의심 증상을 증가시킨다는 점, 일반적으로 조현병 환자는 음주 후 망상과 편집 증세를 더 많이 보고한다는 점을 확인했다.[58]

술이 조현병 증세를 악화하는 이유는 조현병을 앓고 있는 뇌의 비정상적 상황을 술이 부정적인 방향으로 증폭하기 때문이다. 조현병 환자의 뇌는 백질이 감소하고 해마의 구조에 변형이 생긴 상태인데 술을 마시면 이러한 변형이 더 심해질 수 있다.[59] 조현병 환자를 위한 나의 조언은 최대한 술을 적게 마시거나 가능하면 아예 끊으라는 것이다. 완전히 끊어 버리라고 강요하면 부당한 제한을 받는다고 느낄 수 있기 때문에 나는 일주일에 딱 한 잔, 이를테면 토요일 저녁 식사 자리에서만 마시라는 절충안을 내놓는다.

현실감을 회복하는 음식
오메가3 다중 불포화 지방산

2009년 폴 아밍거Paul Amminger와 동료들은 정신 질환에 걸릴 위험이 **극도로 높은** 81명의 사람을 대상으로 연구를 수행했다.[60] 실험 대상자들은 당시 약물 치료를 받지 않는 상태였다. 12주간 대상자들에게 오메가3 다중 불포화 지방산 보충제 혹은 위약을 제공한 뒤 그 예후를 관찰했다. 12개월 동안 이어진 연구 기간이 끝나는 시점에 오메가3 섭취 집단에서는 41명 중 두 명(4.9퍼센트), 위약 집단에서는 40명 중 11명(27.5퍼센트)에게 정신 질환이 발생했다. 오메가3 다중 불포화 지방산은 위약에 비해 양성 및 음성 증상을 현저하게 경감시키기도 했다. 이는 오메가3가 조현병 같은 정신 질환으로부터 인간을 얼마나 강력하게 보호하는지를 잘 보여 주는 사례다.

모든 연구 사례에서 이러한 극적인 결과가 반복적으로 나타나지는 않지만 최근의 연구 리뷰는 오메가3가 조현병 환자들에게 도움이 된다는 주장에 동의했다.[61] 나 역시 담당하고 있는 조현병 환자들에게 오메가3를 더 많이 섭취하라고 강력 추천한다.

N-아세틸 시스테인

조현병 환자들의 뇌에서는 비정상적인 대사 작용 때문에 산화 스트레스가 발생한다.[62] 방출된 활성 산소는 뇌 조직을 손상시키고 뇌의 정상적인 방어 체계를 방해하여 뇌의 생리적 작용을 흐트러뜨린다. 항산화제는 산화 스트레스의 부정적 효과에 맞서 싸운다는 점에서 조현병 환자에게 특히 중요하다.

글루타티온Glutathion은 매우 중요한 항산화 물질로 조현병 환자에게 특히 부족한 물질이다. 글루타티온은 체내에 잘 흡수되지 않고 뇌까지 닿는 일도 드물기 때문에 직접 복용해도 별반 도움이 되지 않기 때문이다. 그런데 연구에 의해 N-아세틸 시스테인이 혈장 내 글루타티온 수치를 성공적으로 높여 주어서 뇌를 보호한다는 점이 밝혀졌다.[63]

한 사례 연구에 따르면 만성적이고 악화된 상태의 편집형 조현병을 앓고 있던 24세 여성 환자가 N-아세틸 시스테인 보충제를 복용한 지 일주일 만에 눈에 띄는 효과를 거두었다. 이전까지는 항정신성 약물에 반응하지 않던 환자였다.[64] 이 사례의 경우 조현병 특유의 증상뿐만 아니라 자발성, 사회성, 가족 관계까지도 개선되었다.

이러한 결과는 또 다른 연구에서도 입증되었다. 이 연구에서는 급성 증상이 나타나 약물 치료를 받고 있는 조현병 환자 42명을 대상으로 N-아세틸 시스테인 보충제 또는 위약을 8주간 지급했다.[65] 그 결과 N-아세틸 시스테인 처방군의 경우 통제군에 비해 부정적인 증상이 확연히 개선된 것으로 드러났다. 증상 전체가 개선되지는 않았고 증상의 빈도가 크게 줄어들지도 않았지만 분명히 효과가 있었다.

또 다른 연구에서는 조현병 환자 140명을 대상으로 기존의 항정신성 약물과 함께 위약 또는 N-아세틸 시스테인 보충제를 24주간 지급했다.[66] 그 결과 N-아세틸 시스테인을 복용한 환자들의 모든 증상이 개선되었다.

이 모든 결과는 N-아세틸 시스테인 보충 용법이 조현병 치료에 도움이 된다는 합리적인 증거다. 이미 이야기했듯이 N-아세틸 시스테인은 식품으로 섭취하는 것이 불가능하다. 대신 나는 조현병 환자들에게 아미노산 시스테인이 포함된 음식을 먹도록 권장한다. 해당 음식에 대한 정보를 찾으려면 앞부분에서 양극성 장애와 관련한 음식을 참조하면 된다.

알파리포산

알파리포산Apha-lipoic Acid은 멀티비타민제와 노화 방지제에 흔히 들어 있는 성분이다.[67] 알파리포산은 세포의 에너지원인 미토콘드리아의 화학 반응에서 중요한 역할을 한다. N-아세틸 시스테인과 마찬가지로 알파리포산 역시 항산화제로서 과도한 염증으로부터 뇌를 보호한다.

2017년 조현병 환자를 대상으로 한 연구는 알파리포산이 조현병의 전반적인 증상을 완화하고 인지 기능은 향상시킨다는 점을 발견했다.[68] 또한 치료에 사용되는 항정신성 약물의 부작용인 체중 증가 및

운동 장애에 대응하는 데에도 도움이 되었다.[69]

알파리포산은 보통 채소(시금치, 브로콜리, 토마토)와 육류, 특히 염통, 콩팥, 간 같은 내장 부위에 들어 있다. 내장을 먹는다는 것이 썩 내키지 않을 수도 있지만 스테이크 앤드 키드니 파이(살코기와 콩팥을 넣어서 구워 먹는 파이 요리의 일종―옮긴이), 양파를 넣어 만든 간 요리 그리고 다양한 종류의 파테 등으로 만들어 먹으면 맛이 좋다.

비타민

__비타민C: 조현병 환자 40명을 대상으로 한 연구에 따르면 이들이 비타민C를 섭취하자 조현병 관련 표지자 수치가 감소했다.[70] 뿐만 아니라 증상 역시 눈에 띄게 개선된 것으로 나타났다. 다른 연구들 또한 비타민C가 조현병 환자에게 도움이 될 수 있음을 뒷받침했다.[71]

__비타민B군: 비타민B군은 세포 대사에서 핵심적인 역할을 맡는다. 혈중 비타민B 농도 저하는 조현병 환자에게서 비교적 꾸준하게 발견되는 현상이다. 특히 엽산에 관심이 집중된 이유는 엽산이 부족해지면 DNA 합성 및 복구가 원활하게 이루어지지 못하고 뇌세포 기능 전반이 저하되기 때문이다.[72]

네덜란드 조현병 환자를 대상으로 한 어느 연구에서는 건강한 비교군에 비해 조현병 환자의 혈청 비타민B12 수치가 낮다는 점을 주목했다.[73] 두 집단의 엽산과 비타민B6 수치에는 차이가 없었다. 하지만 이전에 수행된 실험에서는 엽산 수치 차이가 조현병 위험의 증가와 관계있다는 점이 드러났다.[74]

매사추세츠 종합 병원에서 나와 동료였던 도널드 고프Donald Goff와 그의 연구진 역시 조현병 외래환자 91명의 엽산 수치가 낮게 나타났음을 보고했으며[75] 흡연하지 않는 환자의 엽산 수치가 증가할수록 음성 증상의 심각도가 감소한다는 사실을 발견했다.

여러 연구가 비타민B군 보충이 조현병 환자들에게 효과가 있음을 입증했다. 한 연구에서는 엽산 수치가 낮은 조현병 환자 17명에게 기존에 복용하던 약물과 함께 메틸 엽산 보충제(하루 15밀리그램)를 6개월간 복용하도록 했다. 그 결과 조현병 증상은 물론 사회적 능력도 개선되어 환자들이 사회로 복귀할 수 있었다.[76]

비타민 보충에 관한 최대 규모의 무작위 통제 실험 중 하나를 소개한다. 매사추세츠 종합 병원 소속 정신의학과 의사 조시 로프맨Josh Roffman과 그의 동료들은 항정신성 약물 치료를 받고 있는 조현병 환자 140명에게 16주간 엽산(하루 2밀리그램)과 비타민B12(하루 400마이크로그램) 또는 위약을 섭취하도록 했다. 실험 결과 엽산과 비타민B12를 함께 섭취한 집단의 부정적인 증상 심각도가 눈에 띄게 떨어졌다. 하지만 치료 반응의 수준은 환자 개인의 유전적 특성, 즉 얼마나 엽산을 잘 흡수하는지에 따라 크게 좌우되는 것으로 나타났다.[77]

그 후 2017년 로프만과 동료들은 엽산 보충제가 실제로 조현병 환자의 증상을 개선한다는 것을 밝혀냈다.[78] 유전적 요소가 효과에 영향을 미치기는 했지만 그에 상관없이 환자들의 음성 증상은 개선되었다.

이미 언급했던 대로 엽산은 채소와 영양소를 강화한 통곡물 저당 시리얼에, 비타민B12는 육류와 유제품에 풍부하게 들어 있다. 녹색 잎채소, 브로콜리나 방울양배추 같은 암녹색 채소, 대두 및 기타 콩류에도 모두 엽산이 들어 있다.

L-테아닌

한 그루의 차나무는 매우 다양한 종류의 차를 생산할 수 있다. L-테아닌L-Theanine은 거의 차나무에서만 발견되는 독특한 아미노산이다. 이 물질은 뇌파 중 알파파(**안정파**)를 강화하고 뇌에서 흥분성 화학 물질을 줄여 주며 감마 아미노뷰티르산과 같은 뇌 진정 물질을 증가시킨다.

한 연구는 엄격한 기준에 따라 실시한 실험을 통해 항성신성 약물 치료 중인 환자에게 L-테아닌을 추가 제공하면 조현병 및 조현 정동 장애의 여러 증상을 완화할 수 있다는 것을 발견했다. 또 다른 연구 역시 L-테아닌이 조현병 환자의 양성 증상과 불면증을 완화한다는 점을 밝혀냈다.[79] 확실한 결론을 내리기 위해서는 더 많은 연구가 필요한 것이 사실이지만 지금까지 드러난 연구 결과만 봐도 차를 마실 이유는 충분하다.

차나무에서 생산되는 녹차, 홍차, 우롱차에는 모두 테아닌이 들어 있다. 하지만 각각의 차에는 카페인도 함께 들어 있고 또 그 양이 적지 않아서 자칫 지나치게 흥분할 수도 있다. 조현병 환자라면 카페인이 없는 음료를 찾는 것이 가장 좋다. 허브티는 찻잎으로 만들어진 것이 아니기 때문에 테아닌이 들어 있지 않아 차의 대안으로 삼기는 어렵다. 다행히도 디카페인 녹차, 홍차, 우롱차에는 테아닌이 들어 있다.

멜라토닌

제8장에서 다뤘던 **수면 호르몬** 멜라토닌은 조현병 환자의 불면증에도 효과 있음이 밝혀졌다. 또한 멜라토닌은 항염증 및 항산화 작용을 통해 항정신성 약물의 효과를 더해 준다.[80]

계란과 생선은 견과류와 함께 멜라토닌의 좋은 공급원이다. 아스파라거스, 토마토, 올리브, 포도, 보리, 귀리, 호두, 아마씨 역시 좋은 멜라토닌 공급원이다.

심각한 정신병에는 심각한 치료가 필요하다

리튬과 그 밖에 항정신성 약물은 양극성 장애 및 조현병에 맞서 싸울 강력한 무기다. 하지만 약물만큼 식이요법이 지닌 힘도 강력해서 심신을 지치게 만드는 질병과 분투 중인 사람들에게 도움을 줄 수 있다.

내가 맡았던 양극성 장애 환자 낸시는 기존의 서양식 식단을 키토제닉 식단으로 바꾸고 탄수화물을 끊었다. 커피는 아침에 한 잔 마시는 것으로 서서히 줄였고 아침 식사에는 단백질 셰이크를 더했다. 최근에는 땅콩버터도 추가했다.

점심으로는 글루텐을 피하고 시스테인 섭취를 위해 양파가 가득 들어 있는 샐러드를 먹었으며 엽산 섭취를 위해 아보카도, 상추, 시금치, 강낭콩도 먹었다. 저녁으로는 기름진 생선을 자주 먹기 시작했다. 그녀는 연어 구이를 무척 좋아해서 다양한 양념을 활용해 가며 규칙적으로 먹었는데 올리브유, 후추, 오레가노, 타임 양념에 양파 볶음을 얹어 먹는 방식을 가장 좋아했다. 또 주중에는 와인을 마시지 않았다. 6주 정도 지나자 증상이 사라졌고 기저 상태로 돌아올 수 있었다.

내가 담당했던 조현병 환자 앨리스는 빵과 술을 끊었다. 그 결과 7주 만에 증상이 호전되었고 일상을 되찾을 수 있다. 그녀의 환각 증세와 사회적 위축 증세를 보고 깜짝 놀랐던 남자 친구는 앨리스의 상태가 정상으로 돌아오자 안도했다. 앨리스는 남자 친구에게 자신이 겪고 있는 문제를 털어놓았고 술과 빵이 일으킨 변화를 직접 목격한 남자 친구는 앨리스의 식단에서 이 둘을 제외하기 위해 적극적으로 돕기 시작했다. 그 후로 몇 년이 지난 현재 이들은 곧 결혼을 앞두고 있다.

낸시와 앨리스의 이야기는 정신 건강을 유지하는 것이 그리 단순한 문제가 아니라는 점을 보여 주는 인상적인 사례. 정신 건강을 유지하기 위해서는 늘 최신 정보에 기반한 조언을 구하고 이를 따르려는 노력을 기울여야 한다. 두 사례 모두 약물 치료를 안정적으로 받고 있으나 삶에 새롭게 등장한 무언가가 일상에 파문을 일으키면서 이미 다 해결했다 생각했던 문제의 소용돌이로 다시금 빨려 들어갔다. 하지만 이들은 인내심과 결단력을 발휘하고 주변의 적절한 지지를 받으면서 약물로는 해결하지 못했던 빈틈을 식단의 변화로 채워 넣을 수 있었다.

｜ 양극성 장애 요약정리 ｜

양극성 장애 환자에게는 키토제닉 식이요법이 전반적으로 이롭다.

먹어야 할 음식

- 오메가3 지방산: 생선, 그중에서도 특히 지방이 많은 연어, 고등어, 참치, 청어, 정어리 등
- N-아세틸 시스테인: N-아세틸 시스테인 자체는 보충제 형태로 섭취해야 하지만 시스테인이 풍부한 음식도 효과적일 수 있으므로 육류, 곡류, 달걀, 리코타 치즈, 코티지치즈, 요거트, 브로콜리, 홍고추, 양파 등을 섭취
- 비타민B9(엽산)
- 미네랄: 마그네슘, 아연

피해야 할 음식

- 서양식 식단 구성 요소: 몸에 나쁜 지방이 많이 들어 있는 음식(적색육, 튀김류), 혈당 지수가 높은 탄수화물(흰 빵, 흰쌀밥, 감자, 파스타, 그 밖에 정제 밀가루로 만들어진 모든 종류의 음식)
- 카페인: 일일 섭취량 400밀리그램 이하로 제한
- 염분: 리튬을 복용하고 있다면 염분 섭취량을 일정하게 유지하는 것이 중요
- 글루텐: 만약 셀리악병 또는 비셀리악 글루텐 과민증을 지니고 있다면 밀가루 제품은 모두 제한. 빵, 피자, 파스타 그리고 여러 주류도 여기에 포함

- 알코올: 양극성 장애 환자는 반드시 술을 완전히 끊거나 혹은 아주 엄격하게 제한
- 약물에 간섭 작용을 하는 음식: 자몽주스 및 티라민이 함유된 음식(숙성 치즈, 숙성 또는 염장육류, 누에콩, 마마이트, 사우어크라우트, 간장, 생맥주)은 양극성 장애 치료제로 처방되는 약물에 간섭 작용을 일으킬 수 있으므로 섭취 시 주의 필요

▎조현병 요약정리 ▎

먹어야 할 음식

- 오메가3 지방산: 생선, 그중에서도 특히 지방이 많은 연어, 고등어, 참치, 청어, 정어리 등
- N-아세틸 시스테인: N-아세틸 시스테인 자체는 보충제 형태로 섭취해야 하지만, 시스테인이 풍부한 음식도 효과적일 수 있으므로 육류, 곡류, 달걀, 리코타 치즈, 코티지치즈, 요거트, 브로콜리, 홍고추, 양파 등을 섭취
- 알파리포산: 시금치, 브로콜리, 토마토, 육류 중에서는 염통, 콩팥, 간 같은 내장육
- L-테아닌: 녹차, 홍차, 우롱차 등
- 멜라토닌: 계란, 생선, 우유, 쌀, 보리 및 납작귀리, 포도, 자몽, 호두, 해바라기씨, 겨자씨, 아마씨, 아스파라거스, 브로콜리, 오이 등
- 비타민B9, 비타민B12, 비타민C

피해야 할 음식

- 서양식 식단 구성 요소: 몸에 나쁜 지방이 많이 들어 있는 음식(적색육, 튀김류), 혈당 지수가 높은 탄수화물(흰 빵, 흰쌀밥, 감자, 파스타, 그 밖에 정제 밀가루로 만들어진 모든 종류의 음식)
- 글루텐: 만약 셀리악병 또는 비셀리악 글루텐 과민증을 지니고 있다면 밀가루 제품은 모두 피해야 한다. 빵, 피자, 파스타, 다양한 주류 등 밀로 만든 모든 식품 제한
- 설탕: 과자류, 사탕, 탄산음료, 그 밖에 설탕이나 액상과당으로 단맛을 낸 모든 음식
- 알코올: 조현병 환자는 반드시 술을 끊거나 음주량을 아주 엄격하게 제한해야 함

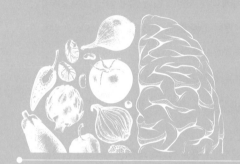

제 10 장

성 본능

: 옥시토신, 호로파, 정력제 신화

현대 사회를 살아가면서 성적 욕망을 높여 주기 위해 고안된 제품을 피하기란 여간 쉽지 않다. 우리는 매일 생기 넘치는 중년 부부가 로맨틱한 주말을 즐기러 떠나는 모습을 보여 주는 발기 부전 치료제 광고의 홍수에 허덕인다. 약국과 주유소 선반에는 성적 우월감을 선사해 준다는 어쩐지 의심스러운 (아마 실제로도 위험한) **보조제**가 가득하다. 잡지에는 어떻게 분위기를 잡고 파트너를 즐겁게 해 줄지에 대한 팁이 빼곡히 적혀 있다. 성 문제에 대한 솔직하고 진실된 조언이 엉터리 약과 시선을 끄는 선정주의에 밀려 희석되고 있다고 해도 과언이 아닐 것이다. 하지만 사람들이 풍요로운 성생활과 성 본능Libido 향상을 위한 방법을 찾고 있다는 것 역시 의심의 여지가 없다.

대체 성 본능이란 뭘까? 이 단어는 보통 성욕과 동의어로 쓰이지만 심리학 이론에서는 좀 더 넓은 의미를 가지고 있다. 정신 분석학의 창

시자인 지그문트 프로이트는 성 본능을 **성욕의 원동력**, 즉 쾌락을 쫓는 인간의 기본 욕구라 설명했다. 반면 정신과 전문의이자 정신 분석학자였던 칼 융Carl Jung은 성 본능이 성적 본능Sexual Instincts으로부터 분리될 수 있다고 믿었고 이는 철학자 앙리 베르그송Henri Bergson이 *생의 약동*Élan Vital이라 불렀던 삶의 필수 원동력에 더 가까운 것이라고 생각했다.[1] 정신 분석학자 로널드 페어번Ronald Fairbairn은 성 본능을 **기본적인 대상 추구 행위**Primarily Object Seeking, 즉 다른 사람과 연결하고 관계를 맺기 위한 수단이라 설명하면서 프로이트의 쾌락 중심적 관점을 일축했다.[2]

보편적으로 합의된 정의는 없지만 성 본능에 대한 여러 해석을 관통하는 하나의 실마리는 바로 성 본능이 인간의 본질적인 욕구라는 것이다.[3] 사실 성 본능은 인간의 다른 욕구들과 닮은 점이 많다. 물론 식욕과도 비슷하다.

식욕과 마찬가지로 성 본능 역시 선천적인 욕구다. 양쪽 모두 사람의 행동 방식에 영향을 주고 다른 무엇보다 이들을 우선시하게 만든다. 두 욕구를 따르는 데에는 사고 과정이 거의 개입하지 않지만 뇌에는 이와 관련해 작동하는 체계가 있다. 뇌는 허기와 성욕이 채워지면 굉장한 보상을 느낄 수 있도록 쾌락 중추의 회로를 활성화한다.

식욕 및 성 본능과 관련있는 화학 물질도 유사하다. 두 욕구에는 모두 도파민이 주요하게 작용하며 에스트로겐, 테스토스테론, 프로게스테론 등의 성호르몬은 음식 섭취와 입맛에도 영향을 미친다.[4] 식욕과 성 본능은 진화적 관점에서도 유사하다. 과식으로 인한 잉여 에너지를 글리코겐과 지방질의 형태로 비축하는 능력은 생식적 이점으로 작

용한다. 먹이를 찾을 걱정 없이 짝을 찾는 데 시간을 쓸 수 있기 때문이다.[5]

이러한 연결 고리를 생각하면 음식이 성욕에 영향을 미칠 수 있다는 점은 전혀 놀랍지 않다. 제10장에서는 어떤 음식 섭취가 어떻게 성 기능을 최적의 상태로 유지하도록 돕는지 살펴볼 것이다.

물론 모든 심리적 문제는 특정한 맥락 속에서 살펴봐야 한다. 어떤 사람은 우울증, 스트레스, 불안감 때문에 성 본능이 감소할 수 있다. 또는 그러한 심리 상태를 치료하기 위해 사용한 항우울제가 성 본능 감퇴를 일으킨 범인일 수도 있다. 선택적 세로토닌 재흡수 억제제 계열 항우울제에서부터 항정신성 약물에 이르는 다양한 정신 의학적 약물이 성 본능을 감소시킨다. 특정 음식이 성 문제를 해결할 수 있다는 생각은 매력적이지만 내 경험상 이 문제는 그렇게 간단하지 않다. 그러니 지금부터 제공하는 음식에 대한 조언을 읽되 음식은 그저 문제 해결을 돕는 요소 중 하나일 뿐임을 항상 기억하도록 하자. 음식을 바꾼다고 해서 문제가 당장 해결되지는 않겠지만 성 본능과 인생은 서서히 나아질 것이다.

흥분 상태와 장

두 가지의 주요 성호르몬인 에스트로겐과 테스토스테론은 **여성** 호르몬과 **남성** 호르몬으로 잘 알려져 있다. 실제로 에스트로겐은 난소에서 주로 생성되고 테스토스테론은 고환에서 생성된다. 그렇기는 해도 남성과 여성은 모두 에스트로겐과 테스토스테론을 가지고 있으며 두 호르몬 모두 성적 기능 발현에 중요한 역할을 한다. 예컨대 테스토스테론이 남성의 성 본능에서 중요한 역할을 맡는 것은 확실하지만 에스트라디올Estradiol(에스트로겐의 주요 형태) 역시 남성의 성욕, 발기, 정자 생성에 지대한 영향을 미친다.[6] 여성의 성 본능에 테스토스테론이 영향을 준다는 견해에는 동의하지 않는 사람들도 있다. 하지만 둘 사이에 연결 고리가 있음은 분명하다.[7] 에스트로겐과 테스토스테론은 성 기능뿐만 아니라 뼈, 뇌, 혈관 건강에 모두 관여한다.

장내 박테리아는 성 본능 조절과도 밀접하게 관련되어 있다. 두 가지 성호르몬을 생성하는 것이 장의 역할이기 때문이다. 2014년 수의사 테오필로스 푸타히디스Theofilos Poutahidis와 동료들은 쥐를 대상으로 어떤 종류의 장내 박테리아가 성호르몬에 영향을 미치는지 조사했다.[8] 이들은 쥐에게 항염성 장내 박테리아인 *락토바실루스 루테리* L. Reuteri, Lactobacillus Reuteri가 들어 있는 프로바이오틱스를 지급했다. 물을 통해 락토바실루스 루테리를 섭취한 쥐는 해당 박테리아를 섭취하지 않은 통제군에 비해 더 많은 정자를 생산했고 테스토스테론을 생성하는 고환 내 세포도 더 많았다. 이 결과는 특히 나이가 많은 쥐에게서 두드러지게 나타났다. 사실 이 처치의 핵심은 쥐를 젊은 상태로 되돌려 고환의 크기를 젊은 쥐와 비슷한 수준으로 회복시켰다는 점이다. 이 연구는 프로바이오틱스를 섭취한 쥐의 성 기능이 향상되었듯 인간도 같은 효과를 보게 될 가능성이 아주 높다고 결론 내렸다.

또한 어렸을 때 항생제에 노출되었던 쥐들은 장내 마이크로바이옴

의 균형이 깨져 테스토스테론 수치와 정자의 질이 모두 낮아진 것으로 밝혀졌다.[9]

에스트로겐도 장내 박테리아와 관계되어 있다. 장내 박테리아는 완경기 여성의 혈액 내에서 순환하는 에스트로겐 수준 조절에 중요하게 작용하는 것으로 보인다.[10]

장내 박테리아는 에스트로겐과 테스토스테론 외에도 성 본능 관련 기능에 변화를 주는 다른 신경 화학 물질도 조절한다. 예컨대 장내 박테리아 중 일부는 감마 아미노뷰티르산을 생성할 수 있다. 감마 아미노뷰티르산은 뇌가 건강하게 기능하는 데 꼭 필요한 물질이지만 이 물질의 수용체가 과도하게 자극을 받으면 발기 부전, 성욕 감퇴, 오르가슴에 도달하기 어려워지는 불감증 등이 나타날 수 있다.[11]

장이 제 기능을 하지 못하면 성 본능이 활발해지기 어려울 수 있는데 심지어 성 기능과 명확한 관련이 없는 증상이 있을 때도 그렇다. 예컨대 염증성 장 질환은 우울증, 관절염, 신체 불만족 증상과 관계있는 것으로 보이며 이 모두는 성 본능 감퇴로 연결된다.[12]

욕구를 줄이는 음식

잘 챙겨 먹지 못하는 것은 남녀노소를 불문하고 일종의 영양학적 거세로 작용할 수 있다. 성 본능을 방해하는 음식과 식습관을 살펴보고 더욱 건강한 대안을 찾아보자.

서양식 식단

서양식 식단이 웰빙을 위협하는 식단으로 또다시 등장했다는 점은 이제 놀랍지도 않다. 연구에 따르면 고지방 식사는 고환 기능을 손상시키며 정자의 생성과 기능에도 악영향을 미칠 수 있다.[13] 이를 장내 내독소 유발성 생식 기능 감퇴Gut Endotoxin Leading to a Decline in Gonadal Function, 줄여서 거세去勢, GELDING 이론이라고 하는데 약어치고 길기는 하지만 남성성 제거라는 의미가 들어 있는 단어로 줄일 수 있다는 점에서 상당히 절묘하다. 이 이론의 골자는 고지방 고열량 식사 때문에 앞서 다른 질환을 다루면서 살펴보았던 **장누수** 상태가 발생한다는 것이다. 그 결과 장내 박테리아가 혈류로 새어 나가게 되고 박테리아 내부에 있던 내독소라는 강력한 면역 반응 자극제가 전신에 걸쳐 경미한 염증 상태를 유발한다. 이로 인해 고환 기능과 생식력이 손상되는데 이야말로 장 건강이 성 건강을 지키는 데 필수적임을 보여 주는 또 하나의 사례라 할 수 있다.

2017년 저스틴 라Justin La와 그의 동료들은 식단이 남성의 성 건강에 미치는 영향에 관해 알아보고자 1977년에서 2017년 사이에 발표된 학술 논문을 검토했다.[14] 그 결과 서양식 식단이 정액의 질적 저하 및 발기 부전 발생률 증가와 관련 있음이 밝혀졌다. 비만이거나 과체중인 남성이 저지방 저열량 식단을 따르면 발기 능력 및 테스토스테론 수치가 개선되었다.

또 다른 연구는 고단백 저탄수화물 저지방 식단이 성 기능을 향상시킨다는 점을 밝혀냈는데 연구 결과에 따르면 식단 변화 이후 1년

후까지도 발기 능력과 성욕 수준 개선 효과가 이어졌다.[15]

서양식 식단의 확산과 남성들의 전반적인 정자 수 감소 간에는 상관관계가 있다. 정자 수는 북미, 유럽, 호주, 뉴질랜드에서 59퍼센트나 급감했다.[16] 2019년 유럽 인간 생식 및 태생학회European Society of Human Reproduction and Embryology에서 발표된 하버드 대학교의 최신 연구에 따르면 일반적으로 고지방 음식을 먹는 남성의 정자 수는 더 건강한 식사를 하는 남성에 비해 2560만 개나 적게 나타난다고 한다.

내가 담당한 환자 중에도 서양식 식사에서 벗어난 뒤 성적 능력 향상을 경험한 사람이 남녀를 불문하고 여럿 있었다. 38세 조이Joey는 매사추세츠 북쪽 해안가에 거주하는 프로그래머이자 미식축구의 열혈 팬으로 처음에는 우울증 때문에 나를 찾아왔다. 상담을 진행하는 동안 그의 우울증이 그와 아내가 아이를 갖는 데 어려움을 겪으면서 발생한 것임을 알게 되었다.

과거에 불임 전문가를 찾아갔던 조이 부부는 청천벽력같은 소식을 들었는데 조이의 정자 수가 적고 정자의 활동성도 좋지 않다는 것이었다.(그의 정자가 건강하지 못한 방식으로 움직였다는 뜻이다.) 그러나 의료진은 그에게서 아무런 의학적 문제를 발견하지 못했다. 부부는 절망에 빠졌다. 꾸준히 애쓰기는 했지만 그 어느 때보다 희망이 보이지 않는 암담한 상태였다.

조이가 너무 우울해했기 때문에 나는 항우울제 치료를 시작했다. 문제는 플루옥세틴(프로작) 같은 항우울제 중 상당수가 보통 성 기능을 방해할 수도 있다는 점이었다. 나는 성 기능 관련 부작용이 적은 항우울제인 부프로피온Bupropion(웰부르틴)을 처방하면서 조이에게 식단에도 변화를 줘야 한다고 말했다. 이제 그는 미식축구 경기가 있는 날마다 먹었던 핫도그와 나초, 피자, 치킨 윙 등의 온갖 주전부리에게 이별을 고해야 했다.

또한 나는 그에게 견과류를 더 많이 챙겨 먹으라고 지시했다. 2012년 웬디 로빈스Wendie Robbin와 그녀의 동료들은 일반적인 서양식 식사에 호두를 더하면 정자의 질, 활동성, 형태가 모두 개선된다는 사실을 발견했다.[17] 2018년 수행된 한 연구는 서양식 식단에 다양한 종류의 견과류 60그램(약 4분의 1컵) 정도만 더해도 변화를 이끌어 낼 수 있음을 확인했다.[18]

나는 그에게 매일 과일, 채소, 아보카도, 올리브유, 건강에 좋은 견과류 등 몸에 좋은 음식을 챙겨 먹고 해로운 지방과 정제 탄수화물을 피하기 위해 진지하게 노력해 달라고 요청했다. 조이는 이 목표에 완전히 매진했다. 새로운 식단이 조이의 입맛에 딱 맞지는 않았지만 그는 아이를 갖기 위해서라면 무엇이든 할 준비가 되어 있었다. 식단을 바꾼 뒤 6개월 후 아내가 임신했다. 그로부터 5년이 지난 지금 조이 부부는 사랑스러운 아들과 딸의 부모가 되었다. 조이는 주말 동안 미식축구 경기를 보며 주전부리를 먹던 습관을 금세 되찾았지만 예전에 비해 건강에 좋지 않은 음식을 더 주의 깊게 제한하고 있다.

정자 수 관련 연구는 명백하게 남성 중심으로 설계된 것이지만 정크 푸드를 먹는 습관에서 벗어나면 여성도 생식 능력 향상 효과를 얻을 수 있다. 최근 5000명 이상의 여성을 대상으로 진행한 연구에 따르면 일주일에 패스트푸드를 네 번 이상 (그리고 과일은 한 달에 세 번 이하) 먹은 여성은 임신하는 데 더 오랜 시간이 걸렸고 불임 가능성도 더 높았다.[19]

이 연구 결과는 내가 맡은 환자 잉카Inka의 상황과 정확하게 일치한다. 잉카가 나를 찾아온 이유는 계속 아이를 가지려 시도했지만 성공하지 못했기 때문이다. 뿐만 아니라 잉카는 그 계속된 시도에 지쳐서 더 이상 흥분이 되지도 않고 남편과 잠자리를 하고 싶은 생각까지도 사라졌다고 했다. 그녀의 식사 기록을 살펴본 나는 잉카가 로펌에서 승진한 이후로 늦게까지 야근하고 있다는 것을 알게 되었다. 그녀는 일을 즐겼지만 사무실에서 보내는 시간이 길어짐에 따라 몸에 좋지 않은 음식을 너무 자주 먹었다. 잉카는 마지막으로 집밥을 먹은 게 언제인지 모르겠고 심지어 신선한 과일 한 조각을 먹은 게 언제인지조차 기억나지 않는다고 고백했다. 그녀는 샐러드 가게에 가면 베이컨이 잔뜩 들어 있고 크림처럼 진하고 건강에 나쁜 드레싱이 듬뿍 뿌려져 있는 것을 선택했다.

그녀는 일요일 오후에 다음 주의 식사 계획을 세우고 음식을 미리 만들어 두기 시작했다. 아침으로는 영양소와 섬유소를 보충하기 위해 오버나이트 오트밀과 치아 푸딩(385쪽), 야채와 함께 머그잔에 넣어 만든 스크램블드에그(408쪽) 같은 음식을 먹었다. 또 회사 점심시간에도 간단하지만 건강한 점심(여러 종류의 맛 좋은 상추와 잘게 썬 채소를 듬뿍 넣은 샐러드에 구운 닭고기나 연어를 곁들인 것)을 먹기 시작했다. 사무실에는 주전부리로 건강에 좋은 과일과 견과류를 구비해 두었다.

잉카는 간단하게 준비할 수 있는 식사로도 금세 만족감을 느꼈다. 집에 돌아오면 더 편안한 느낌이 들었고 남편과 다시금 친밀한 관계를 즐길 수 있게 되었다. 이전에는 배란 주기에 맞춰 숙제처럼 잠자리를 같이 했지만 이제는 금요일과 토요일 밤 데이트가 기다려졌다.

이렇게 식단을 바꾼 뒤 18개월 후 잉카 부부는 임신 소식을 알려 왔다. 잉카는 건강한 딸아이를 출산한 후 나에게 연락해 건강한 식습관 덕분에 임신 기간은 물론 엄마가 된 이후에도 기력을 유지할 수 있었다고 말해 주었다.

콩 단백질

2011년 임상 신경 과학자 티모 시엡맨Timo Siepman과 그의 동료들은 19세 남성이 갑자기 성 본능을 상실하고 발기 부전에 빠진 사례를 보고했다.[20] 이 남성은 제1형 당뇨를 앓고 있기는 했지만 그 외에는 건강에 별다른 이상이 없었다. 시엡맨 연구진이 그의 과거 식습관을 검토한 결과 그가 채식 위주의 식사를 해 왔고 콩으로 만든 식품을 많이 섭취했음을 발견했다.

연구진이 처음 그를 만났을 때 그의 혈중 테스토스테론 수치는 낮았고 디하이드로에피안드로스텐디온Dehydroepiandrostendione이라 불리는 테스토스테론 전구물질의 수치는 높았다. 이는 해당 전구물질이 적절하게 테스토스테론으로 전환되지 않고 있음을 의미했다. 그가 채식을 중단한 지 1년이 지난 후 이 지표들은 모두 정상화되었다. 테스토스테론 수치가 정상으로 돌아오면서 그의 성 기능 관련 증상도 사라졌고

1년 후에는 완전히 성 기능을 회복했다.

단일 사례이기는 하지만 시엡맨의 연구는 콩 유래 단백질 섭취가 정상적인 성호르몬 생성 및 성 본능에 지장을 줄 수 있음을 보여 준다. 다른 연구의 결과 역시 시엡맨의 연구 결과와 일치하는데 바로 콩으로 만든 음식과 콩 이소플라본 섭취량이 많을수록 정자의 농도가 떨어진다는 점이다.[21]

제6장에서 배웠듯 이소플라본은 콩에 들어 있는 물질로 에스트로겐과 유사하다. 이소플라본은 폴리페놀의 일종으로 보통은 항염 작용을 해 뇌 건강에 좋다. 하지만 많은 연구자들이 이소플라본의 작용으로 활성화된 에스트로겐이 성호르몬에 영향을 미쳐 남성 여유증 및 성 본능 감퇴를 일으킬 수 있다고 본다.[22] 혹시 콩의 에스트로겐 강화 작용이 여성의 성 본능에도 도움이 되는지 궁금할 수도 있겠다. 여기에 대해서는 아직 확실한 결론이 나지 않은 상태다. 한 연구는 콩 단백질이 완경기 여성의 성 본능을 증가시켰지만 위약에 비해 더 큰 효과를 보이지는 않았다고 보고했다.[23]

이러한 결과를 살필 때 고려해 볼 만한 점은 중국과 인도의 콩 소비량이 각각 세계 1위, 4위라는 것이다. 이들 국가의 인구를 생각해 보면 콩이 정말로 성 본능과 성호르몬 생성에 중대한 영향을 미치는지 의아해진다. 그럼에도 불구하고 만약 당신이 남성이고 (두부, 풋콩, 혹은 콩고기 같은) 콩 단백질 제품을 많이 먹고 있으며 동시에 성욕 감퇴로 고민하고 있다면 콩 제품을 줄여 성욕이 개선되는지 살펴보는 것도 좋을 것이다.

알코올

나는 대학교 캠퍼스에서 시간을 보낼 때가 많다. 캠퍼스는 성과 술의 관계에 대한 논의가 교차하는 곳이다. 이 주제에 대한 문화적 논의는 셰익스피어까지 거슬러 올라가는데 그는 《맥베스》에서 술에 대해 이런 명언을 남겼다. "욕망은 일깨우고 능력은 앗아간다."[24] 셰익스피어의 말은 옳았던 것으로 드러났다.

한 연구는 알코올 의존증을 겪는 남성이 발기 부전, 성적 만족감 저하, 조기 사정을 경험한다는 것을 밝혀냈다.[25] 또 다른 연구에 따르면 만취 상태의 남성은 다른 성적 부작용을 겪지 않는 상태에서도 취하지 않은 남성에 비해 오르가슴에 도달하는 시간이 더 오래 걸린다.[26]

2018년 디팍 프라브하카란Deepak Prabhakaran과 그의 동료들은 알코올 의존 성향을 보이는 남성들을 대상으로 성 기능에 대한 질의를 진행했다.[27] 대상자 중 37퍼센트가 성 기능 장애를 겪고 있다고 응답했고 이 중 25퍼센트는 발기 부전, 20퍼센트는 **만족스럽지 못한 오르가슴**, 15.5퍼센트는 조기 사정 문제를 경험했다고 밝혔다. 성 본능이 과도해서 문제라고 응답한 사람은 소수였다. 이와 같은 결과를 확인한 연구자들은 술이 성 기능 장애에 영향을 미친다는 확신을 갖게 되었다. 한편으로 연구자들은 이러한 종류의 자료 수집이 어렵다는 점을 지적한다. 술은 기억을 왜곡하기 때문에 자기 보고 내용이 실제와 다를 수 있어 신뢰성이 떨어지기 때문이다.

술은 여성의 성 본능에도 복잡한 영향을 미친다. 연구에 따르면 적당한 음주는 성욕을 돋우고 성적 활동이 일어날 가능성을 더욱 높이지만 과음은 그 반대의 효과를 일으킨다.[28] 또 다른 연구는 술이 젊은 여성의 오르가슴을 억누른다고 보고했지만 이는 어디까지나 과음의 경우에만 해당했다.[29] 더불어 어린 시절 성적 학대, 강간, 강간 미수 등을 경험하는 등 성범죄 피해를 입은 여성들은 그 외의 사람들에 비해 과음할 가능성이 높은데 이로 인해 성범죄에 노출될 확률이 더 높아진다.[30]

분명한 것은 남성이든 여성이든 과음을 하면 성생활의 질이 떨어지고 더 심각하게는 위험한 성범죄 상황으로 스스로를 몰아넣을 가능성이 높아진다는 것이다. 남성의 경우 일주일에 14잔 이하, 여성의 경우 일주일에 일곱 잔 이하의 적당한 음주는 성생활에 큰 타격을 주지 않는다.

설탕

오래전부터 성생활은 달콤한 음식과 연결되어 왔다. 밸런타인데이에 먹는 초콜릿을 묻힌 딸기나 사탕 같은 먹거리들이 그 예다. 하지만 과학적으로 볼 때 설탕을 많이 먹는 것은 성생활에 도움이 되지 않는다.

예컨대 체질량 지수가 높은 사람이 단 음료를 과도하게 마시면 테스토스테론 수치가 저하될 수 있다.[31] 또 다른 연구에서는 단 음료가 정자의 활동성을 감소시켰다는 사실이 입증되었다.[32]

설탕을 많이 섭취하면 렙틴 수치가 높아진다. 렙틴은 체내 지방 세포가 생성하는 호르몬으로 에너지 균형을 조절하는 데 도움을 준다. 렙틴 수치가 높을수록 테스토스테론 수치는 낮아지는데 과체중인 경우에는 더더욱 그렇다.[33] 과체중인 사람의 체내에서는 지방 세포가 렙틴을 과도하게 만들어 시상 하부 뇌하수체 부신축을 억제하고 그 결과 테스토스테론 형성이 중단된다. 설탕 섭취 증가와 테스토스테론 수치 저하에 관한 또 하나의 연결 고리인 셈이다.[34]

다른 질환을 다룰 때에도 했던 조언이지만 성 본능 관련 문제를 겪는 사람이라면 설탕 섭취를 최대한 줄일 것을 권한다. 특히 액상과당으로 단맛을 낸 음료와 과자를 줄여야 한다. 디저트로는 신선한 과일, 꿀과 같이 혈당 지수가 중간 수준인 천연 감미료, 다크초콜릿 같이 당분 함량이 낮은 간식을 우선시하라.(앞으로 살펴보겠지만 다크초콜릿은 그 밖에 여러 좋은 효능을 가지고 있다. 알칼리 처리가 되지 않은 천연 초콜릿이 가장 좋은데 항산화 성분의 함량이 높기 때문이다.)

감초

성 본능에 부정적인 영향을 미친다고 알려진 감미료 중 하나는 감초다. 감초의 맛을 내는 뿌리 부분에는 활성 성분인 감초산Glycyrrhizic Acid이 들어 있는데 이는 여러 연구에서 테스토스테론 수치 감소와 관련이 있다고 지목된 물질이다.[35]

감초는 사탕뿐 아니라 차나 특정 껌 등에도 들어 있다. 명심해야 할 부분은 감초 중에서도 흑감초에만 유해 화학 물질이 들어 있다는 것이다.(성분표에서 **감초 추출물**을 찾아보자). 적감초는 이름만 감초일 뿐 실제로는 감초가 아니다. 하지만 방금 이야기했듯이 어떤 종류의 사탕이든 아예 사탕 자체를 적게 먹는 것이 올바른 접근이다.

퍼플루오로옥탄산염

퍼플루오로옥탄산염Perflourooctanoic Acid은 활용도가 높은 화학 성분으로 특히 음식이 눌어붙지 않도록 만들어진 조리 도구와 식품 포장에 많이 사용된다. 여러 연구가 퍼플루오로옥탄산염 및 유사 화학 물질이 내분비계 교란을 유발해 건강에 부정적 영향을 미칠 가능성을 높인다고 본다.

퍼플루오로옥탄산염은 안드로겐 등의 호르몬 수용체를 막아 테스토스테론 감소를 유발한다.[36] 퍼플루오로옥탄산염이 들어간 제품을 더 많이 사용할수록 이 문제는 더 심각해진다. 게다가 불임과 관련이 있다는 증거도 존재하며 동물 연구들은 이 물질이 난소에 영향을 미친다는 점을 보여 준다.[37] 그뿐만 아니라 장내 박테리아에 변화를 주어 염증을 일으킬 수 있다.[38]

이 화학 성분의 유해성을 입증하는 자료가 늘어나자 다행히도 제조사들이 반응하기 시작했다. 2019년 연구에 따르면 2005년부터 2018년 사이 해당 화학 물질을 사용하는 제품이 점점 감소했다.[39] 하지만 일부 전자레인지용 팝콘 봉지와 비닐봉지 등에는 여전히 퍼플루오로옥탄산염이 들어 있으며 테플론 코팅이나 그 밖의 얼룩 방지 처리가 된 제품에 여전히 사용되고 있다. 팝콘 중에서는 졸리 타임 팝콘Jolly Time Popcorn, 스내피 팝콘Snappy Popcorn, 뉴맨스오운Newman's Own의 유기농 팝콘에는 해당 물질이 사용되지 않았다. 손쉽게 에어 프라이어를 활용하거나 옛날 방식으로 가스레인지를 이용해 팝콘을 튀기는 것도 좋다. 조리 도구는 스테인리스 스틸이나 주철 제품을 사용하고 음식이 눌어붙지 않도록 코팅 처리된 제품은 피하자. 간식이나 샌드위치를 포장할 때는 무표백 종이 봉지를 쓰도록 하자.

정력제 그리고 성 본능을 돋우는 음식

특정 음식이 성욕을 높여 준다는 생각은 인간 문명만큼이나 오래된 생각이다. **정력제**Aphrodisiac라는 단어는 고대 그리스 사랑의 신 아프로디테Aphrodite에서 유래했다. 하지만 성적 충동과 정력, 성적 쾌락을 증가시키는 음식의 힘에 대한 믿음은 그리스 문화권의 전유물이 아니다.[40] 거의 모든 문화권에서 음식과 더불어 식물, 동물, 광물에서 추출한 물질을 성욕을 증진시키는 데 사용해 왔다. 현대 과학이 이 모든 음식의 효능을 일일이 밝혀내지는 않았지만 우리는 특정 음식이 성 본능과 분명히 관련 있다는 것을 잘 알고 있다.

흥미롭게도 가장 널리 알려진 정력제 중 일부에는 아무런 효과가 없었다. 경각심을 일깨워 줄 일례가 바로 굴이다. 생굴을 먹으면 정력이 좋아진다는 이야기를 들어 본 적 있을 것이다. 전설적인 인물 카사노바는 성욕을 유지시켜 준다는 굴의 효능을 신봉했다. 굴이 정력제라는 이야기는 새로울 것 없는 이야기다. 그런데 2000년대 중반 뉴스에서 굴에 함유된 D-아스파틱D-Aspartic이라는 아미노산의 효과에 대한 연구 결과가 나오자 굴에 대한 이야기는 전설이 되어 갔다. 하지만 후에 이 연구 결과가 과장 광고이자 한 과학 콘퍼런스에서 발생한 오해의 결과임이 밝혀졌음을 아는 이는 많지 않다.[41]

정력제로 알려진 또 다른 음식인 딸기 역시 마찬가지다. 딸기는 정력제 성격을 띠는 음식으로 주로 언급된다. 실제로 딸기에는 식물성 에스트로겐이 들어 있으며 이 물질은 완경 이후 여성이 겪는 증상에 도움이 될 수 있다. 하지만 딸기가 성 기능을 향상한다는 지표는 사실상 어디에도 없다.

이제부터는 여러 음식과 물질들 중에서 성욕을 증진시킨다고 잘 알려진 것과 그렇지 않았던 것 모두를 살펴보고 각각의 효과를 뒷받침하는 증거도 살펴보겠다.

옥시토신 강화 식품

옥시토신이 **사랑의 호르몬**으로 알려진 이유는 성, 사랑, 자녀 양육 등에 광범위하게 작용하기 때문이다.[42] 옥시토신은 성 본능에 다양한 방식으로 관련되어 있어서 성적 흥분을 촉발하고 쾌감이 최고조에 이르도록 도와준다. 또한 오르가슴을 경험할 때 남녀 모두에게서 옥시토신이 분비된다. 옥시토신 수치를 높이면 에로틱한 영화를 보는 동안 남녀 모두 성적으로 더 흥분한다는 점이 밝혀지기도 했다.[43]

옥시토신이 뇌에 미치는 영향은 매우 복잡한데 이중 대부분은 뇌의 **보상** 회로를 통해 작동한다.[44] 옥시토신 수용체는 중뇌 변연계Mes-olimbic System에 밀집되어 있으며 이 영역은 보상 경로와 뇌의 변연계 사이를 연결하고 감정의 기록과 표현에서 핵심 역할을 수행한다.[45] 장내 마이크로바이옴이 이 경로의 발달과 기능 발현에 한몫을 담당하기 때문에 장내 박테리아는 옥시토신에 의존하는 뉴런의 역할에 영향을 미

칠 수 있다.[46]

음식으로 직접 옥시토신을 섭취할 수는 없지만 옥시토신 수치를 올려 주는 음식은 존재한다. 초콜릿은 성욕 촉진제로 잘 알려져 있는데 다크초콜릿은 뇌에서 도파민을 자극해 옥시토신 생성을 증가시킨다.[47] 물론 초콜릿의 성 본능 강화 효능을 분명히 밝힌 연구가 초콜릿이 언제 어느 때나 유용하다고 보장해 주는 것은 아니다. 한 연구는 초콜릿이 여성의 성 기능을 향상시킬 수 있음을 보여 주었지만 나이가 미치는 영향력을 조정하자 효과가 그리 유의미하지 않은 것으로 나타났다.[48]

마그네슘은 옥시토신의 생물학적 활동성을 높이는 것으로 알려졌다.[49] 이에 대한 근거는 견고하지도 반복적으로 나타나지도 않지만 마그네슘이 풍부한 식사를 해서 나쁠 것은 없다. 앞서 살펴보았듯 마그네슘은 녹색 채소, 견과류, 씨앗류, 가공 처리를 하지 않은 곡류 등에 풍부하므로 이를 많이 챙겨 먹도록 하자.

옥시토신은 아홉 개의 아미노산이 연결된 펩티드다. 옥시토신을 구성하는 물질 중 이소류신Isoleucine과 류신Leucine은 필수 아미노산으로 체내에서 합성되지 않아 음식으로 섭취해야 한다. 두 아미노산은 육류 및 육류 가공품, 곡류, 우유 및 유제품에 들어 있으며 이보다는 조금 적지만 야채와 계란에도 함유되어 있다.

커피

2015년 데이비드 로페즈David Lopez와 동료들은 커피에 발기 부전을 예방하는 효과가 있는지 확인하고자 남성 3724명의 데이터를 분석해 보았다.[50] 분석 결과 카페인 섭취는 발기 부전 확률을 확실히 줄여 주었으며 특히 실험 대상자가 매일 커피를 두세 잔 정도(하루 카페인 섭취량 약 170~375밀리그램) 마셨을 때 가장 효과적이었다. 또 다른 연구는 성관계 전 카페인 100밀리그램을 섭취하는 것이 성적 만족도를 향상시켜 준다는 점을 것을 입증했다.[51]

이전에도 이야기했듯 커피는 너무 많이 섭취하지 않도록 주의해야 한다. 하지만 카페인 일일 섭취량이 400밀리그램만 넘지 않는다면 성생활에는 분명 도움을 줄 수 있다.

레드와인

앞서 과음이 성 본능을 방해한다는 점을 이야기했지만 레드와인을 적당량 마시면 오히려 성욕을 돋울 수 있다. 2009년 니콜라 몬다이니 Nicola Mondaini와 동료들은 레드와인 섭취가 여성의 성 기능에 영향을 미치는지 여부를 조사했다.[52] 이들은 798명의 여성 피험자를 완전 금주 그룹, 적당한 음주 그룹(하루 음주량이 레드와인 한두 잔), 과음 그룹(하루 음주량이 레드와인 두 잔 이상이거나 화이트와인을 비롯한 다른 술을 추가 섭취) 등 총 세 그룹으로 나누어 비교했다.

연구 결과 레드와인을 적당히 마신 여성들은 과음 그룹이나 완전 금주 그룹에 비해 전반적인 성 기능이 현저하게 더 좋은 것으로 나타났다. 성욕 및 윤활 수준도 더 높았다. 단 성적 흥분, 만족감, 통증, 오르가슴에 관해서는 그룹 간에 이렇다 할 차이가 나타나지 않았다.

다른 연구들은 레드와인이 남성의 테스토스테론 수치를 증가시킬 수 있다는 것을 보여 주었다.[53] 레드와인에 함유된 폴리페놀 성분이 발기 부전을 감소시킨다는 점을 입증한 연구도 있었다.[54]

레드와인에는 분명 장점이 있지만 나는 적당량 마시는 것이 훨씬 더 중요하다는 점을 강조하고 싶다. 나는 담당 환자들에게 하루 음주량을 딱 한 잔으로 조절해서 과음으로 인해 성 본능에 문제가 생기지 않도록 하라고 부탁한다.

피스타치오 및 기타 견과류

무스타파 알데미르Mustafa Aldemir와 동료들은 기혼 남성 17명을 대상으로 2011년 연구를 수행했다.[55] 연구진은 참가자들에게 3주간 매일 피스타치오 100그램을 먹게 한 뒤 발기 기능을 추적했다. 그 결과 피스타치오를 섭취하자 실험에 참가한 인원의 발기 수준이 향상되었을 뿐 아니라 체내에 좋은 콜레스테롤이 증가하고 나쁜 콜레스테롤이 감소했음을 확인했다.

이란 여성들을 대상으로 한 또 다른 연구는 (야생 당근 및 사프란으로 만든) 페르시안 전통 음식 속 피스타치오와 아몬드의 조합이 성욕과 성적 흥분, 윤활 수준, 오르가슴, 만족감을 모두 증가시킨다는 점을 발견했다.[56]

앞서 환자 조이의 사례를 통해 호두의 효능에 대해서 언급했다. 나는 피스타치오와 호두, 아몬드를 식단에 추가할 것을 권한다. 견과류는 과식하기 쉬우므로 하루에 4분의 1컵 분량만 먹도록 조절하라.

사프란

앞서 사프란이 효과적인 항우울제라는 사실을 확인했다. 사프란은 성 본능에도 긍정적인 영향을 미친다. 여러 연구에 따르면 성 본능을 돋우고 발기 기능을 향상시키며 정액의 질을 높여 준다고 한다. 사프란이 성 기능에 미치는 효과를 검토한 또 다른 연구는 발기 부전을 개선한다는 점을 보여 주었다.[57]

요리에 사프란을 넣는 것은 추천할 만하지만 한 가지 명심해야 할 점은 많이 넣을 필요가 없다는 것이다. 사프란은 굉장히 비싼데다 음식의 다른 맛을 모두 덮어 버릴 수 있다. 사프란을 요리에 활용할 때의 지침에 대해서는 425쪽을 참고하라.

호로파

호로파Fenugreek는 맛도 좋고 향도 아주 강한 허브다. 생호로파 또는 말린 호로파를 인도식 빵 반죽에 섞고 나면 손에서 그 향이 없어지는데 일주일이나 걸릴 정도다! 하지만 이를 감수할 만한 가치가 충분하다.

한 연구에 따르면 호로파는 남성의 테스토스테론을 증가시킨다고 한다.[58] 또 다른 이중 맹검 위약 통제 실험은 호로파가 남성의 성 본능을 끌어올리고 흥분과 오르가슴의 수준도 향상시킨다는 점을 확실히 보여 주었다.[59]

호로파 추출물을 하루에 600밀리그램 섭취한 남성들의 성욕과 흥분감이 눈에 띄게 향상되었다는 연구 결과도 있다.[60]

인도 음식 전문점에 가면 먹을 수 있는 버터 치킨의 깊은 향이 바로 호로파의 향이다. 호로파는 향긋한 차로도 즐길 수 있다. 씨앗을 으깨 뜨거운 물에 끓인 뒤 꿀을 넣어 마시면 된다. 보충제 형태의 호로파 추출물을 구입할 수도 있지만 나는 늘 말하듯 약보단 음식으로 섭취할 것을 권한다. 생호로파 또는 말린 호로파 잎은 메티 테플라_{Methi Tepla}라고 불리는 맛있는 인도식 빵을 만드는 데 사용되는데 이는 식재료 전문점에서 구입할 수 있다.

사과

2014년 비뇨기과 연구팀은 젊고 건강하며 활발하게 성생활을 영위하는 이탈리아 여성 731명을 대상으로 하루에 사과 한 알을 먹는 것이 성생활에 어떤 영향을 미치는지를 살펴보았다.[61] 이들 중 절반 정도는 매일 규칙적으로 사과를 먹었고 나머지 절반은 그리 꾸준히 먹지는 않았다. 연구는 매일 사과를 먹는 여성들이 그렇지 않은 여성들보다 전반적인 성 기능과 윤활 기능이 훨씬 우수하다는 사실을 보여 주었다.

사과는 챙겨 먹기 쉽고 성욕도 높여 줄 뿐 아니라 비타민C와 칼륨도 풍부하고 항산화 및 항염 작용을 한다는 장점도 있다.

석류즙

수컷 쥐를 대상으로 한 연구에 따르면 석류즙은 정자의 질을 높여 준다.[62] 또 다른 연구에서는 석류즙이 남성과 여성 모두의 테스토스테

론 수치를 24퍼센트나 향상시켰다.[63]

폴리페놀이 풍부한 석류즙은 효과적인 항산화제이므로 챙겨 먹는 것이 좋다. 즙을 낼 때는 석류씨를 직접 짤 것을 권한다. 시판 제품에는 설탕이 너무 많이 들어 있기 때문이다.

매운 고추

앞서 매운 고추와 그 안에 들어 있는 캡사이신이 어떻게 기운을 북돋아 주는지 살펴보았다. 캡사이신이 성 본능 또한 북돋운다는 믿음은 역사가 아주 깊다.[64]

2015년 로랑 베그Laurent Bègeu와 동료들은 18세에서 44세 사이의 남성 114명을 대상으로 매운 음식을 먹는 것과 테스토스테론 수치 간의 상관관계가 존재하는지 여부를 연구했다.[65] 연구진은 핫소스 사용량이 더 많을수록 타액에 존재하는 테스토스테론이 높다는 점을 밝혀냈는데 이는 매운 음식에 대한 선호와 테스토스테론 수치 간의 상관관계를 암시한다.

명심해야 할 점은 캡사이신이 매운 고추에만 들어 있고 후추나 고추냉이 등 다른 종류의 매운 음식에는 들어 있지 않다는 점이다. 캡사이신 섭취를 위해 고춧가루나 카이엔 고춧가루 혹은 생할라페뇨나 세라노 고추를 요리에 활용해 보자.

양파

양파가 테스토스테론에 도움이 될 것이라는 희망적인 조짐이 보인다. 예컨대 양파는 몇몇 핵심 호르몬을 증가시키고 활성 산소 형성을 줄인다. 또한 고환에 존재하는 세포의 산화 질소 생성을 증가시켜 혈관을 확장하고 발기 부전을 개선해 준다. 양파는 혈당도 낮추기 때문에 테스토스테론 생성에 긍정적으로 작용한다.

2019년 살림 알리 바니하니_{Saleem Ali Banihani}는 양파가 테스토스테론에 미치는 영향에 대한 모든 연구를 대상으로 검토 연구를 진행했다.[66] 그는 양파에 앞선 효능이 있음을 확인하기는 했으나 문제는 연구 대부분이 동물을 대상으로 진행되었다는 점이라고 지적했다. 유일한 인간 대상 연구가 양파의 테스토스테론 증가 효과를 입증했지만 성 본능을 좀 더 구체적으로 짚은 연구는 없었다.[67] 그럼에도 불구하고 양파가 성 본능에 이롭게 작용한다는 분명한 징후들이 있다. 그뿐만 아니라 앞서 살펴보았듯이 양파는 훌륭한 프리바이오틱스 식품이기도 하다.

아보카도

아즈텍 사람들은 아보카도 나무를 *아후아카틀*_{Ahuacatl}이라고 불렀는데 번역하면 **고환나무**라는 의미다. 마치 고환처럼 열매가 두 개씩 매달려 있는 모습 때문에 붙은 이름이다. 하지만 이 표현은 단순한 시각적 비유 이상일 수도 있다.[68]

아보카도는 성호르몬 생성에 꼭 필요한 물질인 붕소가 가장 풍부하게 들어 있는 식재료 중 하나다. 붕소는 완경기 여성의 테스토스테론과 에스트라디올 수치를 모두 높이는 것으로 밝혀지기도 했다. 건강한 남성의 경우 붕소가 테스토스테론의 체내 활용도와 유용성을 모두 높이는 것으로 보이는데 이러한 붕소의 효과는 나이가 많은 남성에게 특히 유용할 수 있다.[69]

하지만 붕소 보충제 연구에 따르면 테스토스테론을 끌어올리기 위한 효과적인 붕소 일일 섭취량은 10밀리그램이라고 한다. 아보카도 한 컵에는 붕소 1.67밀리그램이 함유되어 있으므로 붕소 10밀리그램을 섭취하려면 아보카도를 대략 여섯 컵 가까이 먹어야 한다. 그런데 이는 매일 먹기에는 너무 과한 양이다. 다행히도 여러 연구가 하루에 붕소를 3밀리그램만 섭취해도 테스토스테론 수치가 향상된다는 것을 입증했다. 이는 대략 아보카도 두 컵 정도 분량이다. 건강에 좋은 지방이기는 해도 이 역시 매일 먹기에는 약간 부담스러운 양이기에 적은 양이라도 아보카도를 꾸준히 챙겨 먹으면 그만큼의 혜택을 얻을 수 있다.[70]

아유르베다식 성 본능 증강법

사람들은 음식뿐만 아니라 전통 향신료 및 보조 용법으로도 성 본능 향상 효과를 거둘 수 있다고 믿어 왔다. 문화권에 따라 각각 고유한 방식이 있겠지만 여기에서는 아유르베다 전통 의학을 집중해서 살펴보겠다.

아유르베다는 인도에서 시작된 대체 의학 체계로 식물을 복합적으로 활용한다.[71] 또한 가장 오래된 전통 의학 중 하나이며 오늘날에도 수많은 사람이 아유르베다 의료진으로 종사하고 있다. 아유르베다에는 성 기능에 관한 수많은 접근법이 있다. 이 중 과학 학술지에서 다뤄진 허브 종류만도 82개가 넘으며 이 식물들은 아유르베다 의사의 감독하에 다양한 종류의 성 기능 부전을 개선하기 위해 널리 활용되고 있다.[72]

만약 성 본능 문제를 겪고 있는데 서양 의학이나 식단 조절로 만족스러운 결과를 얻지 못했다면 아유르베다에 대해 좀 더 알아보는 것도 좋다. 자격을 갖춘 아유르베다 의사에 관한 정보나 자료에 관심이 있다면 미국 전역의 아유르베다 의학을 대표하는 협회인 미국 아유르베다 의학회National Ayurvedic Medicine Association 웹사이트를 확인해 보자.[73]

성욕 폭발의 날

내가 성 본능 문제를 겪는 환자를 어떻게 돕는지 궁금해 하는 사람들을 위해 잭Jack의 사례를 함께 살펴보도록 하겠다. 35세의 기혼 동성애자인 잭은 자신이 성욕을 잃어버렸다고 여겼다. 하루에 아보카도 다섯 컵과 호로파를 먹는 것이 어려운 일인 만큼 나는 그를 도와 기운을 되찾을 수 있는 메뉴를 개발했다.

잭은 주중에 스트레스를 많이 받았으므로 보통 그때는 성관계를 원하지 않았다. 이들 부부는 주말 동안 성적으로 가까워지길 바랐기 때문에 이 지점에서 출발하기로 했다. 나는 농담 삼아 **섹시한 토요일**을 위한 식사 계획을 시작해야겠다고 말했는데 잭은 이 아이디어를 마음에 들어 했다. 우리는 하루 동안 먹을 메뉴를 짜서 저녁 즈음에는 두 사람이 가까워질 준비를 마칠 수 있도록 계획했다.

잭 부부는 아침으로 몸에 좋은 통곡물 빵 위에 아보카도를 올려서 먹고 여기에 커피와 갓 짜낸 신선한 석류즙 한 잔을 곁들였다. 석류를 씻고 즙을 짜는 것은 그 자체로도 재미있고 관능적인 활동이다.

잭은 점심으로 로메인 상추와 닭가슴살 큐브를 넣은 샐러드를 만들었다. 닭고기는 카이엔 양념에 버무려 약간의 캡사이신을 더해 주었다. 샐러드에는 사과와 호두도 넣었다.

저녁에는 사랑을 듬뿍 담은 샌프란시스코풍 해산물 스튜(424쪽)를 만들면서 고추를 넣어 국물에 매콤한 감칠맛을 더했다. 콜리플라워 라이스를 활용한 리소토도 만들었다. 이 식사에는 엄선한 레드와인을 함께 곁들였다.

디저트로는 케이크와 아이스크림 대신 다크초콜릿을 묻힌 딸기(426쪽)를 골랐다. 다크초콜릿은 옥시토신을 높이기 위한 것이었다. 딸기는 정력제가 아니지만 고전을 따르는 것도 좋겠다는 생각으로 골랐다.

성관계를 원할 때마다 매번 성욕을 증진해 줄 음식으로 구성된 하루치 식단을 계획할 필요는 없다. 하지만 이 사례를 통해 뇌에 좋은 음식을 식사 메뉴에 넣는 것이 그 자체로 재미있는 활동이자 생리학적으로 도움이 되는 일이라는 점을 깨닫는 계기가 되기를 바란다. 잭은 저녁 식사 후 배우자와 함께 그날의 본 행사를 준비할 수 있었다고 말해 주었다. 그는 그로부터 몇 주, 몇 달이 지난 후에도 좋은 음식과 좋은 태도의 적절한 조합으로 성 본능의 새로운 영역에 눈을 뜰 수 있었다.

먹어야 할 음식

- 옥시토신 기능을 높이는 음식들: 다크초콜릿, 마그네슘, 필수 아미노산(육류, 곡류, 우유, 유제품, 채소와 계란에도 소량 함유)
- 커피: 일일 카페인 섭취량이 400밀리그램을 넘지 않도록 유의
- 레드와인: 하루에 한 잔 이하
- 견과류: 피스타치오, 아몬드, 호두 등
- 사과
- 석류즙
- 양파
- 아보카도
- 허브 및 향신료: 사프란, 호로파 등

피해야 할 음식 및 성분들

- 서양식 식단 구성 요소: 몸에 나쁜 지방이 많이 들어 있는 음식(적색육, 튀김류), 당지수가 높은 탄수화물(흰 빵, 흰쌀밥, 감자, 파스타, 그 밖에 정제 밀가루로 만들어진 모든 음식)
- 콩 단백질: 성욕 감퇴를 겪고 있는 남성의 경우 두부나 채식주의 식단에 포함되는 콩단백질, 채식주의자용 식물성 **대체 육류** 섭취를 제한
- 술: 남성의 경우 일주일에 14잔 이하, 하루에 네 잔 이하로 제한하며 여성의 경우 일주일에 일곱 잔, 하루에 세 잔 이하로 제한
- 설탕: 과자류, 사탕, 탄산음료 그 밖에 설탕이나 액상과당으로 단맛을 낸 모든 음식

- 감초: **감초 추출물**이 함유된 사탕 및 기타 제품
- 퍼플루오로옥탄산염: 퍼플루오로옥탄산염을 사용한 코팅 조리 도구나 눌어붙음 방지 처리가 된 식품 포장에 유의. 스테인리스 스틸 또는 주철로 된 조리 도구를 사용하고 팝콘은 퍼플루오로옥탄산염을 사용하지 않은 전자레인지용 팝콘으로 고르며 간식을 담을 때는 무표백 종이봉투를 사용

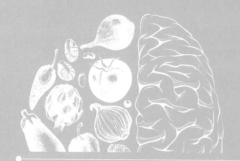

제 11 장

뇌를 위한
요리와 식사

요즘 많은 환자가 음식에 대한 조언을 기대하며 나를 찾아온다. 어디선가 내가 진행하는 영양 정신 의학적 치료에 대해 들었거나 혹은 내 분야에 대해 알고 있는 동료의 추천을 받은 경우도 있다. 하지만 이러한 상황은 최근에야 일어난 일이다. 나는 언제나 음식과 정신 건강의 교차점에 매료되긴 했지만 알다시피 영양 정신 의학은 아직 시작 단계에 불과하다. 마음의 문제로 나를 찾아온 많은 환자가 내가 장에 대해서 계속 떠드는 바람에 혼란스러워했던 것도 그리 오래전 일은 아니다. 나는 환자들과 함께 치료를 진행하면서 이들이 직접 식사를 준비한 경험이 거의 없음을 금세 알아차렸다. 물론 이들을 비난할 생각은 없다. 앞에서 고백했듯이 나 역시 성인이 되어 독립하기 전까지 거의 요리를 하지 않았다. 내가 미소 된장국 끓이는 법을 잘 모른다는 것을 알아챘던 나의 요리 학교 선생님들도 분명 지금의 나처럼 충격을 받았으리라.

그리고 사실 나는 언젠가부터 요리에 익숙하지 않은 환자들을 이끄는 과정을 좋아하게 되었다. 재료에 대해 고민할 기회를 주고 부엌으로 이끌어 생각보다 그리 무섭지 않은 요리의 세계에 발을 담글 수 있도록 돕는 일이 즐겁다. 요즘의 환자들은 요리와 관련한 지식을 조금 더 갖추고 있는 듯한데 아마 음식에 집착하는 인터넷 시대상이 반영된 것 아닐까 싶다. 그럼에도 어떤 식재료를 어떻게 손질해 먹어야 하는지에 대한 기초 설명은 아직까지 환자 대부분에게 상당히 유용하다.

제11장에서는 재료를 구입하는 요령과 부엌에 기본적으로 갖추어야 할 도구를 알아보고 건강한 뇌를 위한 식사를 일상으로 만드는 데 출발점이 될 만한 좋은 레시피를 안내하고자 한다.

브레인 푸드 BRAIN FOODS 로 찬장 채우기

식재료를 구매할 때 참고해야 할 오랜 진리가 있다. 배고플 때는 장을 보러 가면 안 된다. 허기진 상태에서 장을 보면 식재료를 유심히 고를 수도 없을뿐더러 신선하고 영양가 높고 만족스러운 음식 대신 건강에 나쁜 기분 전환용 음식을 사게 될 가능성이 높다.

지금까지 음식에 대한 논의를 충분히 해 온 만큼 지금쯤이면 어떤 식재료를 사야 하는가에 대한 생각이 꽤 확고하게 자리 잡았을 것이다. 재교육의 측면에서 핵심 추천 사항을 **브레인 푸드** BRAIN FOODS 라는 줄인 말로 요약해 보았다.

356

B: 베리류Berries와 콩류Beans

R: 무지개Rainbow 색 다채로운 과일과 채소

A: 항산화 물질Antioxidants

I: 살코기 및 식물성 단백질Include lean meat and plant-based proteins

N: 견과류Nuts(아몬드, 호두, 브라질너트, 캐슈너트)

F: 식이섬유Fiber가 풍부한 음식, 생선Fish, 발효 식품Fermented Foods

O: 기름Oils

O: 오메가3Omega-3가 풍부한 음식

D: 유제품Dairy(요거트 및 케피르, 특정 치즈류)

S: 향신료Spices

베리류와 콩류

- 블루베리, 블랙베리, 라즈베리, 딸기는 매일 챙겨 먹으면 좋을 뿐 아니라 디저트로 먹기에도 훌륭한 식재료다.

- 가능한 제철에 수확된 것으로 챙겨 먹도록 하라. 신선한 베리를 구입했다면 되도록 빨리 먹으라. 잘 익은 베리는 냉장고에 넣어 보관해도 그리 오래가지 않는다. 신선하고 잘 익은 과일을 구하기 어려운 시기에는 설탕이나 기타 첨가물을 넣지 않은 냉동 베리를 구입해도 좋다.

- 대두, 콩류, 렌틸콩 등은 뇌를 위해 빠뜨릴 수 없는 주식이다.

- 대두, 콩류, 렌틸콩 등은 건강한 영양소와 비타민, 식이섬유의 공급원으로 손질이 쉽고 메인 요리, 애피타이저, 샐러드에 활용 가

능하며 심지어 디저트로 만들어 먹을 수도 있다.

무지개색 다채로운 과일과 채소

- 나는 항상 환자들에게 최대한 다양한 색깔의 채소를 섭취할 것을 권한다. 적채, 라디치오, 초록빛 피망과 노란색 파프리카에 이르기까지 우리가 먹는 채소 색의 팔레트를 넓혀 뇌에 이로운 영양소의 범위를 극대화하자. 비타민이나 폴리페놀, 식물성 영양소, 플라보노이드 같은 미량 영양소를 특히 더 풍성하게 섭취할 수 있다.

- 과일도 마찬가지다! 베리류, 사과, 감귤류는 모두 다양한 색을 지니고 있다. 다만 포도와 체리 같은 달콤한 과일을 과도하게 섭취하지 않도록 주의하자.

- 다양한 색깔의 식재료를 고르라고 하긴 했지만 가장 중요한 색깔을 잊으면 안 된다. 바로 녹색이다. 다채로운 색을 띤 과일과 채소도 좋지만 잎이 무성한 짙은 녹색 채소를 충분히 먹고 있는지를 항상 점검해야 한다. 나는 루콜라, 로메인, 비브 레터스Bibb Lettuce(양상추의 일종—옮긴이), 엔다이브, 청경채를 가장 좋아한다. 가능하다면 새싹 채소도 챙겨 먹는다. 새싹 채소는 식사에 맛과 영양을 한꺼번에 더해 준다.

항산화 물질

- 지금까지 여러 종류의 항산화 물질을 살펴보았다. 위에서 이야

기한 베리류와 알록달록한 채소에 들어 있는 폴리페놀 등도 여기에 포함된다.

- 설탕이 너무 많이 들어가 있지만 않다면 다크초콜릿은 훌륭한 항산화 물질 공급원이다. 코코아와 초콜릿은 정말 맛있는 재료다. 사실 전문 셰프로서는 네덜란드식 공정을 거쳐 알칼리 처리된 것을 사용하라고 배웠다. 하지만 영양 전문 의학자로서는 천연 카카오 혹은 알칼리 처리를 거치지 않은 초콜릿의 항산화 효능이 가장 좋다는 것을 분명히 알고 있다. 이번 장에서 소개할 레시피에도 이를 명시해 두었다.

- 많은 비타민이 핵심적인 항산화 물질로 작용한다. 비타민은 다양한 음식을 통해 섭취할 수 있는데 이것이 여러 가지 음식을 골고루 먹어야 하는 가장 중요한 이유 중 하나다. 어떠한 비타민도 놓치지 않으려면 의사에게 종합 비타민을 꼭 추천받도록 하자.

살코기 및 식물성 단백질

- 좋은 환경에서 사육된 가금류 살코기, 해산물 그리고 목초 사육 소고기는 뇌 기능에 필요한 단백질과 필수 아미노산을 충분히 섭취할 수 있는 좋은 선택지다.

- 식물성 단백질 공급원인 유기농 두부와 템페 등은 양념을 하면 풍미가 더 좋아진다.

견과류(아몬드, 호두, 브라질너트, 캐슈너트)

· 견과류는 뇌가 제대로 기능하기 위해 필요로 하는 유익한 지방과 기름을 함유하고 있으며 여러 비타민과 무기질도 포함한다. 가령 브라질너트에는 셀레늄이 들어 있다.

· 견과류는 간식이나 샐러드, 채소 반찬에 추가해 하루에 총 4분의 1컵 정도 먹도록 하자.(이보다 더 많이 먹어서는 안 된다. 견과류는 과식하기 쉬우니 주의할 것!) 또한 집에서 직접 그래놀라나 견과류 믹스 등을 만들어 먹을 수도 있다. 판매하는 제품을 먹을 때에 비해 더 적은 양의 설탕과 소금을 섭취할 수 있다.

식이섬유가 풍부한 음식, 생선, 발효 식품

· 대두, 콩류, 렌틸콩, 과일 및 채소 등은 훌륭한 식이섬유 공급원이다. 식이섬유는 중요한 프리바이오틱스로 체중 감량에 도움이 되며 전신의 염증 반응을 줄인다.

· 제2장에서 살펴보았듯 연어 등의 생선은 건강에 좋은 오메가3s를 더해 준다.

· 케피르, 미소 된장, 김치와 같은 발효 식품이 뇌와 장에 특히 도움이 되는 음식인 이유는 이들이 생유산균 배양체의 천연 공급원이기 때문이다.

기름

· 포화 지방 및 오메가6가 들어 있는 튀김용 기름과 같이 건강에

좋지 않은 다른 기름을 과도하게 섭취하지 않도록 주의한다. 대신 올리브유, 아보카도, 기름기 많은 생선 등에 함유된 건강한 지방을 충분히 섭취하도록 하자.

- 몸에 좋은 지방이라도 함량을 확인하고 과잉 섭취하지 않도록 한다. 모든 지방은 열량이 높다.

오메가3가 풍부한 음식

- 지금까지 이 책에서 오메가3의 장점을 자세히 언급했기 때문에 오메가3를 충분히 섭취해야 한다는 것만큼은 이미 확실히 알고 있을 것이다. 가장 중요한 오메가3(특히 도코사헥사엔산 및 에이코사펜타엔산) 공급원은 연어, 고등어, 참치 등과 같이 기름기가 많은 생선이다.
- 오메가3(특히 알파-리놀렌산)는 치아씨, 방울양배추, 호두, 아마씨 등의 식물성 재료에서도 찾을 수 있다.

유제품(요거트, 케피르, 특정 치즈류)

- 프로바이오틱스 생균이 들어 있는 요거트와 케피르는 장에 아주 좋다. 이로운 박테리아와 단백질을 제공하기 때문이다.
- 목초 사육 소에서 얻은 유제품은 건강과 뇌를 위한 좋은 선택지다.
- ADHD 같은 특정 질환의 증세를 유제품이 악화시킬 수 있다는 점을 명심하고 부정적인 영향에 유의하라.

향신료

- 향신료는 사용할 때 칼로리 걱정을 할 필요도 죄책감을 느낄 필요도 없는 식품이다. 모든 음식의 풍미를 살리고 뇌에 유익한 효과를 더해 준다.
- 특히 강황, 후추, 사프란, 고춧가루, 오레가노, 로즈메리 등의 향신료로 뇌를 무장하라.

앞서 소개한 음식을 섭취하는 것이 조금 버거워지고 식단 규칙이 약간 무너지게 될 때도 여전히 유용하게 쓰일 지침이 있다. 가장 중요한 것은 새로운 도전을 두려워하지 않는 것이다. 그동안 나는 편리함 때문이든 식성 때문이든 편식하는 환자를 많이 봐 왔다. 그들에게 일단 시도해 볼 만한 레시피를 알려 주면 지금까지 얼마나 다양한 영양소와 먹는 즐거움을 놓쳐 왔는지 스스로 깨닫곤 했다. 만약 식료품점에서 한 번도 먹어 본 적 없는 새롭고 흥미로운 채소나 과일을 발견하면 두려워하지 말고 일단 사라. 냉장고에 오래 두었다가 곰팡이가 피어 버리는 일이 없도록 신경 써서 보관했다가 요리책이나 인터넷에서 조리법을 찾아 식탁에 올려 보자. 딱 한 번이라도 괜찮다. 이 책에서 우리가 계속 살펴보았던 건강한 식습관 원칙을 고수하는 한 요리에 대단히 실패하기도 어렵다. 게다가 어쩌면 마음에 드는 새로운 음식을 찾게 될지도 모른다!

요리사처럼 주방을 꾸미자!

뇌와 장이 보다 효율적으로 작동하기 위해서는 특정한 영양 구성 성분이 필요한 것과 마찬가지로 주방에도 훌륭한 요리를 시작하기 전 특정 장비를 갖춰 두는 편이 좋다. 화려하고 다양한 온갖 조리 도구를 모두 구비할 필요는 없다. 아보카도 커터나 망고씨 제거 칼같이 딱 한 번 쓰고 말 도구를 살 필요도 없다. 하지만 기본 도구 몇 가지는 질이 좋은 것으로 갖춰 놓아야 한다. 나중에 소개할 레시피를 정복하기 전에 마련해 두면 좋을 조리 도구의 간단한 목록은 다음과 같다.

큰 칼과 작은 만능 칼

큰 칼은 요리사들이 사용하는 것과 비슷한 형태이자 쓰기 편한 것이어야 한다. 만능 칼은 주방에서 자잘한 일들을 할 때 사용한다. 일단 쓰기 편한 칼을 찾은 후에는 칼날이 날카로운 상태를 유지하도록 관리해야 한다. 칼이 잘 들어야 다칠 위험이 줄어든다.

칼갈이

나는 식당 주방에서 사용하는 커다란 칼갈이용 강철보다는 칼날을 틈에 넣어 앞뒤로 움직이기만 하면 되는 칼갈이를 더 선호한다.

감자 칼

나는 감자 칼로 야채 껍질을 벗기기도 하고 샐러드에 넣을 채소를 채 치기도 한다. 감자 칼로 오이나 애호박, 당근을 채 쳐 보자. 샐러드나 채소를 곁들이는 요리에 다양한 색과 식물성 영양소를 꽉 채워 줄 것이다.

도마

소재가 나무든 합성 물질이든 도마는 반드시 필요하다. 도마는 요리 과정 전반에 쓰인다. 도마 한쪽 면에서 채소를 썰고 뒤집어서는 육류를 손질한다. 도마는 항상 깨끗하고 위생적으로 관리하자.

요리용 온도계

앞으로 레시피를 살펴보면 알겠지만 특히 육류를 활용한 레시피에서 음식의 내부 조리 온도에 대해 자주 언급했다. 고기가 얼마나 익었는지 눈대중으로 맞추다 보면 속이 덜 익어 위험해지거나 혹은 너무 익어 질긴 상태가 되기 쉽다. 사용법이 간단하고 정확하기까지 한 최신 요리용 디지털 온도계만 있으면 더 이상 고기의 상태를 어림짐작할 필요가 없다!

레몬 또는 라임 제스트 강판

제스트 강판은 샐러드, 반찬, 심지어 베이킹에도 활용할 수 있는 조리 도구로 레몬, 라임, 오렌지, 귤 등 감귤류 껍질의 싱그럽고 강렬한 향을 음식에 더해 주는 가장 쉽고도 저렴한 방법이다.

계량컵

계량컵은 마른 재료의 양을 잴 때 사용하며 식사 계획을 짜면서 분량을 측정하는 데에도 유용하다.

계량 피처와 계량스푼

계량 피처는 액체를 계량할 때 사용하며 계량스푼은 조리와 베이킹에 두루 유용하게 쓰인다.

중간 및 대형 크기의 스테인리스 혹은 유리 볼

다양한 크기의 볼을 충분히 갖추면 유연하고도 효율적으로 요리를 준비할 수 있다.

미니 믹싱 볼 세트

작은 사이즈의 요리용 볼 세트는 주변을 정돈하고 재료를 준비하는 데 유용하다. 미니 믹싱 볼에 대해서는 뒤에서 미장 플라스Mise-en-place의 중요성을 다룰 때 좀 더 자세히 살펴보겠다.

마른행주 및 키친타월

마른행주는 식기에 묻은 물기나 채소, 과일 등을 씻고 난 뒤의 물기를 제거하는 데 유용하다. 축축하면 박테리아가 번식하기 쉬우므로 조리 공간과 장비를 마른 상태로 유지하는 것이 깨끗한 주방의 핵심이다.

소독 스프레이

나는 환경 운동 연합Environmental Working Group(미국의 환경 운동 관련 사설 비영리단체로 제품에 친환경 등급을 부과하는 것으로 유명하다.—옮긴이)의 검사 테스트에서 A 등급을 받은 제품을 사용한다. (http://www.ewg.org/guides/cleaners)

식품 보존용 유리병(메이슨 자)

샐러드 드레싱을 섞거나 음식을 보관하거나 식사 또는 간식용으로 샐러드를 만들 때 유용하다.

오븐 트레이 또는 베이킹 팬, 유리로 된 오븐 요리용 캐서롤

내가 오븐 요리를 정말 좋아하는 이유는 조리하기 쉽고 그 결과물이 맛있기 때문이다. 알루미늄으로 만들어진 오븐 트레이Half Sheet Pan는 저렴하면서도 활용도가 높은 조리 도구다. 굳이 코팅된 상품을 구매할 필요는 없다. 더 깊은 용기가 필요하면 유리로 된 캐서롤(뚝배기와 비슷한, 조리 후 식탁에 바로 올릴 수 있는 손잡이가 달린 깊은 냄비—옮긴이)을 사용하라.

종이 포일

오븐 트레이에 종이 포일을 사용하면 요리가 들러붙지 않고 더욱 노릇노릇해져 무척 편리하다. 오븐을 청소하는 일도 훨씬 쉬워지는데 종이 포일만 버리면 트레이는 따로 씻지 않아도 되기 때문이다.

스테인리스 냄비와 프라이팬

아직 냄비와 팬에 투자한 적이 없다면 이번 기회에 근처 조리 도구 매장에 들러 품질 좋은 스테인리스 세트로 마련하길 추천한다. 세트 가격이 너무 비싼 경우 육수용 큰솥, 중간 크기의 소스용 냄비, 그리고 10~12인치 크기의 소테 팬Sauté Pan(프라이팬과 유사한 평평하고 넓은 편수 냄비—옮긴이)부터 구비하자.

무쇠 편수 냄비

무쇠는 스테인리스보다 저렴하고 열 보존력이 좋으며 음식을 노릇노릇하게 만들어 주는 효과가 있어 가스레인지에서나 오븐에서나 모두 쓰기 좋다. 특히 10~12인치 냄비를 추천한다. 무쇠로 된 편수 냄비는 올바르게 닦고 제대로 길들이기만 하면 평생 쓸 수 있다. 인터넷에서 무쇠 냄비 관리법을 쉽게 찾을 수 있다.

대형 무쇠 냄비

대형 무쇠 냄비Dutch Oven은 꼭 맞는 뚜껑이 있는 대형 냄비다. 주로 수프나 스튜를 만들 때 사용하며 에나멜 도료로 장식되기도 한다.(프랑스 무쇠 냄비 브랜드인 르크루제Le Creuset 클래식 더치 오븐처럼 말이다.)

푸드 프로세서

푸드 프로세서는 재료를 섞고 다지고 가는 수고를 상당 부분 덜어 주는 고마운 조리 도구다. 보통 11컵 용량이 기본 크기로 어떤 주방에

서든 유용하게 사용할 수 있다. (미니 다지기라고도 불리는) 미니 푸드 프로세서는 소량의 허브나 마늘, 생강 같은 재료를 다지기 좋은 최적의 도구다.

블렌더

블렌더는 푸드 프로세서와 비슷하지만 단단한 재료보다는 액체를 섞기 위해 고안된 것이다. 물기 있는 재료로 퓌레를 만들거나 스무디를 만들 때 매우 유용하다.

핸드 블렌더

핸드 블렌더는 손에 쥐고 사용할 수 있는 블렌더로 냄비에서 요리 중인 음식에 직접 사용할 수 있기 때문에 전용 용기 안에 모든 재료를 넣어야 하는 일반적인 블렌더에 비해 매우 편리하다. 수프를 더욱 매끄럽게 만들거나 삶은 렌틸콩의 농도를 조절해야 할 때 쓰기 좋다.

얼음 틀

얼음 틀을 사용하면 건강하고 시원한 디저트를 만들 수 있다. 나는 스테인리스 얼음 틀을 선호하는데 식기세척기에도 넣을 수 있어서 뒷정리가 훨씬 편하기 때문이다.

채소 탈수기

채소 탈수기는 녹색 잎채소를 많이 먹는 사람에게(이 책을 읽은 모두가 그렇게 되어야 한다!) 매우 유용한 도구다. 채소를 씻은 뒤 마를 때까지 기다리지 않아도 되기 때문이다. 며칠 동안 먹을 만큼의 많은 상추, 시금치, 케일 등을 한 번에 준비하는 데 유용하며 요리에 쓰고 남은 것은 밀폐 용기에 담아 보관하면 된다.

미장 플라스

미장 플라스는 프랑스어로 '모든 것이 준비되었다.'라는 뜻의 조리 용어다. 주방이 말끔하게 정리되어 있으면 조리를 쉽고 빠르게 할 수 있다. 요리 전에 모든 재료를 미리 손질하고 계량해 바로 조리 가능한 상태로 만들어 놓는 것이 미장 플라스의 기본 개념이다. 요리 프로그램을 한 번이라도 본 적이 있다면 아마 요리사가 모든 재료를 작은 볼에 나눠 담아 바로 요리에 넣을 수 있도록 준비한 것을 봤을 것이다. 결코 방송을 위한 연출이 아니다! 나는 요리를 할 때마다 이 원칙을 따르기를 권한다.

여러 개의 작은 볼에 재료와 향신료를 담아 두는 것도 유용하지만 그 외에 커다란 두 개의 볼을 준비해 각각에 고기와 채소 자투리를 모으는 것도 매우 유용하다. 고기 자투리는 얼렸다가 나중에 육수를 내는 데 쓸 수 있고 채소 자투리는 퇴비를 만드는 데 쓸 수 있다.

위생 수칙을 명심하라!

여러분의 주방에 청결 점수를 매기는 사람은 없겠지만 집에서 요리할 때 식당보다 위생이 덜 중요한 것은 아니다. 다음의 간단한 지침을 확실히 따르도록 하자.

1. 손을 씻는다.

2. 앞치마(혹은 조리복!)를 입는다.

3. 머리카락은 단단히 묶고 반지와 장신구는 뺀다.

4. 매니큐어 부스러기가 음식으로 들어가지 않도록 유의하라.

5. 맛보기 숟가락을 따로 사용하고 틈날 때마다 세척하라.

6. 온도계로 육류의 적정 조리 온도를 확인하라.

7. 조리 공간을 청결하게 유지하라.

8. 해산물과 육류, 채소류를 모두 손질할 때는 재료에 따라 도마를 바꾸거나 뒤집어 사용하거나 세척하라.

9. 해산물이나 육류를 밤새 해동할 때는 조리대에 두지 말고 반드시 냉장고 안에서 해동하라.

10. 가금류는 냉장고 맨 아래 칸에 보관한다. 재료에서 흘러나온 액체가 다른 음식이나 냉장고 표면에 떨어지지 않도록 유의하라.

11. 가족이나 친구와 주방에 함께 있다면 서로 적정 거리를 유지한다. 특히 오븐을 열거나 뜨거운 그릇을 옮길 때 조심하라. 어쩔 수 없이 칼을 들고 이동해야 하는 상황이라면 칼끝은 항상 바닥을 향하도록 한다. 요리 경연 프로그램에서 요리사들이 다른 요리사 뒤를 지나가면서 "뒤에 칼!"이라고 소리치는 것도 이런 이유 때문이다.

모든 재료를 소중히 하라

현실적인 준비물도 중요하지만 요리를 준비하는 올바른 마음가짐도 중요하다. 음식을 먹는 것은 인간의 가장 기본 욕구이며 우리가 준비한 음식이 나는 물론 내가 사랑하는 사람을 채워 줄 것이기 때문이다.

- 되도록 쓰레기를 줄이라. 과일, 채소, 육류에서 먹을 수 있는 부분은 모두 사용하라. 지금 만들고 있는 음식에 재료의 모든 부분을 활용할 수 없다면 나중을 위해 육수를 만들고 얼려서 보관하라. 이 육수는 다른 레시피에서 얼마든지 활용할 수 있다.
- 모든 식재료를 소중히 다루라. 그것이 화이트 트러플이든 닭가슴살이든 그저 상추 한 장이든 말이다.
- 감사한 마음으로 재료를 다듬고 이를 한데 모아 한 끼 식사로 만들어 내는 순간에 온 마음을 다하라. 직접 요리를 해 먹을 수 있다는 것은 하나의 특권이다.

정리를 습관화하라

주방 작업대를 말끔하게 유지하는 것이 요리에서 가장 짜릿한 과정이 아니라는 점은 나도 잘 안다. 하지만 정리 정돈은 너무나 중요하다. 단순히 위생을 위해서만이 아니라 그래야 훨씬 효율적으로 요리할 수 있고 요리에 대한 의욕도 유지할 수 있기 때문이다. 식사 후 뒷정리가 부담으로 느껴지지 않도록 요리 단계 사이사이에 미리 조금씩 정리를 하자. 덧붙여 아침에 일어나서 엉망인 주방을 확인한다면 건강한 아침 식사를 만들기 위한 의욕이 아무래도 덜 생길 것이다.

| 메뉴

지금까지 재료 고르기와 주방 준비를 위한 기본 사항을 살펴보았으니 이제는 뇌 건강을 위한 메뉴를 살펴볼 차례다. 이 책에서 다뤘던 각 질환별로 세끼 식사와 간식을 포함한 예시 메뉴를 소개하고자 한다.

앞으로 선보일 메뉴는 각 질환에 맞게 설계한 것이지만 지금까지 살펴보았던 여러 가지 식습관에는 서로 겹치는 부분이 있기 때문에 거의 모든 레시피가 일반적인 뇌 건강에 도움을 준다는 점을 기억해두자. 즉 전반적으로 건강한 식사를 하고 있다면 식사 때마다 특정 재료를 우선순위에 둘 필요는 없다.

바라건대 이어서 소개할 메뉴를 보고 몇몇 레시피를 시도하며 주방을 좀 더 편안한 장소로 느끼길 바란다. 자신이 먹을 음식을 직접 만들어 먹음으로써 식당 음식이나 가공식품에 조금이나마 덜 의존하게 된다면 좋겠다. 직접 음식을 준비한다는 그 자체가 이미 더 건강한 생활 방식으로 나아간다는 의미나 다름없다. 가정에서 직접 요리하는 일과 관련한 가장 중요한 연구 조사인 미국 국민 건강 영양 조사National Health and Nutrition Examination Survey에 따르면 집밥을 먹는 사람들은 그렇지 않은 사람들에 비해 칼로리 섭취량이 적었다.

하지만 가끔은 절차를 생략하는 편이 나을 때도 있다. 아티초크나 콜리플라워 같은 채소를 넣는 요리에는 소금이나 양념이 첨가되지 않

372

은 냉동 채소를 사용해도 괜찮다. 최근에 보통 급속 냉동 처리를 하기 때문에 냉동 과일이나 채소도 신선한 재료의 건강한 대체재가 될 수 있다. 냉동 과일을 구매할 때는 항상 시럽이나 당이 첨가되지 않았는지 확인하도록 하자. 물론 시간이 있고 요리 실력도 받쳐 준다면 신선한 채소를 직접 손질하는 것이 훨씬 맛있고 만족스러울 것이다. 신선한 재료를 사용하는 데 절대 주저하지 마라!

비슷한 맥락으로 직접 육수를 만드는 것도 훌륭하지만 꼭 그래야만 하는 것은 아니다. 시중에서 판매하는 육수 역시 충분히 요리에 쓸 활용할 만하다. 시판 육수를 쓸 때에는 유기농 상품인지 또 저염 육수인지 확인하도록 하자. 그래야 입맛에 맞게 소금 간을 추가할 수 있다.

이제 더 이상 꾸물거릴 시간이 없다. 당장 레시피에 도전하라!

우울증 치료를 돕는 메뉴

아침: 숙주 두부 스크램블

간식: 다크초콜릿 칩 1큰술

점심: 따뜻한 채소 수프

간식: 양념 견과류 믹스

저녁: 호두 케일 페스토를 곁들인 연어 구이

디저트: 오렌지와 레드와인 한 잔

숙주 두부 스크램블

#채식주의 #완전 채식주의 #글루텐 제외 #유제품 제외

분량: 4인분　**준비 시간:** 10분　**요리 시간:** 10분

숙주는 비타민B12와 엽산을 보충할 수 있는 훌륭한 식재료다. 마늘, 양파, 아스파라거스에는 프리바이오틱스가 풍부하다. 강황은 커큐민의 효능을 그대로 유지하며 두부에 선명한 노란빛을 더해 마치 스크램블드에그처럼 보이게 만든다. 감귤류 과일을 먹으면 쉽게 비타민C를 섭취할 수 있다.

재료:

유기농 두부 1모(약 400g)

숙주 1봉지(약 340g)

아스파라거스 2줄기(껍질을 제거한 뒤 2.5cm 크기로 자른 것)

양파 중간 크기 1/4개(잘게 다진 것)

마늘 1/2쪽(잘게 다진 것)

카놀라유 1큰술

강황 1작은술

코셔 소금(요오드 같은 첨가물을 넣지 않은 거친 소금—편집자) 1/2큰술

후추 1/4작은술

레몬즙 1/2개 분량

1. 두부를 작은 조각으로 자른 다음 푸드 프로세서에 돌려 덩어리지게 간다.(두부가 액체 상태가 되지 않도록 순간 작동 모드를 활용하자.)
2. 무쇠 프라이팬에 카놀라유를 두르고 중불에 달군 뒤 양파와 마늘, 아스파라거스, 강황, 소금, 후추를 넣고 2~3분간 빠르게 볶는다.
3. 두부와 숙주를 넣고 3~5분간 볶다가 두부가 스크램블드에그처럼 보일 정도로 익으면 불을 끈다. 먹기 직전 신선한 레몬즙을 뿌려 요리를 완성한다.

따뜻한 채소 수프

#채식주의 #완전 채식주의 #글루텐 제외 #유제품 제외

분량: 4인분   **준비 시간:** 15분   **요리 시간:** 30분

이 수프에는 마그네슘을 보충하기 위한 완두콩, 철분을 위한 브로콜리, 비타민A 섭취를 위한 고구마가 활용된다. 포화 지방은 낮고 식이섬유와 항

산화 물질이 풍부하게 들어 있다.

재료:

리크 1대(잘게 썬 것)

완두콩 1컵(냉동 혹은 신선 제품)

브로콜리 꽃 부분 2컵(냉동 혹은 신선 제품)

고구마 1개(1.5cm 크기로 껍질째 깍둑썰기 한 것)

마늘 1쪽(잘게 다진 것)

따뜻한 채수 또는 생수 4~6컵

올리브유 2큰술

코셔 소금 1큰술

후추 1작은술

말린 타임 1/2작은술

말린 파슬리 1/2작은술

생 파슬리(다진 것, 이는 생략 가능)

1. 무쇠 냄비에 기름을 두르고 중불에 달군 뒤 리크와 마늘을 넣어 리크가 숨이 죽고 거의 투명해질 때까지 3~5분간 빠르게 볶는다.

2. 완두콩과 손질한 브로콜리, 고구마, 소금, 후추, 타임, 파슬리를 무쇠 냄비에 넣고 약 3~5분간 한두 번씩 뒤섞으며 익힌다. 채소가 익기 시작하면 준비한 채수나 물을 붓는다. 뚜껑을 반만 닫고 중불에서 20분 정도 뭉근히 끓인다.

3. 입맛에 따라 소금과 후추로 간을 한 뒤 기호에 맞게 생파슬리를 뿌려 장식한다.

양념 견과류 믹스

#채식주의 #완전 채식주의 #글루텐 제외 #유제품 제외

분량: 8인분   **준비 시간:** 10분   **요리 시간:** 10분

견과류를 활용한 이 간식에는 철분 보충을 위한 호박씨, 셀레늄을 위한 브라질너트 그리고 카이엔 고추와 강황이 들어간다.

재료:

호박씨 1.5컵(구운 것)

브라질너트 1컵

강황 1작은술

마늘 가루 1/4작은술

카이엔 고추 1/4작은술

올리브유 1큰술

코셔 소금 2작은술

후추 1/4작은술

1. 오븐을 약 150도로 예열하고 오븐 트레이에 종이 포일을 깔아 준비한다.
2. 중간 크기 스테인리스 볼에 강황, 후추, 마늘 가루, 카이엔 고추, 소금, 올리브유를 넣고 섞은 뒤 견과류와 호박씨를 넣는다.
3. 잘 섞은 견과류를 오븐 트레이 위에 넓게 펼친 다음 오븐에 10분간 굽는다. 오븐에서 꺼내 열기를 식혀 완성한다. 유리 밀폐 용기에 넣어 두면 실온에서 2주까지 보관 가능하다.

호두 케일 페스토를 곁들인 연어 구이

#글루텐 제외

분량: 1인분(페스토 8인분)   **준비 시간:** 5분   **요리 시간:** 15분

오메가3를 섭취할 수 있는 훌륭한 한 끼 식사다. 케일로 엽산을 섭취할 수 있고 호두를 통해 기분 전환 효과까지도 얻을 수 있다.

연어 구이 재료:

연어 순살 약 115~170g(껍질 제거한 것)

올리브유 2큰술

코셔 소금 1/2작은술

후추 1/4작은술

페스토 재료:

어린 케일 잎 2컵(씻어서 다진 것)

파르메산 치즈 1/4컵(간 것)

호두 1/4컵

마늘 1쪽(껍질 벗겨 전자레인지에 30초 돌린 것)

올리브유 1/4컵

레몬즙 1작은술

소금 1/2작은술

1. 오븐을 약 175도로 예열하고 오븐 트레이에 종이 포일을 깔아 준비한다.

2. 연어에 올리브유를 골고루 바르고 소금과 후추로 밑간을 한 뒤 준비한 종이 포일 위에 올려 예열한 오븐에서 약 8~12분간 완전히 익을 때까지 굽는다.(온도계로 측정 시 연어 내부 온도가 63도)

3. 페스토 재료를 모두 브렌더나 푸드 프로세서에 넣고 함께 간다. 필요한 경우 물을 더해 농도를 맞추고 소금간을 더한다.

4. 오븐에 구운 연어와 페스토 1~2큰술을 함께 접시에 담아 요리를 완성한다.

──(요리 팁)──────────────────────────────

- 페스토는 밀폐 유리병에 넣어 냉장고에 넣어 두면 일주일 정도 보관 가능하다.
- 페스토는 통곡물 파스타 샐러드나 채소를 곁들인 글루텐 제외 메밀면 샐러드 요리에 활용할 수 있다.
- 오븐에 구운 닭가슴살과 페스토를 함께 먹을 수도 있다.

불안을 완화하는 메뉴

아침: 아보카도 후무스

간식: 녹차

점심: 버섯 시금치 프리타타

간식: 샐러리 스틱을 곁들인 김치

저녁: 현미밥과 칠면조 검보(미국 남부 루이지애나식 매콤한 수프─옮긴이)

디저트: 수박과 블루베리 아이스바

아보카도 후무스

#채식주의 #완전 채식주의 #글루텐 제외 #유제품 제외

분량: 6인분　**준비시간:** 10분

병아리콩은 트립토판이 풍부한 식재료이고 아보카도와 올리브유는 오메가3를 포함한 몸에 좋은 지방의 훌륭한 공급원이다.(아보카도에는 식이섬유와 여러 비타민도 풍부하게 들어 있다). 이 맛있는 스프레드는 호밀빵에 발라 혈당 지수가 낮은 토스트로 먹을 수도 있고 혹은 막 손질한 신선한 채소를 찍어 먹는 소스로 활용할 수도 있다.

재료:

아보카도 1/2개(잘 익은 것으로 손질한 것)

병아리콩 2컵(통조림 또는 직접 삶은 것)

고수 잎 1/2컵

아몬드 슬라이스 1큰술(구운 것)

마늘 1쪽

커민 가루 1/2작은술

훈제 파프리카 가루 1/4작은술

이탈리안 파슬리 1/4컵(다진 것)

타히니 소스 1/3컵(참깨를 곱게 갈아 만든 중동 지방의 페이스트 —옮긴이)

올리브유 3큰술(마지막에 뿌리는 양만큼 추가)

신선한 라임즙 1/4컵

코셔 소금 1작은술(필요에 따라 추가 가능)

후추 1/4작은술

1. 푸드 프로세서를 이용해 올리브유, 아몬드, 파슬리를 뺀 나머지 재료를 모두 넣고 1분간 간다.

2. 재료를 가는 중간중간 올리브유를 추가해 후무스가 포슬포슬하고 크림 같은 상태가 될 때까지 약 1분 더 간다. 입맛에 맞게 간을 더한다.

3. 후무스를 넓적한 그릇에 옮겨 담은 뒤 후무스 위에 구운 아몬드와 잘게 다진 파슬리를 올리고 추가로 올리브유를 뿌린다. 바로 먹지 않을 경우에는 아보카도가 갈변하지 않도록 후무스를 잘 밀봉해 보관한다. 냉장실에서 하루 동안 보관 가능하다.

버섯 시금치 프리타타

#글루텐 제외 #유제품 제외

분량: 6인분   **준비 시간:** 10분   **요리 시간:** 18분

만들기도 쉬운 이 프리타타에는 비타민D를 더해 줄 버섯과 마그네슘을 위한 시금치가 들어간다. 한 번 만들어 둔 뒤 소분해 냉장 보관하면 이틀까지 먹을 수도 있고 냉동할 경우 한 달 동안 보관 가능하다.

재료:

계란 5개

시금치 1컵(신선한 것 또는 냉동된 것을 해동한 것)

버섯 다진 것 1컵

말린 파슬리 1/2큰술

올리브유 1큰술

아몬드밀크 1컵

코셔 소금 1/2작은술

후추 1/4작은술

1. 오븐을 약 150도로 예열한 뒤 23cm 원형 캐서롤에 종이 포일을 깔아 둔다.

2. 중간 크기의 볼에 계란, 우유, 소금, 후추, 파슬리를 넣고 잘 풀어 계란물을 준비한다. 냉동 시금치를 사용할 경우 무명천(또는 깨끗한 마른행주나 키친타월)으로 물기를 충분히 제거해 준비한다.

3. 중간 크기의 무쇠팬에 올리브유를 뿌린 뒤 중불에 달군다.

4. 달궈진 팬에 기름을 두르고 버섯과 시금치를 넣고 버섯이 약간 노릇해질 때까지 3분 정도 재빨리 볶아 한 김 식힌다.

5. 준비해 둔 원형 캐서롤 위에 식힌 버섯과 시금치를 넣고 그 위에 풀어 둔 계란물을 붓는다. 포일로 캐서롤을 덮고 예열한 오븐에 넣어 계란이 다 익을 때까지 약 15~18분간 익힌다. 프리타타를 꺼내기 전에 계란이 다 익었는지 확인하고 요리를 완성한다.

현미밥과 칠면조 검보

#글루텐 제외 #유제품 제외

분량: 4인분　　**준비 시간:** 20분　　**요리 시간:** 25분

앞서 트립토판은 음식물 섭취로 흡수가 잘 안 된다고 이야기했지만 칠면조 고기는 여전히 훌륭한 트립토판 공급원이다. 당지수가 높은 으깬 감자

대신 현미를 곁들이면 당지수는 낮추고 뇌에는 트립토판을 최대한 많이 공급할 수 있다.

재료:

칠면조 고기 약 450g(다짐육일 것)

오크라 3컵(손질한 뒤 2.5cm 크기로 다진 것)

리크 1/4컵(다진 것)

샐러리 3/4컵(깍둑썰기 한 것)

당근 1개(강판에 갈은 것)

마늘 2쪽(다진 것)

저염 닭 육수 또는 물 3컵

핫소스 1작은술

카놀라유 1큰술

코셔 소금 1/2큰술

현미밥 2컵

1. 무쇠 냄비에 카놀라유를 두르고 중불에 달군 뒤 리크, 샐러리, 당근, 마늘을 넣고 부드러워질 때까지 6분 정도 빠르게 볶는다.

2. 여기에 칠면조 고기와 소금을 넣고 고기가 약간 노릇해질 때까지 5분 정도 익힌다. 그다음 오크라를 넣은 뒤 준비한 육수나 물을 넣고 잘 저어 한소끔 더 끓인다.

3. 약불로 줄이고 뚜껑을 연 상태로 10분 정도 끓인다. 핫소스를 넣은 뒤 현미밥 위에 얹어 요리를 완성한다.

수박과 블루베리 아이스바

#채식주의 #글루텐 제외 #유제품 제외

분량: 아이스바 6~8개   **준비 시간:** 10분

이 간단한 홈메이드 아이스바로 시원하고 산뜻한 입가심을 할 수 있다. 수박에는 항산화 물질과 비타민A, 비타민B6, 비타민C가 풍부하다. 부드러운 식감을 원한다면 아몬드밀크를, 새로운 맛을 원한다면 코코넛밀크를 넣어서 만들 수 있다.

재료:

수박 2컵(씨를 빼고 다진 것)

블루베리 1/2컵(신선 제품 혹은 냉동도 가능)

아몬드밀크 또는 코코넛밀크 1컵(생략 가능)

신선한 라임즙 1/2작은술

라임 제스트 1큰술

꿀 1/4작은술

1. 블렌더를 사용해 수박을 갈아 준다. 우유를 사용할 경우 우유도 함께 넣고 갈아 퓌레를 만든다.

2. 여기에 라임즙, 라임 제스트, 꿀을 넣고 잘 섞는다.

3. 스테인리스 얼음 틀에 블루베리를 넣을 여유 공간을 남기고 잘 섞인 퓌레를 3분의 2 정도까지 채운다. 얼음틀 한 칸에 2~3개 정도 블루베리를 넣는다.

4. 얼음 틀을 밀봉해 최소 세 시간 이상 얼려 아이스바를 완성한다.

트라우마를 치유하는 메뉴

아침: 견과류와 베리류를 올린 치아 푸딩

간식: 정어리 간식

점심: 매콤 닭가슴살 구이, 레몬을 곁들인 브로콜리 숙회

간식: 셀러리 스틱과 아몬드 버터

저녁: 어린잎 시금치 치미추리를 곁들인 후추 필레미뇽

디저트: 레몬 제스트, 갓 짠 레몬주스, 다진 헤이즐넛을 곁들인 블루베리

견과류와 베리류를 올린 치아 푸딩

#채식주의 #글루텐 제외 #유제품 제외

분량: 2인분   **준비 시간:** 10분

치아 푸딩은 하루 시작을 위한 훌륭한 메뉴이면서 바쁘게 준비할 필요도 없는 요리다. 밤새 냉장고에 넣어 두기만 하면 완성되기 때문이다. 전날 밤 미리 준비해 두었다가 다음 날 아침에 꺼내 먹기만 하면 된다.

재료:

치아씨 2큰술

유기농 코코넛밀크 1/2컵(라이트)

꿀 1/2작은술

바닐라 추출물 1/2작은술

계핏가루 1/4작은술

라즈베리, 블루베리, 호두, 그밖에 여러 토핑 재료들

1. 코코넛밀크를 보존용 유리병에 넣고 꿀, 바닐라 추출물, 계핏가루를 넣은 뒤 잘 섞는다. 그 위에 치아씨를 솔솔 뿌린다.

2. 보존용 유리병의 뚜껑을 닫고 흔들어 치아씨와 코코넛 밀크를 골고루 잘 섞는다.

3. 냉장고에 넣어 두고 하룻밤 재운 뒤 다음 날 아침 견과류와 베리류를 얹어서 먹는다.

정어리 간식

#글루텐 제외 #유제품 제외

분량: 2인분   **준비 시간:** 10분

정어리는 다양한 영양의 보고이며 특히 오메가3가 풍부하다. 올리브유에 절인 통조림 정어리를 사용하되 한 번에 반 캔 이상은 먹지 않도록 주의한다.(남은 간식은 보존용 유리병에 넣어 보관하면 다음 날에도 먹을 수 있다.)

재료:

올리브유에 절인 통조림 정어리 1캔(115ml)

토마토 1/2개(다진 것)

로메인 상추 한 포기(반으로 갈라서 사용)

레몬즙 1/2개분

코셔 소금 1/4작은술

후추 1/2작은술

1. 정어리 통조림은 기름을 따라 내 준비한다.
2. 작은 그릇에 정어리와 다진 토마토, 소금, 후추, 레몬즙을 넣고 함께 섞는다.
3. 여러 재료와 함께 잘 섞은 정어리를 로메인 상추와 함께 쌈을 싸 먹는다.

매콤 닭가슴살 구이
#글루텐 제외 #유제품 제외

분량: 2인분   **준비 시간:** 5분   **요리 시간:** 40분

재료:

닭가슴살 170g(2덩이 기준, 손질된 것)

카이엔 고추 1작은술

강황 가루 1작은술

고수 가루 1/2작은술

커민 가루 1/2작은술

마늘 가루 1/2작은술

올리브유 1/4컵

코셔 소금 1작은술

후추 1/4작은술

1. 작은 볼에 준비한 양념 재료를 모두 넣고 섞은 뒤 큰 그릇에 옮겨 올리브유와 함께 섞는다. 기름에 양념이 배어들도록 몇 분간 잠시 숙성한다.

2. 숙성된 양념을 닭가슴살에 바르고 짧게는 30분, 길게는 하루 정도 냉장실에서 재워 둔다.

3. 오븐을 약 200도로 예열하고 오븐 중앙에 트레이를 거치할 수 있도록 준비한다. 종이 포일을 깔아 둔 오븐 트레이 위에 닭가슴살을 놓고 약 30분 정도 익힌다.(가장 두꺼운 부위의 내부 온도가 75도)

4. 오븐에서 꺼낸 닭가슴살을 10분간 휴지시킨 뒤 요리를 완성한다.

레몬을 곁들인 브로콜리 숙회

#채식주의 #완전 채식주의 #글루텐 제외 #유제품 제외

분량: 2인분 **준비 시간:** 2분 **요리 시간:** 5~8분

냉동 제품을 사용하든 신선 제품을 사용하든 이 훌륭한 요리는 거의 손이 안 간다고 할 정도로 너무나 만들기 쉽다. 똑같은 레시피를 줄기콩이나 콜리플라워, 꼬투리째 먹는 완두콩Sugar Snap Peas, 당근, 아스파라거스, 완두콩과 같은 다양한 채소에 활용할 수 있다.

재료:

브로콜리 꽃 부분 2컵(신선 제품 혹은 냉동 제품)

레몬 1개

코셔 소금 1/2~1작은술

1. 베이킹용 유리 접시에 브로콜리를 넣고 물을 몇 숟가락 넣은 뒤, 뚜 껑을 덮지 않은 상태로 전자레인지에 넣어 4분간 익힌다. 브로콜리 가 아직 차갑거나 냉동 제품을 사용할 경우 얼어 있는 부분이 없는지 확인한 뒤 꺼내고 접시에 남은 물은 버린다.

2. 레몬 껍질을 강판에 갈아 브로콜리 위에 뿌리고 신선한 레몬즙을 더 한다. 소금 간으로 요리를 완성한다.

어린잎 시금치 치미추리를 곁들인 후추 필레미뇽

#글루텐 제외 #유제품 제외

분량: 1인분(소스 6인분)　**준비 시간:** 20분　**요리 시간:** 40분

소고기는 너무 많이 먹어서는 안 되는 식재료다. 따라서 안심을 활용한 요 리야말로 적은 양으로 최상의 풍미를 느낄 수 있는 훌륭한 방법이다. 고기 를 먼저 시어링(고기 겉면을 단시간 강불에 빠르게 태우듯 익혀 육즙을 가두는 조리법—옮긴이)한 후 오븐에 넣어 익히면 겉면은 보기 좋게 노릇노릇하 면서 안쪽은 부드럽게 골고루 익은 스테이크를 만들 수 있다. 이 훌륭한 안심 스테이크는 간단한 샐러드와 함께 특별한 날을 위한 충분한 요리가 되어 줄 것이다.

스테이크 재료:

스테이크용 안심 1개(170g, 두께 약 5cm)

카놀라유 1큰술

코셔 소금 1작은술

후추 1작은술

스테이크 소스 재료:

생파슬리 잎 1컵

어린 시금치 잎 1컵

생오레가노 1/2컵

마늘 2쪽

라임 제스트 1개분

라임즙 1큰술

화이트와인 식초 1큰술

올리브유 1/2컵

코셔 소금 3/4작은술(필요에 따라 추가 가능)

후추 1/4작은술(필요에 따라 추가 가능)

1. 파슬리, 시금치, 오레가노, 마늘, 라임 제스트, 라임즙, 화이트와인 식초를 블렌더에 넣고 약에서 중간 강도로 걸쭉한 농도가 될 때까지 갈다가 올리브유를 뿌리고 다시 섞는다. 소금 후추로 알맞게 간을 해 소스를 준비한다.

2. 스테이크용 고기를 실온에 30분간 두었다가 겉면에 골고루 밑간을 한다. 오븐은 약 220도로 예열해 둔다.

3. 중간 크기의 냄비에 카놀라유를 넣고 중불에 달군다. 냄비가 충분히 달궈지면 고기를 올리고 스테이크 각 면을 2분씩 시어링한다.

4. 냄비를 통째로 오븐에 넣는다. 미디엄 레어로 조리하려면 7분 정도 (고기 내부 온도 57도가량), 미디엄으로 조리하려면 10분 정도(고기 내부 온도 63도가량) 익힌다.

5. 스테이크가 적정 온도에 다다르면 오븐에서 꺼낸 후 10분에서 15분 정도 휴지한다. 스테이크 위에 만들어 둔 소스 2큰술을 올려 요리를 완성한다.

요리 팁

- 치미추리 소스는 유리 밀폐 용기에 냉장 보관하면 일주일 정도 보관할 수 있다.
- 치미추리 소스를 그릴에 구운 닭고기나 돼지고기 포크촙에 활용할 수 있다.
- 오븐에 구운 채소에 치미추리 소스를 곁들여도 좋다.

집중력을 위한 메뉴

아침: 초콜릿 단백질 스무디

간식: 엑스트라 다크초콜릿 작은 조각

점심: 아티초크와 리크를 넣은 부드러운 크림수프

간식: 캐슈너트 버터 한 숟갈을 곁들인 블루베리 1/4컵

저녁: 오븐에 구운 닭다리와 버섯 샐러드

초콜릿 단백질 스무디

#채식주의 #글루텐 제외

분량: 1인분   **준비 시간:** 10분

제5장에서 ADHD 증상 개선을 목표로 개발된 아침 대용 단백질바를 활용한 실험을 언급한 적 있다. 나는 그 단백질바를 맛 좋은 스무디로 응용해 단백질바와 같은 효과를 누릴 수 있도록 했다.

재료:

아보카도 1/4개

호두 1큰술

바닐라 유청 단백질 1스쿱(약 25~30g)

아마씨 분말 1큰술

유기농 인스턴트 커피 분말 1작은술

천연 코코아 분말 1작은술(알칼리화하지 않은 것)

코코넛 플레이크 1큰술

꿀 1/2작은술

아몬드밀크 1컵(달지 않은 것)

1. 준비한 재료를 모두 블렌더에 넣고 얼음 4분의 1컵을 함께 넣은 뒤 간다.
2. 스무디 농도가 너무 뻑뻑하면 물이나 얼음을 추가해 농도를 조절한다. 벌써 요리가 완성되었다! 마음껏 스무디 맛을 음미해 보자!

아티초크와 리크를 넣은 부드러운 크림수프

#채식주의 #완전 채식주의 #글루텐 제외 #유제품 제외

분량: 4인분   **준비 시간:** 10분   **요리 시간:** 20분

글루텐과 유제품이 모두 들어가지 않은 이 수프에는 리크가 갖고 있는 몸에 좋은 식이섬유와 프리바이오틱스가 풍부하다. 아몬드밀크로 부드러움을 더했지만 지방으로 가득한 무거운 크림보다 훨씬 몸에 좋다.

재료:

냉동 아티초크 하트 1.5컵

리크 1/2컵(다진 것)

호박씨 1큰술(구운 것)

생타임 1/2작은술

생파슬리 1/2작은술(다진 것)

생이태리 파슬리 1큰술(다진 것)

마늘 가루 1작은술

아몬드밀크 또는 캐슈밀크 2컵

저염 채수 2컵

올리브유 1큰술

레몬즙 1/2개 분량

코셔 소금 1/2큰술

후추 1/2작은술

1. 큰 스테인리스 냄비에 기름을 두른 후 중불에서 달군다.

2. 달궈진 냄비에 리크와 소금, 후추, 파프리카, 마늘 가루, 타임, 파슬리를 넣고 리크의 숨이 죽을 때까지 5분 정도 빠르게 볶는다. 아티초크 하트를 넣고 부드러워질 때까지 3분 정도 익힌다.

3. 준비한 채수를 넣고 뚜껑을 덮은 뒤 중불에 한소끔 끓인 다음, 아몬드밀크를 넣고 약불로 줄인다. 뚜껑을 열고 아티초크 하트가 부드러워질 때까지 10분간 뭉근하게 끓인다.

4. 불을 끄고 몇 분 간 뜸을 들인 후 핸드 믹서기로 수프가 퓌레 형태가 될 때까지 부드럽게 으깨 준다.(건더기가 있는 식감을 좋아한다면 취향에 맞게 조절한다.)

5. 기호에 맞게 소금과 후추로 간을 더한다. 레몬즙을 넣고 저어 준 뒤 따뜻할 때 다진 파슬리 잎과 구운 호박씨로 장식해 요리를 완성한다.

오븐에 구운 닭다리
#글루텐 제외 #유제품 제외

분량: 2인분　**준비 시간:** 10분　**요리 시간:** 40분

이 요리는 오븐을 활용해 시간을 절약한 것으로 가족 규모에 맞게 양을 늘리거나 줄일 수 있다. 식탁에 앉을 인원에 맞춰 닭다리를 가감한 뒤 양념은 그에 맞게 적절히 배합하기만 하면 된다.

재료:

닭다리 2개(껍질을 벗겨 손질한 것)
스위트 파프리카 가루 1큰술

강황 가루 1/2작은술

올리브유 1큰술

코셔 소금 1/2작은술

후추 1/4작은술

1. 오븐을 약 200도로 예열하고 오븐 트레이에 종이 포일을 깔아 준비한다.
2. 중간 크기의 볼에 올리브유, 파프리카 가루, 강황 가루, 후추, 소금을 섞어 준 뒤 닭다리를 넣고 양념을 골고루 발라 잘 배도록 한다.
3. 오븐 트레이에 양념한 닭다리를 올리고 30분 정도(닭다리 내부 온도가 74도 정도) 굽는다. 고기를 잘랐을 때 안쪽에 핑크빛이 돈다면 다시 오븐에 넣고 최소 10분 더 익힌다.
4. 잘 익은 닭다리를 오븐에서 꺼내 트레이에서 10분 정도 한 김 식혀 요리를 완성한다.

버섯 샐러드
#채식주의 #글루텐 제외 #유제품 제외

분량: 4인분   **준비 시간:** 15분   **요리 시간:** 5분

간장이 들어가는 레시피에는 소금을 빼도 괜찮다. 버섯은 양념을 좀 더 세게 해야 하는데 일단 맛을 보고 소금을 더 넣어야 할 것 같다면 요리 마지막 단계에서 소량 뿌린다.

재료:

양송이버섯 2컵(먹기 좋게 자른 것)

깨 1큰술(생략 가능)

생강 가루 1/4작은술

카이엔 고추 1꼬집(으깬 것)

마늘 가루 1/4작은술

아몬드 버터 1.5작은술

양조식초 1큰술 + 1.5작은술

꿀 1/4작은술

간장 3/4작은술(글루텐 프리 제품일 것)

참기름 3/4작은술

1. 깨를 활용할 경우 중간 크기 프라이팬에 깨를 올린 뒤 약한 불로 노릇해질 때까지 볶는다. 유리 볼에 담아 한 김 식혀 준비한다.

2. 깨를 볶은 팬에 양조식초, 아몬드 버터, 생강 가루, 으깬 카이엔 고추, 마늘 가루, 소금, 꿀, 간장을 넣고 잘 섞는다. 따끈해질 때까지 중불에서 잘 저어 준 뒤 참기름을 넣고 한 번 더 섞는다.

3. 따뜻한 드레싱을 손질된 양송이버섯이 담긴 볼에 넣어 섞고 그 위에 깨를 뿌린다. 완전히 식을 때까지 기다려 요리를 완성한다.

기억력을 높이는 메뉴

아침: 커피 한 잔, 계핏가루와 신선한 딸기 반 컵을 다져 올린 글루텐 제
외 오트밀 1컵

간식: 소금 후추 간을 한 완숙 달걀 하나를 으깬 것과 중간 크기 통밀
크래커 5개

점심: 새싹 채소와 함께 먹는 콜리플라워 병아리콩 볶음

간식: 삶은 풋콩과 천일염

저녁: 프랑스 남부 스타일로 요리한 가리비, 강황을 넣어 만든 콜리플라
워 라이스

디저트: 시나몬 페퍼 핫초코

콜리플라워 병아리콩 볶음
#채식주의 #완전 채식주의 #글루텐 제외 #유제품 제외

분량: 8인분 **준비 시간:** 10분 **요리 시간:** 10분

이 레피시는 간단한 볶음 요리로 마인드 식이요법 법칙을 적용한 것이다.

재료:
냉동 콜리플라워 꽃 부분 4컵

병아리콩 2컵(삶은 것)

새싹 채소 1/2컵(완두순, 무순 등)

고수 잎 1큰술(다진 것, 생략 가능)

카이엔 고추 1작은술

고수 가루 1작은술

강황 가루 1작은술

올리브유 2큰술

레몬즙 1큰술

코셔 소금 1/2큰술(필요한 경우 추가 가능)

후추 1/4작은술

1. 중간 크기의 냄비에 기름을 두르고 중불에 달군 뒤 카이엔 고추, 고수 가루, 강황, 후추를 넣고 기름에 재료의 향이 우러나도록 몇 초간 볶는다.
2. 향을 낸 기름에 콜리플라워와 병아리콩을 넣고 잘 섞으면서 볶는다. 이때 1분 정도 빠르게 볶은 뒤 3분 동안 뚜껑을 덮어 익힌다. 채소가 바닥에 눌어붙는다면 물을 1/4컵 정도 넣어 준다.
3. 소금으로 간을 하고 레몬즙을 넣은 뒤 취향에 따라 다진 고수 잎으로 장식한다. 완성된 요리 위에 새싹 채소를 올려 따뜻한 상태에서 먹는다.

(요리 팁)

- 완성된 요리를 차갑게 식혀 샐러드로 먹을 수도 있다.
- 통조림에 들어 있는 유기농 병아리콩은 잘 헹군 뒤 물기를 제거해 사용한다.

프랑스 남부 스타일로 요리한 가리비

#글루텐 제외 #유제품 제외

분량: 6인분　　**준비 시간:** 10분　　**요리 시간:** 15분

가리비는 맛도 좋고 요리하기도 쉬운 데다 잘만 활용하면 친구들에게 요리를 잘 한다는 확실한 인상을 남길 수 있다. 글루텐이 포함되지 않은 이 레시피는 로즈메리와 오메가3가 가진 기억력 향상 효과를 십분 살렸다.

재료:

국자가리비 약 450g(혹은 참가리비, 평평하게 반으로 가른 것)

유기농 밀가루 2큰술(글루텐 제외 제품일 것)

샬롯 2개(중간 크기, 잘게 다진 것)

마늘 1쪽(잘게 다진 것)

생로즈메리 1.5큰술(혹은 말린 로즈메리 1/4큰술)

생이탈리안 파슬리 2큰술(잘게 다진 것)

레몬 1개

화이트와인 1/3컵

올리브유 2큰술

코셔 소금 1.5작은술

후추 1작은술

1. 가리비 살을 소금과 후추로 밑간하고 밀가루를 묻힌 뒤 털어 준비한다.
2. 볶음 요리용 스테인리스 궁중 팬에 올리브유를 두르고 강불에 달군 뒤 가리비 살을 올리고 중약불로 불을 줄여 한쪽 면을 약간 노릇하게

익혀 준다. 가리비가 잘 익으면 팬에서 똑 떨어지는데 이때 뒤집어서 다른 한 면도 노릇노릇하게 익혀 준다. 4분 정도 익힌 가리비는 중간 사이즈 볼에 담아 한쪽에 잠시 둔다.

3. 샬롯, 마늘, 로즈메리, 파슬리를 팬에 넣고 몇 분 동안 볶다가 요리한 가리비 살과 와인을 넣고 1분간 익힌다.

4. 잘 익은 가리비 살을 그릇에 올린 뒤 레몬 껍질을 제스트 형태로 뿌리고 나머지 파슬리 가루도 뿌린다. 기호에 맞게 소금, 후추 간을 더하고 레몬즙을 뿌려 요리를 완성한다.

강황을 넣어 만든 콜리플라워 라이스

#채식주의 #완전 채식주의 #글루텐 제외 #유제품 제외

분량: 4인분   **준비 시간:** 10분   **요리 시간:** 5~8분

콜리플라워 라이스는 쌀밥의 혈당 부담은 없애고 콜리플라워에 들어 있는 식이섬유 및 영양소를 쌀밥의 식감으로 즐길 수 있는 훌륭한 대안 요리다.

재료:

냉동 콜리플라워 라이스 2컵(생콜리플라워로 만들 경우 요리팁 참조)

강황 가루 1작은술

마늘 가루 1작은술

레몬 제스트 1개 분량

올리브유 1큰술

코셔 소금 1큰술

후추 1/2작은술

1. 중간 크기의 냄비에 기름을 두르고 달군 뒤 레몬 제스트를 뺀 나머지
   재료를 모두 냄비에 넣고 한데 섞으며 볶는다. 콜리플라워가 살짝 노
   릇해질 때까지 5분에서 8분 정도 익힌다.
2. 콜리플라워 라이스가 다 익으면 레몬 제스트를 뿌려 완성한다.

요리 팁

• 생콜리플라워를 사용하는 경우 콜리플라워의 겉잎을 제거하고 씻어서 말린 뒤 꽃
  부분을 작은 덩어리로 다듬는다. 큰 덩어리는 대용량 푸드 프로세서에 넣고 분쇄용
  칼날로 순간 작동 기능을 활용해 밥알 크기 정도로 작게 간다. 남은 큰 덩어리는 따
  로 빼서 다른 요리에 활용할 수 있다.

시나몬 페퍼 핫초코
#채식주의 #완전 채식주의 #유제품 제외

분량: 2인분   **준비 시간:** 5분   **요리 시간:** 10분

이 맛 좋고 진한 핫초코는 단맛이 강하지는 않지만 (알칼리 처리를 하지 않
은 천연 성분의) 다크초콜릿의 복잡 미묘한 풍미가 빛을 발하며 후추까지
더해져 반전 매력을 선사한다. 계피와 후추는 기억력 향상에 도움이 된다.

재료:

다크초콜릿 칩 1/4컵(카카오 함량 65% 이상)

코코넛밀크 2컵(아몬드밀크, 오트밀크, 캐슈밀크 등으로 대체 가능)

바닐라 추출물 1작은술

계핏가루 1/2작은술

후추 1꼬집

1. 중간 크기의 내열성 볼에 초콜릿 칩을 담는다.

2. 준비한 코코넛밀크, 바닐라, 계핏가루, 후추를 소스 팬에 넣고 중불에 데운다. 가장자리가 보글보글 끓기 시작하면 불을 끄고 초콜릿 칩 위에 부어 준다.

3. 따뜻한 코코넛밀크가 초콜릿과 함께 섞여 녹을 수 있도록 2분 정도 기다린 후 거품기로 살살 섞어 준다. 너무 걸쭉하면 따뜻한 코코넛밀크를 더해 농도를 조절해 완성한다.

강박 장애를 타파할 메뉴

아침: 홈메이드 시리얼

간식: 블루베리를 곁들인 코티지치즈

점심: 시금치를 넣은 렌틸 스튜

간식: 키위 1개

저녁: 적양파와 방울토마토를 곁들인 칠면조 가슴살 파프리카 양념 구이

디저트: 바나나 아이스크림

홈메이드 시리얼

#채식주의 #완전 채식주의 #글루텐 제외 #유제품 제외

분량: 2인분 **준비 시간:** 10분

시중에서 판매 되는 시리얼은 소위 **건강한** 것조차 높은 당 함량을 자랑한다. 누구나 통곡물이나 기타 뇌 건강에 좋은 재료로 얼마든지 쉽게 맛있는 시리얼을 만들 수 있다.

> **재료:**
>
> 압착 귀리 1/2컵
>
> 쌀겨 플레이크 1/4컵
>
> 무가당 코코넛 플레이크 1/4컵
>
> 다진 호두 1큰술
>
> 아마씨 1/2작은술
>
> 계핏가루 1꼬집
>
> 너트맥 1꼬집

중간 크기의 볼에 재료를 한데 넣고 잘 섞는다. 완성한 시리얼은 밀폐용기에 넣은 상태로 2주까지 보관 가능하다.

(요리 팁)

- 시리얼은 다양한 방식으로 먹을 수 있다. 아몬드밀크나 혹은 다른 기호에 맞는 유제품과 함께 먹을 수도 있고 약간 더 응용해 유기농 다크초콜릿 칩 1큰술이나 신선한 베리를 올려 먹을 수도 있으며 이 모든 것을 한꺼번에 먹을 수도 있다! 약간의 단맛을 원한다면 꿀을 살짝 넣도록 하자.

시금치를 넣은 렌틸 스튜

#채식주의 #완전 채식주의 #글루텐 제외 #유제품 제외

분량: 8인분　　**준비 시간:** 30분(하룻밤 재우는 시간 필요)　　**요리 시간:** 15분

이 요리는 내가 힘들 때 가장 위로가 되어 주는 음식이다. 장담컨대 누구라도 일단 한번 먹어 보면 바로 속이 든든해지고 마음이 편안해지는 것을 느낄 수 있을 것이다. 요리에 들어 있는 강황은 보너스다. 아위Aafetida 가루는 인도에서 일종의 소화제처럼 쓰이는 식재료로 콩이나 렌틸 등으로 인한 복부 가스나 더부룩함을 완화해 준다. 톡 쏘는 향이 있긴 하지만 음식에 넣으면 풍미가 상당히 살아난다.

재료:

옐로우 렌틸콩 2컵

시금치 잎 2컵

레몬 1/2개

토마토 1개(중간 크기로 잘게 다진 것)

양파 1개(중간 크기로 잘게 다진 것)

고수잎(고명용으로 다진 것)

마늘 2쪽(껍질을 벗기고 세로로 2등분 한 것)

마른 홍고추 1개(생략 가능)

커민씨 1작은술

흑겨자씨 1작은술(생략 가능)

강황 가루 1작은술

아위 가루 1작은술(생략 가능)

카놀라유 2큰술

코셔 소금 1큰술

후추 1/4작은술

1. 렌틸콩을 잘 씻어서 유리 볼에 넣고 1cm 정도 여유 있게 물을 부어
   준 뒤 냉장고에 넣어 하룻밤 동안 불려 준비한다.

2. 잘 불은 렌틸콩을 씻어 낸 뒤 큰 소스 팬에 옮겨 담는다. 물 4컵을 넣
   고 부드러워 질 때까지 30분 정도 삶는다. 마치 반죽처럼 걸쭉한 질
   감이어야 한다. 렌틸콩을 압력솥에 쪄서 익히는 것도 가능한데 압력
   솥 제조사에 따라 적절한 사용법으로 익히면 된다.

3. 중간 크기 스테인리스 냄비에 기름을 두르고 중불로 달군 뒤 흑겨자
   씨를 넣고 겨자씨가 톡 터질 때까지 볶는다. 그다음 커민씨, 마늘, 다
   진 양파, 말린 홍고추를 넣고 양파가 투명해질 때까지 3~5분 정도
   익히다가 토마토, 강황 가루, 후추를 넣고 잘 섞으며 볶아 준다. 마지
   막으로 시금치 잎을 넣고 숨이 죽을 때까지 1분 정도 둔다.

4. 마지막으로 렌틸콩을 넣고 약불로 낮춘 후 20분 정도 뭉근히 끓여
   준다. 농도가 너무 뻑뻑하면 물을 더 부어서 렌틸콩이 바닥에 눌어붙
   지 않도록 한다.

5. 소금 간을 한 뒤 신선한 레몬즙을 짜 넣고 기호에 따라 아위 가루를
   뿌린다. 마지막으로 완성된 요리 위에 고수 잎을 뿌린 뒤 따뜻한 상
   태에서 먹는다.

적양파와 방울토마토를 곁들인 칠면조 가슴살 파프리카 양념 구이

#글루텐 제외 #유제품 제외

분량: 4인분   **준비 시간:** 10분   **요리 시간:** 20분

채식을 한다면 칠면조 대신 단단한 두부 한 모를 넓적하게 또는 깍둑썰기해 사용하면 된다. 칠면조 대신 닭가슴살을 쓰는 것 역시 가능하다. 칠면조 고기는 비타민B군의 풍부한 공급원으로 특히 비타민B12에는 강박 장애 증상을 완화하는 효능이 있다.

재료:

칠면조 가슴살 110g(4덩이 기준, 손질된 것)

방울토마토 2컵(포크로 구멍 내어 준비한 것)

적양파 1/2개(두께감 있게 슬라이스한 것)

파프리카 가루 2큰술

강황 가루 1작은술

올리브유 2큰술

코셔 소금 1.5작은술

후추 1/4작은술

1. 오븐을 약 200도로 예열하고 오븐 트레이에 종이 포일을 준비한다.

2. 중간 크기의 볼에 올리브유, 파프리카 가루, 강황 가루, 소금, 후추를 넣고 섞는다. 여기에 칠면조 가슴살과 방울토마토, 양파를 넣고 겉면에 양념이 골고루 묻도록 충분히 잘 섞는다.

3. 칠면조 가슴살, 방울토마토, 양파를 오븐 트레이에 올리고 15분 정도

(고기 내부 온도가 74도 정도) 오븐에서 익힌다. 바짝 구운 것을 좋아한다면 고기가 좀 더 노릇노릇해질 때까지 3분 정도 더 굽는다. 이때 토마토와 양파는 탈 수도 있으므로 미리 한쪽에 빼 둔다.

바나나 아이스크림
#채식주의 #글루텐 제외 #유제품 제외

분량: 6인분   **준비 시간:** 12시간

이 메뉴는 유제품과 설탕을 과도하게 섭취하지 않으면서도 시원한 달콤함을 맛볼 수 있는 새로운 방법이다.

재료:

바나나 8개(완전 푹 익은 것으로 껍질을 벗겨서 잘게 자른 것)

꿀 1큰술

아몬드밀크 1/2컵 또는 농도 조절에 필요한 정도(단맛이 없는 것, 오트밀크, 코코넛밀크 등으로 대체 가능)

1. 바나나를 잘라 넓적한 쟁반에 깔고 밤새 얼려 준비한다.
2. 얼린 바나나를 블렌더 또는 푸드 프로세서에 넣고 꿀을 추가한 뒤 준비한 아몬드밀크를 천천히 더해 가며 묽은 농도가 될 때까지 간다. 아몬드밀크가 1/2컵보다 더 많거나 적게 쓰일 수도 있다는 점을 주의하자. 농도는 소프트 아이스크림 정도로 맞추면 된다.
3. 농도를 맞춘 결과물을 볼에 담아 얼음 틀에 붓고 최소 3시간 얼려 완

성한다. 기호에 따라 잘게 부순 견과류나 다크초콜릿 칩, 땅콩버터 등을 더할 수 있으며 신선한 베리나 직접 만든 초콜릿 시럽 등을 위에 뿌려 먹을 수 있다.

요리팁

• 초콜릿 아이스크림을 만들고 싶다면 **아이스크림**을 얼리기 전에 (알칼리화하지 않은) 천연 코코아 파우더 2큰술을 넣는다. 재료를 다 갈고 나면 덩어리진 부분이 없는지 확인하고 미리 체에 내린 코코아 파우더를 뭉침 없이 골고루 섞어 완성한다.

이상적인 수면 습관과 피로 회복을 위한 메뉴

아침: 머그컵을 활용한 간편 스크램블드에그

간식: 바나나와 아몬드 버터를 얹은 코티지치즈

점심: 매콤 새우볶음과 그린 샐러드

간식: 오크라 절임

저녁: 오븐에 구운 칠면조 가슴살과 일본식 된장을 발라 구운 고구마

디저트: 골든 밀크

머그컵을 활용한 간편 스크램블드에그

#글루텐 제외 #유제품 제외

분량: 1인분   **준비 시간:** 2분   **요리 시간:** 3~5분

피로감과 싸울 땐 에너지로 꽉 채운 영양가 높은 음식으로 하루를 시작하는 것이 중요하다. 일반적인 스크램블드에그를 응용한 이 요리는 오메가3가 풍부하면서도 굳이 자리 잡고 앉을 필요 없이 간단하게 먹을 수 있는 훌륭한 한 끼 식사다. 비타민을 더 섭취하고 싶다면 계란에 시금치나 케일을 넣어도 좋다.

재료:

오메가3 강화 달걀 2개(큰 것)

시금치 또는 케일 1/4컵(다진 것)

대체 우유 1큰술

유기농 올리브유 스프레이

코셔 소금 1/4작은술

후추 1꼬집

1. 머그잔에 올리브유를 스프레이로 뿌려 준비한다.

2. 계란 2개를 머그잔에 넣고 우유, 소금, 후추를 넣은 뒤 포크를 사용해 잘 섞는다.

3. 전자레인지에 30초에서 1분 정도 익힌 뒤 꺼내 포크로 계란물을 다시 한번 잘 섞는다. 이때 계란이 잘 부풀어 오르도록 포크를 사용하고 취향에 따라 시금치나 케일을 넣었을 경우 숨이 죽도록 골고루 섞는다. 잘 섞은 계란물을 다시 전자레인지에 넣고 계란이 스크램블 상태가 될 때까지 1분 정도 더 익혀 요리를 완성한다.

매콤 새우볶음

#글루텐 제외 #유제품 제외

분량: 1인분   **준비 시간:** 20분   **요리 시간:** 5분

이 새우 요리는 우리 식탁에 해산물과 캡사이신을 더할 절호의 기회다. 매운 맛을 좋아한다면 카이엔 고추를 더 넣어도 된다.

재료:

중하 8미(껍질과 내장을 제거하고 꼬리만 남긴 것)

카이엔 고추 1/2작은술

마늘 가루 1/4작은술

커민 가루 1/2작은술

강황 가루 1/2작은술

올리브유 2큰술

코셔 소금 1작은술

후추 1/4작은술

1. 중간 크기의 볼에 커민 가루, 카이엔 고추, 강황 가루, 마늘 가루, 후추, 소금을 넣고 새우와 함께 섞는다.
2. 주물 팬에 기름을 두르고 중불로 달궈 준 뒤 새우를 넣고 겉면이 핑크색이 될 때까지 약 3분 정도 충분히 볶아 요리를 완성한다.

오크라 절임

#채식주의 #완전 채식주의 #글루텐 제외 #유제품 제외

분량: 8인분   **준비 시간:** 15분   **요리 시간:** 10분

대부분의 채소 피클이 그렇듯 오크라 절임도 저장용 음식으로 유리 밀폐용기에 넣고 냉장 보관하면 최소 한 달 이상 섭취 가능하다. 이 메뉴는 니겔라 씨앗이나 캡사이신, 다른 향신료를 섭취할 수 있는 훌륭한 방법이기도 하다.

재료:

신선한 오크라 2컵

마늘 3쪽(큰 것으로 껍질 벗겨 편으로 썰어둔 것)

레몬 4개(두껍게 편으로 썰어둔 것)

니겔라 씨앗 2큰술

고수 씨앗 1큰술

굵은 고춧가루 1큰술

샐러리 씨앗 1작은술

레몬즙 1/2개 분량

백식초 2컵

정제수 2컵

설탕 3/4작은술

코셔 소금 2큰술

후추 1작은술

1. 오크라를 특대 사이즈 보관용 유리병에 담아 둔다.

2. 중간 사이즈의 스테인리스 냄비에 레몬즙, 설탕, 식초, 물과 소금을 넣고 중불에 올린다. 촛물이 따뜻하게 데워지면 나머지 향신료와 마늘, 레몬을 모두 넣고 3분 정도 약불에 뭉근히 끓인다.

3. 불을 끄고 살짝 식힌 뒤 보관용 유리병에 넣어 둔 오크라 위에 완성된 촛물을 붓는다. 냉장고에서 최소 3시간 이상 재워 요리를 완성한다.

오븐에 구운 칠면조 가슴살

#글루텐 제외 #유제품 제외

분량: 4인분　**준비 시간:** 10분　**요리 시간:** 20분

파프리카 가루를 발라 구운 칠면조 가슴살 요리(406쪽) 레시피에서 언급했던 것처럼 채식주의자들은 칠면조를 대신해 넓게 혹은 깍둑썰기 모양으로 자른 단단한 두부 한 모로 대체할 수 있다. 닭가슴살 역시 활용 가능하다. 칠면조에는 비타민B군, 특히 비타민B12가 풍부하다.

재료:

칠면조 가슴살 110g(4덩이 기준, 손질된 것)

레몬 제스트 1큰술

신선한 타임 잎 1작은술(곱게 다진 것)

마늘 가루 1작은술

말린 오레가노 1.5작은술

올리브유 2큰술

코셔 소금 1.5작은술

후추 1/4작은술

1. 오븐을 약 200도로 예열하고 오븐 트레이에 종이 포일을 깔아 준비한다.
2. 중간 크기의 볼에 올리브유, 마늘 가루, 오레가노, 타임, 소금, 후추를 넣고 섞은 뒤 칠면조 가슴살을 넣고 겉면에 양념이 골고루 묻도록 잘 주물러 섞는다.
3. 양념된 칠면조를 오븐 트레이에 올리고 15분 정도(고기 내부 온도 74도 정도) 익힌다. 바짝 익히는 것을 좋아한다면 좀 더 노릇노릇 해질 때까지 3분 정도 더 굽는다.
4. 오븐에서 꺼낸 칠면조 위에 레몬 제스트를 뿌려 요리를 완성한다.

일본식 된장을 발라 오븐에 구운 고구마

#채식주의 #완전 채식주의 #글루텐 제외 #유제품 제외

분량: 8인분　**준비 시간:** 20분　**요리 시간:** 25분

내가 가장 많은 사람에게 가르쳐 주고 공유하는 레시피 중 하나다. 발효된 미소 된장은 고구마에 놀라울 정도로 깊은 풍미와 훌륭한 프로바이오틱스 효능을 더한다. 일단 미소 된장의 감칠맛을 경험하고 나면 다른 채소 구이에도 활용해 이 맛을 즐길 수 있게 될 것이다.

재료:

고구마 4개(중간 크기, 껍질째 납작하게 원반 형태로 썰어 준비한 것)

백미소 된장 1/2컵

올리브유 1/4컵

코셔 소금 1/4큰술

후추 1/4작은술

1. 오븐을 약 220도로 예열하고 오븐 트레이에 종이 포일을 깔아 준비한다.
2. 미소 된장에 올리브유, 소금, 후추를 넣고 큰 볼에 한데 섞은 뒤 고구마 자른 것을 넣고 버무린다.
3. 잘 양념된 고구마를 트레이에 깔고 푹 익을 때까지 오븐에서 20분에서 25분 정도 구워 요리를 완성한다.(뾰족한 것으로 고구마를 찔렀을 때 푹 들어가면 다 익은 것이다.)

골든 밀크
#채식주의 #글루텐 제외 #유제품 제외

분량: 1인분　**준비 시간:** 5분　**요리 시간:** 5분

골든 밀크는 강황을 넣은 음료로 저녁 식후에 마시면 좋다. 특히 몸을 따뜻하게 하고 진정 효과가 있어서 숙면에 도움이 된다.

재료:

아몬드밀크 1컵

강황 가루 1작은술

꿀 1/2작은술

너트맥 1/4작은술(강판에 갈은 것)

후추 1/4작은술

1. 너트맥을 제외한 나머지 재료를 중간 크기 소스 팬에 넣고 중불에서 5분간 끓인다.
2. 재료가 다 끓으면 머그컵에 옮겨 담은 후 준비한 너트맥을 뿌려 완성한다.

조울증과 조현병을 위한 메뉴

아침: 땅콩버터 녹차 스무디

간식: 천일염을 뿌린 삶은 풋콩

점심: 로즈메리 닭가슴살 오븐 구이, 머스타드 비네그레트 드레싱을 곁들인 로메인 샐러드, 녹차

간식: 후추를 곁들인 딸기 절임

저녁: 생강과 파 소스를 얹은 연어 스테이크

디저트: 다크초콜릿 가루를 곁들인 귤과 오렌지

땅콩버터 녹차 스무디

#유제품 제외

분량: 1인분　　**준비 시간:** 10분

녹차 가루는 전통 방식으로 찻잎을 우려낼 필요가 없기 때문에 스무디나 그 밖에 다른 식음료에 활용하기 무척 편리하다.

재료:

바나나 1/2개

대추야자 1개(씨를 뺀 것)

땅콩버터 1큰술

녹차 가루 1작은술

유기농 단백질 분말 1스쿱

아몬드밀크 1/2컵(기타 대체 우유도 가능)

모든 재료를 블렌더에 넣은 뒤 얼음 1/2컵을 넣고 간다. 부드럽게 거품이 일 때까지 갈아서 바로 마신다.

천일염을 뿌린 삶은 풋콩(에다마메)

#채식주의 #완전 채식주의 #글루텐 제외 #유제품 제외

분량: 2인분　　**준비 시간:** 5분　　**요리 시간:** 2분

416

내가 간식으로 콩깍지 속에 들어 있는 풋콩을 선호하는 이유는 껍질을 까는 데 시간이 걸리다 보니 그 사이 더 쉽게 포만감을 느낄 수 있기 때문이다. 껍질째 삶은 풋콩은 샐러드나 수프에 넣어도 맛이 좋고 삶아서 채소 곁들임으로 내도 훌륭하다.

재료:

냉동 껍질 풋콩 1/4컵

천일염 1/4작은술(굵은 것)

풋콩을 유리 볼에 넣고 전자레인지에 약 2분간 돌린다. 해동이 다 안 되었거나 여전히 딱딱한 부분이 있다면 1분 정도 더 돌려 익힌 뒤 따뜻할 때 소금을 뿌려 완성한다.

로즈메리 닭가슴살 오븐 구이

#글루텐 제외 #유제품 제외

분량: 4인분   **준비 시간:** 10분   **조리 시간:** 20분

아래 레시피에는 닭가슴살만 사용했지만 양념만 잘 바르면 닭 한 마리를 모두 요리할 수 있다. 조리 시간은 늘어나지만 고기의 가장 깊숙한 부분의 내부 온도가 75도 정도가 될 때까지 굽기만 하면 된다.

재료:

닭가슴살 110g(4덩이 기준, 손질된 것)

신선한 로즈메리 잎 2큰술(다진 것)

마늘 가루 1작은술

올리브유 2큰술

코셔 소금 1.5작은술

후추 1/4작은술

1. 오븐을 약 200도로 예열하고 오븐 트레이에 종이 포일을 깔아 준비한다.
2. 중간 크기의 볼에 올리브유, 마늘 가루, 로즈메리, 소금, 후추를 넣고, 닭가슴살을 넣어 준 뒤 양념이 잘 배도록 충분히 버무린다.
3. 닭가슴살을 트레이에 옮겨서 오븐에서 15분 정도(닭가슴살의 내부 온도가 74도 정도) 익힌다. 만약 닭가슴살을 자른 단면에 핑크빛이 조금이라도 남아 있다면 다시 오븐에 넣고 5분 정도 더 익혀 요리를 완성한다.

머스타드 비네그레트 드레싱을 곁들인 로메인 샐러드
#채식주의 #완전 채식주의 #글루텐 제외 #유제품 제외

분량: 4인분   **준비 시간:** 10분

로메인 상추는 맛도 좋고 식감도 아삭하며 영양가도 높다. 시판 드레싱에는 당분이나 염분, 보존제가 많이 들어가기 때문에 직접 만드는 것이 훨씬 더 몸에 좋다. 가장 대표적인 드레싱은 식초를 활용한 비네그레트 드레싱이다. 비네그레트는 산 성분이 지방과 함께 있는 것으로 산과 지방의 비율은 1 대 3 정도로 맞추면 좋다.

샐러드 재료:

로메인 상추 1포기

드레싱 재료:

적포도주 식초 2큰술

홀그레인 또는 디종 머스터드 1작은술

올리브유 6큰술

코셔 소금 1/2작은술

후추 1/4작은술

1. 로메인 상추는 밑동을 자르고 이파리 부분을 따로 떼어낸 뒤 찬물에 잘 씻어서 채소 탈수기로 물기를 제거해 준비한다. 탈수기가 없다면 깨끗한 키친타월로 톡톡 두드려 물기를 제거한다.

2. 물기 제거가 끝난 로메인 상추는 먹기 좋은 크기로 손수 찢거나 칼로 잘라 준비한다.

3. 모든 드레싱 재료를 한데 섞어 보관용 유리병에 넣고 뚜껑을 닫은 뒤 드레싱이 유화될 때까지 잘 흔들어 준다.

4. 그릇에 상추를 담고 그 위에 드레싱을 뿌려 준 뒤 잘 버무려 요리를 완성한다.

요리 팁

- 손질을 마친 로메인 상추를 드레싱을 뿌리지 않은 상태로 밀폐 용기에 넣어 냉장 보관하면 2~3일 정도 더 샐러드로 활용 가능하다.(드레싱을 뿌리면 채소의 숨이 죽어 질척거리게 된다.)
- 잘 섞은 비네그레트 드레싱은 병째 보관한다. 드레싱을 넉넉히 만들어 두고 냉장 보관하면 2주까지 활용 가능하다. 먹기 전에 잘 섞어 주기만 하면 된다.
- 식초에 다진 샬롯, 마늘, 신선한 허브 등을 활용하면 다양한 맛을 낼 수 있다.

후추를 곁들인 딸기 절임

#채식주의 #글루텐 제외 #유제품 제외

분량: 2인분   **준비 시간:** 10분

이 색다른 조합은 내가 조리 학교에서 처음으로 알게 된 것으로 후추와 딸기의 항산화 효과와 비타민C, 엽산의 효능이 조합된 완벽한 간식이다.

재료:

생딸기 슬라이스 1컵

레몬즙 1/2개분

꿀 1/2작은술

후추 1꼬집

1. 작은 볼에 레몬즙과 꿀을 넣고 잘 섞어 준 뒤 딸기를 넣고 버무린다.

2. 버무린 딸기 위에 후추를 뿌리고 10분 정도 재워 요리를 완성한다.

생강과 파 소스를 얹은 연어 스테이크

#글루텐 제외 #유제품 제외

분량: 2인분   **준비 시간:** 10분   **요리 시간:** 10분

한 번 더 강조하지만 연어는 훌륭한 오메가3 공급원으로 연어 패티는 연어를 섭취할 수 있는 훌륭한 요리법이다. 생강과 파로 만든 소스는 풍미를 살려 줄 뿐 아니라 요리에 영양가도 더한다. 연어로 만든 패티를 먹으면 탄수화물을 먹지 않고도 손쉽게 고단백 식사를 할 수 있다.

소스 재료:

파 1/2컵(잘게 다진 것)

생강 2작은술(강판에 간 것)

마늘 1쪽(강판에 간 것)

올리브유 1작은술

간장 1큰술(글루텐 프리 제품일 것)

연어 패티 재료:

생 연어 패티 2개

로메인 상추 2장(이파리 부분으로 큰 것)

올리브유 2큰술

코셔 소금 1작은술

후추 1/2작은술

1. 작은 소스 팬에 올리브유를 두르고 중불에 달군 뒤 준비한 파를 넣고

1분 정도 기름에 지글지글 볶는다.

2. 볶은 기름에 생강, 마늘, 간장을 넣고 5분에서 10분 정도 한소끔 끓여 소스를 만든다. 소스 농도가 너무 걸쭉하다 싶으면 물을 1/4컵 넣어 조절한다.

2. 스테인리스 프라이팬에 올리브유를 둘러 준비한다. 연어 패티에 소금과 후추 간을 한 뒤 패티 중심의 내부 온도가 63도 정도가 될 때까지 프라이팬에서 양쪽 면을 각각 3~5분 정도 익힌다.

3. 로메인 상추 잎과 함께 연어 패티를 놓은 뒤 소스를 뿌려 완성한다.

성 본능을 끌어올리는 메뉴

아침: 훈제연어, 적양파 슬라이스, 케이퍼를 올리고 레몬즙을 뿌린 통곡물 토스트

간식: 신선한 석류즙

점심: 오븐에 구운 케이준 치킨

간식: 아보카도 슬라이스 1/4컵과 무염 피스타치오

저녁: 샌프란시스코풍 해산물 스튜

디저트: 다크초콜릿을 묻힌 딸기

오븐에 구운 케이준 치킨

#글루텐 제외 #유제품 제외

분량: 2인분   **준비 시간:** 10분   **요리 시간:** 25분

케이준 양념은 캡사이신과 마늘의 효능을 활용해 성 본능을 끌어올리는 간단하고도 훌륭한 방법이다. 이 양념은 우리의 감각을 즐겁게 자극할 것이다.

재료:

닭가슴살 110~170g(2덩이 기준, 손질된 것)

무염 케이준 양념 2큰술

올리브유 2큰술

코셔 소금 1큰술

통후추 1/2작은술(으깬 것)

1. 오븐을 약 220도로 예열한 뒤 오븐 트레이에 종이 포일을 깔아 준비한다.
2. 올리브유와 케이준 양념을 작은 볼에 넣어 잘 섞은 뒤 소금과 후추로 밑간한 닭고기에 섞어 둔 양념을 잘 바른다.
3. 양념한 닭고기를 오븐 트레이에 올린 뒤 황금빛으로 노릇해질 때까지 20분에서 25분 정도(닭고기의 가장 두꺼운 부위 내부 온도가 74도 정도) 익혀 요리를 완성한다.

샌프란시스코풍 해산물 스튜

#글루텐 제외 #유제품 제외

분량: 8인분   **준비 시간:** 15분   **요리 시간:** 1시간

굽거나 오븐에 익힌 연어는 계속 먹어도 질리지 않는다. 이 스튜에는 연어와 조개류가 모두 들어가는데 이 두 재료는 맛도 풍부하고 뇌 건강에도 좋다.

재료:

홍합 8개(껍질을 잘 닦아 손질한 것)

연어 순살 110g(2덩이 기준, 5cm 크기로 깍둑썰기 한 것)

펜넬 1개(몸통 부분 얇게 슬라이스한 것)

양파 1개(중간 크기, 잘게 다진 것)

토마토 1.5컵(다진 것)

레몬 1개

마늘 2쪽(간 것)

토마토 페이스트 2큰술

저염 해물 육수 4컵

드라이 화이트 와인 1컵

사프란 가닥 1/4작은술

카이엔 고춧가루 또는 굵은 고춧가루 3/4작은술

이탈리안 시즈닝 1/2작은술

올리브유 2큰술

코셔 소금 2큰술

1. 끓는 물 4분의 1컵에 사프란 가닥을 넣은 뒤 불을 끄고 5분 정도 사프란이 펼쳐질 때까지 우려 낸다.

2. 주물로 된 솥에 기름을 두르고 중불로 달군 뒤 펜넬, 양파, 이탈리안 시즈닝을 넣고 소금 간을 한다. 양파가 투명해질 때까지 약 10분 정도 빠르게 볶다가 마늘과 카이엔 고춧가루를 넣고 3분간 익혀 준 뒤 토마토 페이스트를 넣고 잘 섞는다.

3. 솥에 토마토 다진 것과 와인, 해물 육수를 넣은 뒤 홍합을 넣고 뚜껑을 덮어 3분간 익혀 준다. 그다음 준비한 연어를 넣고 다시 뚜껑을 덮고 약불로 줄인다. 해산물이 완전히 익을 때까지 3분 정도 끓인다. 연어는 핑크빛을 띠지 않아야 하고 홍합도 완전히 입을 벌려야 한다. 입을 벌리지 않은 홍합은 안전하지 않으므로 골라내 버린다.

4. 스튜에 준비해 두었던 사프란 우린 물을 부어 넣는다. 맛이 잘 배어 들 때까지 10분 정도 더 뭉근히 끓인다. 이때 해산물이 완전히 익어야 하기 때문에 요리 시간은 조금씩 다를 수 있다.

5. 완성된 스튜에 신선한 레몬즙을 뿌려 요리를 완성한다.

(요리 팁)

• 연어나 홍합의 손질법을 모르겠다면 수산 시장이나 해산물 코너에서 손질을 부탁하자.
• 이탈리안 시즈닝은 소금이 들어가지 않은 양념으로 대부분의 마트에서 구입 가능하다.
• 사프란은 매우 비싼 향신료이므로 조금씩 아껴 쓰자.

다크초콜릿을 묻힌 딸기

#채식주의 #완전 채식주의

분량: 15개   **준비 시간:** 5분   **요리 시간:** 20분

알칼리화 처리를 하지 않은 천연 다크초콜릿 칩을 사용하면 항산화 효과가 높아진다.

재료:

신선한 생딸기 500g(꼭지가 달린 것)

다크초콜릿 칩 1컵

코코넛오일 2큰술

1. 쟁반에 종이 포일을 깔고 30분 정도 냉동실에 두어 차갑게 만든다.

2. 이중 냄비에서 중탕으로 초콜릿 칩을 녹인 뒤 코코넛오일을 넣고(아래 요리팁 참조) 불을 끈다.

3. 녹은 초콜릿에 빠르게 딸기를 담갔다가 차갑게 얼린 쟁반으로 옮겨 담고 냉장실에서 5분에서 10분 정도 더 굳혀 완성한다.

요리팁

• 이중 냄비에서 중탕(전문 용어로 뱅 마리Bain-Marie 방식)으로 초콜릿을 녹이는 방식은 이러하다. 우선 스테인리스 소스 팬에 물을 1/3정도 채운다. 그리고 물에 잠기지 않을 정도로 깊은 내열 유리그릇에 초콜릿을 넣는다. 그다음 이 그릇을 물을 채운 소스 팬에 넣고 중불에서 끓인다. 초콜릿이 녹기 시작하면 유리그릇을 꺼낸 뒤 완전히 녹을 때까지 부드럽게 저어 준다. 더 간단하게는 전자레인지에 30초 정도 돌려 초콜릿을 녹일 수도 있다. 전자레인지 출력에 따라 시간은 달라질 수 있다.

부록 A : 탄수화물별 혈당 부하

저혈당 부하(혈당 부하 수치 10 이하)

- 쌀겨로 만든 시리얼, (밀로 만든) 토르티야

- 오렌지, 당근, 사과

- 콩류(강낭콩, 검은콩, 렌틸콩) 땅콩, 캐슈너트

- 탈지유

중간 혈당 부하(혈당 부하 수치 11~19)

- 1컵 분량의 익힌 보리쌀

- 3/4컵 분량의 익힌 현미

- 1컵 분량의 익힌 오트밀

- 통곡물: 1~1/4컵 분량의 익힌 파스타 또는 빵 1조각

- 3/4컵 분량의 익힌 불구르Bulgur(듀럼밀로 만든 시리얼—옮긴이)

- 쌀떡 3개

고혈당 부하(혈당 부하 수치 20 이상)

- 감자튀김 및 감자구이

- 쿠스쿠스

- 흰쌀밥 및 밀가루 파스타

- 일반 아침 대용 시리얼

- 탄산음료 및 기타 감미료를 넣은 음료

- 사탕 및 초콜릿

부록 B : 비타민 및 미네랄이 함유된 식재료

비타민	정신 질환	식재료
비타민A	기분 장애	간: 소고기, 대구 간유, 양고기 생선: 참다랑어, 고등어, 연어, 송어 치즈: 블루, 카망베르, 체더, 페타, 염소젖, 로크 포르 치즈 캐비어 완숙 계란
비타민B1 (티아민)	기분 장애 집중력 장애 수면 장애	도토리 호박 아스파라거스 보리 소고기 검은콩 콜리플라워 계란 케일 렌틸콩 견과류 오렌지 돼지고기 연어 해바라기씨 참치 통곡물
비타민B6 (피리독신)	기분 장애 기억력 장애 수면 장애	계란 생선 우유 땅콩 돼지고기 가금류: 닭고기 및 칠면조 고기 통곡물 시리얼(오트밀&밀 배아)
비타민B9 (엽산)	기분 장애 기억력 장애 수면 장애	아스파라거스 콩 비트

	조울증 우울증 조현병	콜리플라워 감귤류 과일 녹색 잎채소 상추 통곡물
비타민B12 (코발아민)	기분 장애 강박 장애 수면 장애 조현병	소고기 조개 영양 강화 시리얼 우유, 요거트, 스위스 치즈 영양 효모 내장 고기 연어 정어리 송어 참다랑어
비타민C	기분 장애 불안 집중력 장애 기억력 장애 수면 장애 조현병	블랙커런트 브로콜리 방울양배추(브뤼셀 스프라우트) 고추 구아바 케일 키위 레몬 리치 오렌지 파파야 파슬리 감 딸기 노란 파프리카 타임
비타민D	불안 수면 장애	참치 캔(라이트) 대구 간유 계란 노른자 청어 버섯 굴 연어 정어리 새우

비타민E (알파토코페롤)	불안 치유 기억력 장애 수면 장애 조현병 (적당한 수준)	아몬드 아보카도 비트잎 땅콩 단호박Butternut Squash 땅콩 시금치 해바라기씨 근대 송어
비타민K	기억력	아보카도 소간 브로콜리 방울양배추(브뤼셀 스프라우트) 닭고기 익힌 콜라드 그린(케일과 비슷한 잎채소 — 옮긴이) 익힌 줄콩 익힌 완두콩 익힌 케일 익힌 갓 단단한 치즈 키위 낫토 돼지고기 포크촙 프룬 생시금치 생근대 부드러운 치즈
철분	기분 장애 주의력 결핍 과잉 행동 장애(ADHD)	브로콜리 다크초콜릿 적색육 살코기 콩류 호박씨 조개류
마그네슘	기분 장애 불안 주의력 결핍 과잉 행동 장애(ADHD) 피로 조울증	아보카도 연어, 고등어 등의 생선 콩류 견과류 통곡물

칼륨	기분 장애 불안 주의력 결핍 과잉 행동 장애(ADHD)	바나나 오이 버섯 오렌지 완두콩 고구마
셀레늄	기분 장애 불안	브라질너트
아연	기분 장애 주의력 결핍 과잉 행동 장애(ADHD) 피로 조울증	콩류 견과류 가금류 해산물 통곡물

부록 C : 항산화 물질과 항산화 지수_{ORAC}

특정 향신료가 인지적 효능을 발휘하는 이유는 항산화 물질로서 기능할 수 있기 때문이다. 향신료별 항산화 능력은 아래에 정리해 두었다.

항산화 지수는 활성 산소 흡수 능력ORAC, Oxygen Radical Absorbance Capacity을 간단히 표기한 것으로 음식이나 식품 보조제의 항산화 능력을 측정하는 데 사용된다. 항산화 지수는 단일 식품의 성분을 기준으로 매기는 것이지만 실제로는 식품의 조합에 따라 여러 구성 성분이 시너지 효과를 내는 경우도 많다. 따라서 보고된 항산화 지수 값보다 실제 항산화 지수 값이 더 높을 수도 있다.

책에 소개된 레시피를 선택할 때 항산화 지수를 메모해 보자. 요리를 하면서 항산화 효과에 대해 생각해 볼 수 있을 것이다.

향신료	용량	항산화 지수
건조 오레가노	1작은술	3602
강황 가루	1작은술	3504
커민씨	1작은술	1613
커리 가루	1작은술	970
고춧가루	1작은술	615
후추	1작은술	580
타임	1작은술	407
파프리카 가루	1작은술	376

감사의 말

쿠타타 엠자네니. Kuthatha emzaneni. 이 아프리카 속담은 줄루Zulu 말로 '마을 하나가 필요하다.'라는 뜻이다. 이 책을 완성하기까지의 여정을 생각하니 이 말이 떠오른다. 노트북에 의지하며 혼자 지낼 때가 많았지만 전하고자 하는 메시지와 그 표현을 발전시키기 위해 가족과 동료와 같은 든든한 조언자들과 함께한 시간도 짧지 않았다.

내 일과 사명을 지지하며 나를 믿고 건강을 맡겨 준 환자들에게 감사하다. 특히 매사추세츠 종합 병원 홈베이스 프로그램에서 만난 참전 용사들에게 감사를 전한다. 2017년 이들을 위해 기획한 요리 프로그램을 통해 책에 수록한 레시피를 처음으로 테스트해 볼 수 있었다.

내 종양을 치료하는 담당 의료진과 수술팀에게도 감사하다. 바위처럼 든든하고 강인한 열정을 지닌 에릭 위너 박사, 타리 킹 박사와 에이드리엔 그로퍼 웍스 박사, 간호사 제니퍼 로웰과 앤절라 키가티, 보조 의사 캐스린 앤더슨, 견습 간호사 제니퍼 맥케나, 그 밖에 하버드 다나 파버 암 연구소에서 일하며 나를 도와준 수많은 사람에게 감사를 전한다.

나의 친구들 데니즈, 이리나, 캐시. 너희가 없었다면 나는 지금까지 버틸 수 없었을 거야.

나의 에이전트인 설레스트 파인Celeste Fine과 존 매스 그리고 이들이 이끄는 팀원(안나 페트코비치, 에밀리 스위트, 자이드리 브래딕스, 어맨다 오로즈코)과 파크 파인 문예 미디어Park Fine Literary and Media의 여러 다른 스태프에게도 감사한다. 파인과 매스는 타의 추종을 불허하는 강력한 영감으로 이 책의 방향을 잡아 주었다. 담당 편집자인 트레이시 베하의 확고한 비전과 탁월한 진행에도 감사하다. 리틀 브라운과 스파크/아셰트Spark/Hachette 팀, 그중에서도 제시카 천, 율리아나 호르바솁프스키, 이언 스트라우스에게 감사를 전한다. 이들의 전문성이 한데 모인 덕분에 내가 출판이라는 과정을 무사히 통과할 수 있었다. 트레이시, 나 또한 당신이 보여 준 믿음에 영원토록 감사하겠습니다.

윌리엄 보그스에게 매우 큰 감사를 전한다. 그가 성실하게 전문성을 발휘해 준 덕분에 나의 딱딱한 학술적 문장이 훨씬 흥미롭게 탈바꿈할 수 있었다. 제 여정의 일부가 되어 줘서 고마워요!

나의 요리 멘토이자 동료인 주방장 데이비드 불리와 작고한 주방장 고故 로베르타 다울링과 하이드 파크 CIA의 주방장 D는 내가 주방에서 마음껏 **활개 칠** 수 있도록 용기를 북돋워 주었으며 격려해 주었다. 또 나에게 늘 영감을 주는 멘토 주방장 얀 아이작Jan Issac은 내가 최

434

선의 모습을 향해 다음 단계로 계속 나아갈 수 있도록 항상 일깨워 주었다.

과학·의학·영양학 분야의 수많은 멘토에게도 감사를 전한다. 한 사람 한 사람이 매우 친절하게, 또 멘토의 마음가짐으로 인내심을 가지고 나를 격려해 주었다. 여러분이 나에게 넓고 깊은 지식을 공유하고 힘을 북돋는 말과 행동을 나누어 준 덕분에 지금껏 앞으로 나아갈 수 있었다. 마우리치오 파바, 월터 윌렛, 데이비드 아이젠버그, 존 매튜, 도널드 고프, 아이작 쉬프, 필립 무스킨, 제리 로젠바움, 칼 잘츠만, 캐롤 나델슨, 조너선 보루스, 데이비드 미스하울론, 조너선 알퍼트 데이비드 루빈, 존 헤르만, 모두 감사합니다.

마지막으로 나를 포함한 삼총사 멤버인 스리니와 라지브. 나를 늘 웃게 만드는 너희가 아니었다면 나는 이 책을 쓸 수 없었을 거야. 내 삶에 함께해 줘서 정말 고마워. 너무나 고마운 나의 형제들 바히니 나이두 박사, 마헤슈와르 나이두, 비샬 나이두, 지난 몇 년간 내가 안정적으로 버틸 수 있도록 도와줘서 무척 고맙다. 카밀, 로라, 나미사, 너그, 사셴, 사유리에게도 감사 인사를 전한다. 또 건강에 좋은 음식도 맛있을 수 있다는 것을 가장 즐거운 방식으로 알려 준 오이신에게도.

라즈와 로쉬니 카울에게도 감사를 전한다. 시암 아쿨라, 작고하기 전 나에게 요리를 가르쳐 주셨던 아름다운 우리 시어머니 라즈 필레이 부인, 비말라 이모와 슌나 삼촌 그리고 마노, 바브스, 자야, 샨이 나에게 전해 준 끝없는 사랑과 사려 깊은 조언, 격려에 감사를 전한다.

· 참고 문헌 ·

제1장 뇌와 장의 로맨스

1   1800년 전에 정신 건강에 관한 인식에 대해 더 자세히 알고 싶다면, 다음 책을 읽어 보는 것을 추천한다· 미셸 푸코, 이규현 옮김, 《광기의 역사》, (나남, 2020).

2   Miller I. The gut—brain axis: historical reflections. *Microbial Ecology in Health and Disease.* 2018; 29(2):1542921. doi:10.1080/16512235.2018.1542921.

3   위의 논문.

4   Carabotti M, Scirocco A, Maselli MA, Severi C. The gut—brain axis: interactions between enteric microbiota, central and enteric nervous systems. *Annals of Gastroenterology.* 2015;28(2): 203—9.

5   Simrén M, Barbara G, Flint HJ, et al. Intestinal microbiota in functional bowel disorders: a Rome foundation report. *Gut.* 2012;62(1):159—76. doi:10.1136/gutjnl—2012—302167.

6   Giau V, Wu S, Jamerlan A, An S, Kim S, Hulme J. Gut microbiota and their neuroinflammatory implications in Alzheimer's disease. *Nutrients.* 2018;10(11):1765. doi:10.3390/nu10111765; Shishov VA, Kirovskaia TA, Kudrin VS, Oleskin AV. Amine neur—omediators, their precursors, and oxidation products in the culture of Escherichia coli K—12 [in Russian]. *Prikla- dnaia Biokhimiia i Mikrobiologiia.* 2009;45(5):550—54.

7   Galley JD, Nelson MC, Yu Z, et al. Exposure to a social stressor disrupts the community str- ucture of the colonic mucosa—associated microbiota. *BMC Microbiology.* 2014;14(1):189. doi: 10.1186/1471—2180—14—189.

8   Valles—Colomer M, Falony G, Darzi Y, et al. The neuroactive potential of the human gut microbiota in quality of life and depression. *Nature Microbiology.* 2019;4(4):623—32. doi: 10.1038/s41564—018—0337—x.

9   Ercolini D, Fogliano V. Food design to feed the human gut microbiota. *Journal of Agricultural and Food Chemistry.* 2018;66(15):3754—58. doi:10 .1021/acs.jafc.8b00456.

10   New State Rankings Shines Light on Mental Health Crisis, Show Differences in Blue, Red States. Mental Health America 웹사이트, 2016년 10월 18일, https://www.mhanational.org/ new—state—rankings—shines—light—mental—health—crisis—show—differences—blue—red— states. 2019년 9월 29일 접속.

11   Mental Health and Mental Disorders. HealthyPeople.gov 웹사이트, https:// www.healthy- people.gov/2020/topics—objectives/topic/mental—health—and—mental—disorders. 2019년 9월 29일 접속.

12   Liang S, Wu X, Jin F. Gut—brain psychology: rethinking psychology from the microbiota— gut—brain axis. *Frontiers in Integrative Neuroscience.* 2018;12 . doi:10.3389/fnint.2018.00033.

13   Sarris J, Logan AC, Akbaraly TN, et al. Nutritional medicine as main— stream in psychiatry. *Lancet Psychiatry.* 2015;2(3):271—74. doi:10.1016 /s2215—0366(14)00051—0.

제2장 우울증

1   Lazarevich I, Irigoyen Camacho ME, Velázquez-Alva MC, Flores NL, Nájera Medina O, Zepe-
    da Zepeda MA. Depression and food consumption in Mexican college students. *Nutrición
    Hospitalaria.* 2018;35(3):620-26.

2   Rao TS, Asha MR, Ramesh BN, Rao KS. Understanding nutrition, depression and mental
    illnesses. *Indian Journal of Psychiatry.* 2008;50(2):77-82.

3   Cheung SG, Goldenthal AR, Uhlemann A-C, Mann JJ, Miller JM, Sublette ME. Systematic
    review of gut microbiota and major depression. *Frontiers in Psychiatry.* 2019;10:34. doi:10.3389/
    fpsyt.2019.00034.

4   Messaoudi M, Lalonde R, Violle N, et al. Assessment of psychotropic-like properties of a
    probiotic formulation (*Lactobacillus helveticus* R0052 and *Bifidobacterium longum* R0175) in rats and
    human subjects. *British Journal of Nutrition.* 2010;105(5):755-64. doi:10.1017/s0007114510004319.

5   Clapp M, Aurora N, Herrera L, Bhatia M, Wilen E, Wakefield S. Gutmicrobiota's effect on
    mental health: the gut-brain axis. *Clinical Practice.* 2017;7(4):987.

6   Francis HM, Stevenson RJ, Chambers JR, Gupta D, Newey B, Lim CK. A brief diet intervention
    can reduce symptoms of depression in young adults-a randomised controlled trial. *PLoS
    One.* 2019;14(10):e0222768.

7   Westover AN, Marangell LB. A cross-national relationship between sugar consumption and
    major depression? *Depression and Anxiety.* 2002;16:118-20. doi:10.1002/da.10054.

8   Hu D, Cheng L, Jiang W. Sugar-sweetened beverages consumption and the risk of depr-
    ession: a meta-analysis of observational studies. *Journal of Affective Disorders.* 2019;245:348-
    55. doi:10.1016/j.jad.2018.11.015.

9   Marosi K, Mattson MP. BDNF mediates adaptive brain and body responses to energetic
    challenges. *Trends in Endocrinology and Metabolism.* 2014;25(2):89-98.

10 Aydemir C, Yalcin ES, Aksaray S, et al. Brain-derived neurotrophic factor (BDNF) changes in
    the serum of depressed women. *Progress in Neuro-Psychopharmacology and Biological Psychiatry.*
    2006;30(7):1256-60. doi:10.1016/j.pnpbp.2006.03.025.

11 Arumugam V, John V, Augustine N, et al. The impact of antidepressant treatment on brain-
    derived neurotrophic factor level: an evidence-based approach through systematic review
    and meta-analysis. *Indian Journal of Pharmacology.* 2017;49(3):236. doi:10.4103/ijp.ijp_700_16.

12 Sánchez-Villegas A, Zazpe I, Santiago S, Perez-Cornago A, Martinez- Gonzalez MA,
    Lahortiga-Ramos F. Added sugars and sugar-sweetened beverage consumption, dietary
    carbohydrate index and depression risk in the Seguimiento Universidad de Navarra (SUN)
    Project. *British Journal of Nutrition.* 2017;119(2):211-21. doi:10.1017/s0007114517003361.

13 Gangwisch JE, Hale L, Garcia L, et al. High glycemic index diet as a risk factor for
    depression: analyses from the Women's Health Initiative. *American Journal of Clinical Nutrition.*
    2015;102(2):454-63. doi:10.3945 /ajcn.114.103846; Salari-Moghaddam A, Saneei P, Larijani
    B, Esmaillzadeh A. Glycemic index, glycemic load, and depression: a systematic review and
    meta-analysis. *European Journal of Clinical Nutrition.* 2018;73(3):356-65. doi:10.1038/s41430-
    018-0258-z.

14 Guo X, Park Y, Freedman ND, et al. Sweetened beverages, coffee, and tea and depression
    risk among older US adults. Matsuoka Y, ed. *PLoS One.* 2014;9(4):e94715. doi:10.1371/journal.
    pone.0094715.

15 Whitehouse CR, Boullata J, McCauley LA. The potential toxicity of artificial sweeteners. AAOHN Journal. 2008;56(6):251–59; quiz, 260–61; Humphries P, Pretorius E, Naudé H. Direct and indirect cellular effects of aspartame on the brain. *European Journal of Clinical Nutrition.* 2007;62(4): 451–62. doi:10.1038/sj.ejcn.1602866.

16 Choudhary AK, Lee YY. Neurophysiological symptoms and aspartame: what is the connection? *Nutritional Neuroscience.* 2017;21(5):306–16. doi: 10.1080/1028415x.2017. 1288340.

17 Lobo V, Patil A, Phatak A, Chandra N. Free radicals, antioxidants and functional foods: impact on human health. *Pharmacognosy Reviews.* 2010;4(8):118. doi:10.4103/0973–7847.70902.

18 Rodriguez–Palacios A, Harding A, Menghini P, et al. The artificial sweetener Splenda promotes gut proteobacteria, dysbiosis, and myeloperoxidase reactivity in Crohn's disease–like ileitis. *Inflammatory Bowel Diseases.* 2018;24(5):1005–20. doi:10.1093/ibd/izy060; Jiang H, Ling Z, Zhang Y, et al. Altered fecal microbiota composition in patients with major depressive disorder. *Brain, Behavior, and Immunity.* 2015;48:186–94. doi:10.1016/j.bbi.2015.03.016.

19 Vaccarino V, Brennan M–L, Miller AH, et al. Association of major depressive disorder with serum myeloperoxidase and other markers of inflammation: a twin study. *Biological Psychiatry.* 2008;64(6):476–83. doi:10.1016/j.biopsych.2008.04.023.

20 Yoshikawa E, Nishi D, Matsuoka YJ. Association between frequency of fried food consumption and resilience to depression in Japanese company workers: a cross–sectional study. *Lipids in Health and Disease.* 2016;15(1). doi:10.1186/s12944–016–0331–3.

21 Sánchez–Villegas A, Verberne L, De Irala J, et al. Dietary fat intake and the risk of depression: the SUN Project. *PLoS One.* 2011;6(1):e16268.

22 Ford PA, Jaceldo–Siegl K, Lee JW, Tonstad S. Trans fatty acid intake is related to emotional affect in the Adventist Health Study–2. *Nutrition Research.* 2016;36(6):509–517. doi:10.1016/j.nutres.2016.01.005; Appleton KM, Rogers PJ, Ness AR. Is there a role for n–3 long–chain polyunsaturated fatty acids in the regulation of mood and behaviour? A review of the evidence to date from epidemiological studies, clinical studies and intervention trials. *Nutrition Research Reviews.* 2008;21(1):13–41. doi:10.1017 /s0954422408998620.

23 Suzuki E, Yagi G, Nakaki T, Kanba S, Asai M. Elevated plasma nitrate levels in depressive states. *Journal of Affective Disorders.* 2001;63(1–3):221–24. doi:10.1016/s0165–0327(00)00164–6.

24 Khambadkone SG, Cordner ZA, Dickerson F, et al. Nitrated meat products are associated with mania in humans and altered behavior and brain gene expression in rats. *Molecular Psychiatry.* July 2018. doi:10.1038/s41380–018–0105–6.

25 Park W, Kim J–H, Ju M–G, et al. Enhancing quality characteristics of salami sausages formulated with whole buckwheat flour during storage. *Journal of Food Science and Technology.* 2016;54(2):326–32. doi:10.1007/s13197–016–2465–8.

26 Mocking RJT, Harmsen I, Assies J, Koeter MWJ, Ruhé HG, Schene AH. Meta–analysis and meta–regression of omega–3 polyunsaturated fatty acid supplementation for major depressive disorder. *Translational Psychiatry.* 2016;6(3):e756. doi:10.1038/tp.2016.29.

27 Simopoulos A. The importance of the ratio of omega–6/omega–3 essential fatty acids. *Biomedicine and Pharmacotherapy.* 2002;56(8):365–79. doi:10.1016/s0753–3322(02)00253–6.

28 Alpert JE, Fava M. Nutrition and depression: the role of folate. *Nutrition Reviews.* 2009;55(5):145–49. doi:10.1111/j.1753–4887.1997.tb06468.x.

29 Beydoun MA, Shroff MR, Beydoun HA, Zonderman AB. Serum folate, vitamin B–12,

438

and homocysteine and their association with depressive symptoms among U.S. adults. *Psychosomatic Medicine*. 2010;72(9):862–73. doi:10.1097/psy.0b013e3181f61863.

30　Albert PR, Benkelfat C, Descarries L. The neurobiology of depression—revisiting the serotonin hypothesis. I. Cellular and molecular mechanisms. *Philosophical Transactions of the Royal Society B: Biological Sciences*. 2012;367(1601):2378–81. doi:10.1098/rstb.2012.0190.

31　Olson CR, Mello CV. Significance of vitamin A to brain function, behavior and learning. *Molecular Nutrition and Food Research*. 2010;54(4):489–95. doi:10.1002/mnfr.200900246.

32　Misner DL, Jacobs S, Shimizu Y, et al. Vitamin A deprivation results in reversible loss of hippocampal long—term synaptic plasticity. *Proceedings of the National Academy of Sciences*. 2001;98(20):11714–19. doi:10.1073/pnas.191369798.

33　Bitarafan S, Saboor—Yaraghi A, Sahraian MA, et al. Effect of vitamin A supplementation on fatigue and depression in multiple sclerosis patients: a double—blind placebo—controlled clinical trial. *Iranian Journal of Allergy, Asthma, and Immunology*. 2016;15(1):13–19.

34　Bremner JD, McCaffery P. The neurobiology of retinoic acid in affective disorders. *Progress in Neuro-Psychopharmacology and Biological Psychiatry*. 2008;32(2):315–31. doi:10.1016/j.pnpbp. 2007.07.001.

35　Pullar J, Carr A, Bozonet S, Vissers M. High vitamin C status is associated with elevated mood in male tertiary students. *Antioxidants*. 2018;7(7):91. doi:10.3390/antiox7070091.

36　Gariballa S. Poor vitamin C status is associated with increased depression symptoms following acute illness in older people. *International Journal for Vitamin and Nutrition Research*. 2014;84(1–2):12–17. doi:10.1024/0300—9831 /a000188.

37　Kim J, Wessling—Resnick M. Iron and mechanisms of emotional behavior. *Journal of Nutritional Biochemistry*. 2014;25(11):1101–7. doi:10.1016/j .jnutbio.2014.07.003.

38　Pillay S. A quantitative magnetic resonance imaging study of caudate and lenticular nucleus gray matter volume in primary unipolar major depression: relationship to treatment response and clinical severity. *Psychiatry Research: Neuroimaging*. 1998;84(2–3):61–74. doi:10.1016/ s0925—4927(98)00048–1.

39　Hidese S, Saito K, Asano S, Kunugi H. Association between iron—deficiency anemia and depression: a web—based Japanese investigation. *Psychiatry and Clinical Neurosciences*. 2018;72(7):513–21. doi:10.1111/pcn.12656.

40　Eby GA, Eby KL, Murk H. Magnesium and major depression. In: Vink R, Nechifor M, eds. *Magnesium in the Central Nervous System* [internet]. Adelaide, Australia: University of Adelaide Press; 2011. Available from https://www.ncbi.nlm.nih.gov/books/NBK507265/.

41　Widmer J, Mouthon D, Raffin Y, et al. Weak association between blood sodium, potassium, and calcium and intensity of symptoms in major depressed patients. *Neuropsychobiology*. 1997;36(4):164–71. doi:10.1159/000119378; Torres SJ, Nowson CA, Worsley A. Dietary electrolytes are related to mood. *British Journal of Nutrition*. 2008;100(5):1038–45. doi:10.1017/ s0007114508959201.

42　Wang J, Um P, Dickerman B, Liu J. Zinc, magnesium, selenium and depression: a review of the evidence, potential mechanisms and implications. *Nutrients*. 2018;10(5):584. doi:10.3390/ nu10050584.

43　Swardfager W, Herrmann N, Mazereeuw G, Goldberger K, Harimoto T, Lanctôt KL. Zinc in depression: a meta—analysis. *Biological Psychiatry*. 2013;74(12):872–78. doi:10.1016/ j.biopsych.2013.05.008.

44 Szewczyk B, Kubera M, Nowak G. The role of zinc in neurodegenerative inflammatory pathways in depression. *Progress in Neuro-Psychopharmacology and Biological Psychiatry.* 2011;35(3):693–701. doi:10.1016/j.pnpbp.2010.02.010.

45 Finley JW, Penland JG. Adequacy or deprivation of dietary selenium in healthy men: clinical and psychological findings. *Journal of Trace Elements in Experimental Medicine.* 1998;11(1):11–27. doi:10.1002 /(sici)1520–670x(1998)11:1〈11::aid–jtra3〉3.0.co;2–6.

46 Hausenblas HA, Saha D, Dubyak PJ, Anton SD. Saffron (Crocus sativus L.) and major depressive disorder: a meta–analysis of randomized clinical trials. *Journal of Integrative Medicine.* 2013;11(6):377–83. doi:10.3736 /jintegrmed2013056.

47 Saffron. Uses of Herbs 웹사이트. https://usesofherbs.com/saffron. 2019년 11월 18일 접속.

48 Khazdair MR, Boskabady MH, Hosseini M, Rezaee R, Tsatsakis AM. The effects of *Crocus sativus* (saffron) and its constituents on nervous system: a review. *Avicenna Journal of Phytomedicine.* 2015;5(5):376–91.

49 Ng QX, Koh SSH, Chan HW, Ho CYX. Clinical use of curcumin in depression: a meta–analysis. *Journal of the American Medical Directors Association.* 2017;18(6):503–8. doi:10.1016/j.jamda.2016.12.071.

50 Hewlings S, Kalman D. Curcumin: a review of its effects on human health. *Foods.* 2017;6(10):92. doi:10.3390/foods6100092.

51 Melo FHC, Moura BA, de Sousa DP, et al. Antidepressant–like effect of carvacrol (5–isopropyl–2–methylphenol) in mice: involvement of dopaminergic system. *Fundamental and Clinical Pharmacology.* 2011;25(3):362–67. doi:10.1111/j.1472–8206.2010.00850.x.

52 Yeung KS, Hernandez M, Mao JJ, Haviland I, Gubili J. Herbal medicine for depression and anxiety: a systematic review with assessment of potential psycho–oncologic relevance. *Phytotherapy Research.* 2018;32(5):865–91. doi:10.1002/ptr.6033.

53 Keys A, Grande F. Role of dietary fat in human nutrition. III. Diet and the epidemiology of coronary heart disease. *American Journal of Public Health and the Nation's Health.* 1957;47(12):1520–30.

54 Boucher JL. Mediterranean eating pattern. *Diabetes Spectrum.* 2017;30(2): 72–76. doi:10.2337/ds16–0074.

55 Hoffman R, Gerber M. Evaluating and adapting the Mediterranean diet for non–Mediterranean populations: a critical appraisal. *Nutrition Reviews.* 2013;71(9):573–84. doi:10.1111/nure.12040.

56 Harasym J, Oledzki R. Effect of fruit and vegetable antioxidants on total antioxidant capacity of blood plasma. *Nutrition.* 2014;30(5):511–17. doi:10.1016/j.nut.2013.08.019; Battino M, Ferreiro MS. Ageing and the Mediterranean diet: a review of the role of dietary fats. *Public Health Nutrition.* 2004;7(7):953–58.

57 Fresán U, Bes–Rastrollo M, Segovia–Siapco G, et al. Does the MIND diet decrease depression risk? A comparison with Mediterranean diet in the SUN cohort. *European Journal of Nutrition.* 2018;58(3):1271–82. doi:10.1007/s00394–018–1653–x.

58 Sánchez–Villegas A, Cabrera–Suárez B, Molero P, et al. Preventing the recurrence of depression with a Mediterranean diet supplemented with extra–virgin olive oil. The PREDI-DEP trial: study protocol. *BMC Psychiatry.* 2019;19. doi:10.1186/s12888–019–2036–4.

59 Mithril C, Dragsted LO, Meyer C, Blauert E, Holt MK, Astrup A. Guide– lines for the new Nordic diet. *Public Health Nutrition.* 2012;15(10):1941–47. doi:10.1017/s136898001100351x.

440

60 Quirk SE, Williams LJ, O'Neil A, et al. The association between diet quality, dietary patterns and depression in adults: a systematic review. *BMC Psychiatry.* 2013;13(1). doi:10.1186/1471-244x-13-175.

제3장 불안

1 Bandelow B, Michaelis S. Epidemiology of anxiety disorders in the 21st century. *Dialogues in Clinical Neuroscience.* 2015;17(3):327-35.

2 Lach G, Schellekens H, Dinan TG, Cryan JF. Anxiety, depression, and the microbiome: a role for gut peptides. *Neurotherapeutics.* 2017;15(1):36-59. doi:10.1007/s13311-017-0585-0.

3 Dockray GJ.Gastrointestinal hormones and the dialogue between gut and brain. *Journal of Physiology.* 2014;592(14):2927-41. doi:10.1113/jphysiol.2014.270850.

4 Liberzon I, Duval E, Javanbakht A. Neural circuits in anxiety and stress disorders: a focused review. *Therapeutics and Clinical Risk Management.* January 2015:115. doi:10.2147/tcrm.s48528.

5 Luczynski P, Whelan SO, O'Sullivan C, et al. Adult microbiota-deficient mice have distinct dendritic morphological changes: differential effects in the amygdala and hippocampus. Gaspar P, ed. *European Journal of Neuro- science.* 2016;44(9):2654-66. doi:10.1111/ejn.13291.

6 Hoban AE, Stilling RM, Moloney G, et al. The microbiome regulates amygdala-depen-dent fear recall. *Molecular Psychiatry.* 2017;23(5):1134-44. doi:10.1038/mp.2017.100.

7 Cowan CSM, Hoban AE, Ventura-Silva AP, Dinan TG, Clarke G, Cryan JF. Gutsy moves: the amygdala as a critical node in microbiota to brain signaling. *BioEssays.* 2017;40(1):170-72. doi:10.1002/bies.201700172.

8 Sudo N, Chida Y, Aiba Y, et al. Postnatal microbial colonization programs the hypothalamic-pituitary-adrenal system for stress response in mice. *Journal of Physiology.* 2004;558(1):263-75. doi:10.1113/jphysiol.2004.063388.

9 Jiang H, Zhang X, Yu Z, et al. Altered gut microbiota profile in patients with generalized anxiety disorder. *Journal of Psychiatric Research.* 2018;104:130-36. doi:10.1016/j.jpsychires.2018.07.007.

10 Clapp M, Aurora N, Herrera L, Bhatia M, Wilen E, Wakefield S. Gut microbiota's effect on mental health: the gut-brain axis. *Clinics and Practice.* 2017;7(4). doi:10.4081/cp.2017.987.

11 Perna G, Iannone G, Alciati A, Caldirola D. Are anxiety disorders associated with acceler-ated aging? A focus on neuroprogression. *Neural Plasticity.* 2016;2016:1-19. doi:10.1155/2016/8457612.

12 Liu L, Zhu G. Gut-brain axis and mood disorder. *Frontiers in Psychiatry.* 2018;9. doi:10.3389/fpsyt.2018.00223.

13 Sarkhel S, Banerjee A, Sarkar R, Dhali G. Anxiety and depression in irritable bowel syndrome. *Indian Journal of Psychological Medicine.* 2017;39(6):741. doi:10.4103/ijpsym.ijpsym_46_17.

14 Fadgyas-Stanculete M, Buga A-M, Popa-Wagner A, Dumitrascu DL. The relationship bet-ween irritable bowel syndrome and psychiatric disorders: from molecular changes to clinical manifestations. *Journal of Molecular Psychiatry.* 2014;2(1):4. doi:10.1186/2049-9256-2-4.

15 Dutheil S, Ota KT, Wohleb ES, Rasmussen K, Duman RS. High-fat diet induced anxiety and anhedonia: impact on brain homeostasis and inflammation. *Neuropsycho-pharmacology.* 2015;41(7):1874-87. doi:10.1038 /npp.2015.357.

16   Gancheva S, Galunska B, Zhelyazkova-Savova M. Diets rich in saturated fat and fructose induce anxiety and depression-like behaviours in the rat: is there a role for lipid peroxidation? *International Journal of Experimental Pathology.* 2017;98(5):296-306. doi:10.1111/iep.12254.

17   Parikh I, Guo J, Chuang KH, et al. Caloric restriction preserves memory and reduces anxiety of aging mice with early enhancement of neurovascular functions. *Aging.* 2016;8(11):2814-26.

18   Bray GA, Popkin BM. Dietary sugar and body weight: have we reached a crisis in the epidemic of obesity and diabetes? *Diabetes Care.* 2014;37(4): 950-56. doi:10.2337/dc13-2085.

19   Haleem DJ, Mahmood K. Brain serotonin in high-fat diet-induced weight gain, anxiety and spatial memory in rats. *Nutritional Neuroscience.* May 2019:1-10. doi:10.1080/1028415x.2019.1619983.

20   Xu L, Xu S, Lin L, et al. High-fat diet mediates anxiolytic-like behaviors in a time-dependent manner through the regulation of SIRT1 in the brain. *Neuroscience.* 2018;372:237-45. doi:10.1016/j.neuroscience.2018.01.001; Gainey SJ, Kwakwa KA, Bray JK, et al. Short-term high-fat diet (HFD) induced anxiety-like behaviors and cognitive impairment are improved with treatment by glyburide. *Frontiers in Behavioral Neuro-science.* 2016;10. doi:10.3389/fnbeh.2016.00156.

21   Simon GE, Von Korff M, Saunders K, et al. Association between obesity and psychiatric disorders in the US adult population. *Archives of General Psychiatry.* 2006;63(7):824. doi:10.1001/archpsyc.63.7.824.

22   Kyrou I, Tsigos C. Stress hormones: physiological stress and regulation of metabolism. *Current Opinion in Pharmacology.* 2009;9(6):787-93. doi:10.1016/j.coph.2009.08.007.

23   Bruce-Keller AJ, Salbaum JM, Luo M, et al. Obese-type gut microbiota induce neuro-behavioral changes in the absence of obesity. *Biological Psychiatry.* 2015;77(7):607-15. doi:10.1016/j.biopsych.2014.07.012.

24   Peleg-Raibstein D, Luca E, Wolfrum C. Maternal high-fat diet in mice programs emotional behavior in adulthood. *Behavioural Brain Research.* 2012 Aug 1;233(2):398-404. doi:10.1016/j.bbr.2012.05.027.

25   Smith JE, Lawrence AD, Diukova A, Wise RG, Rogers PJ. Storm in a coffee cup: caffeine modifies brain activation to social signals of threat. *Social Cognitive and Affective Neuroscience.* 2011;7(7):831-40. doi:10.1093/scan/nsr058.

26   Mobbs D, Petrovic P, Marchant JL, et al. When fear is near: threat imminence elicits prefrontal-periaqueductal gray shifts in humans. *Science.* 2007;317(5841):1079-83. doi:10.1126/science.1144298.

27   Wikoff D, Welsh BT, Henderson R, et al. Systematic review of the potential adverse effects of caffeine consumption in healthy adults, pregnant women, adolescents, and children. *Food and Chemical Toxicology.* 2017;109:585-648. doi:10.1016/j.fct.2017.04.002.

28   다양한 음료에 들어 있는 카페인 양을 정리한 표는 다음 웹사이트에서 확인할 수 있다: Caffeine Chart. Center for Science in the Public Interest 웹사이트. https:// cspinet.org/eating-healthy/ingredients-of-concern/caffeine-chart. 2016년 2월 25일 접속.

29   Becker HC. Effects of alcohol dependence and withdrawal on stress responsiveness and alcohol consumption. Alcohol Research. 2012;34(4): 448-58; Chueh K-H, Guilleminault C, Lin C-M. Alcohol consumption as a moderator of anxiety and sleep quality. *Journal of Nursing Research.* 2019;27(3):e23. doi:10.1097/jnr.0000000000000300.

30   Danaei G, Ding EL, Mozaffarian D, et al. The preventable causes of death in the United States: comparative risk assessment of dietary, lifestyle, and metabolic risk factors. Hales S, ed. *PLoS Medicine.* 2009;6(4):e1000058. doi:10.1371 /journal.pmed.1000058; Chikritzhs TN, Jonas HA, Stockwell TR, Heale PF, Dietze PM. Mortality and life-years lost due to alcohol: a comparison of acute and chronic causes. *Medical Journal of Australia.* 2001;174(6):281-84.

31   Terlecki MA, Ecker AH, Buckner JD. College drinking problems and social anxiety: the importance of drinking context. *Psychology of Addictive Behaviors.* 2014;28(2):545-52. doi:10. 1037/a0035770.

32   Dawson DA. Defining risk drinking. *Alcohol Research and Health.* 2011;34(2):144-56.

33   Smith DF, Gerdes LU. Meta-analysis on anxiety and depression in adult celiac disease. *Acta Psychiatrica Scandinavica.* 2011;125(3):189-93. doi:10.1111/j.1600-0447.2011.01795.

34   Addolorato G. Anxiety but not depression decreases in coeliac patients after one-year gluten-free diet: a longitudinal study. *Scandinavian Journal of Gastroenterology.* 2001;36(5):502- 6. doi:10.1080/00365520119754.

35   Häuser W. Anxiety and depression in adult patients with celiac disease on a gluten-free diet. *World Journal of Gastroenterology.* 2010;16(22):2780. doi:10.3748/wjg.v16.i22.2780.

36   Pennisi M, Bramanti A, Cantone M, Pennisi G, Bella R, Lanza G. Neurophysiology of the "celiac brain": disentangling gut-brain connections. *Frontiers in Neuroscience.* 2017;11. doi:10.3389/fnins.2017.00498.

37   Choudhary AK, Lee YY. Neurophysiological symptoms and aspartame: what is the connection? *Nutritional Neuroscience.* 2017;21(5):306-16. doi: 10.1080/1028415x.2017.1288340.

38   Taylor AM, Holscher HD. A review of dietary and microbial connections to depression, anxiety, and stress. *Nutritional Neuroscience.* July 2018:1-14. doi:10.1080/102841 5x.2018.1493808.

39   Foster JA, McVey Neufeld K-A. Gut-brain axis: how the microbiome influences anxiety and depression. *Trends in Neurosciences.* 2013;36(5):305-12. doi:10.1016/j.tins.2013.01.005.

40   Howarth NC, Saltzman E, Roberts SB. Dietary fiber and weight regulation. *Nutrition Reviews.* 2009;59(5):129-39. doi:10.1111/j.1753-4887.2001 .tb07001.x.

41   Salim S, Chugh G, Asghar M. Inflammation in anxiety. In: *Advances in Protein Chemistry and Structural Biology.* Vol. 88. Oxford: Elsevier; 2012:- 1-25. doi:10.1016/b978-0-12-398314- 5.00001-5.

42   Michopoulos V, Powers A, Gillespie CF, Ressler KJ, Jovanovic T. Inflammation in fear- and anxiety-based disorders: PTSD, GAD, and beyond. *Neuropsychopharmacology.* 2016;42(1):254- 70. doi:10.1038/npp.2016.146.

43   Felger JC. Imaging the role of inflammation in mood and anxiety-related disorders. *Current Neuropharmacology.* 2018;16(5):533-58. doi:10.2174/157 0159x15666171123201142.

44   Kiecolt-Glaser JK, Belury MA, Andridge R, Malarkey WB, Glaser R. Omega-3 supplementation lowers inflammation and anxiety in medical students: a randomized controlled trial. *Brain, Behavior, and Immunity.* 2011;25(8):1725-34. doi:10.1016/j.bbi.2011.07.229.

45   Su K-P, Tseng P-T, Lin P-Y, et al. Association of use of omega-3 polyunsaturated fatty acids with changes in severity of anxiety symptoms. *JAMA Network Open.* 2018;1(5):e182327. doi:10.1001/jamanetworkopen.2018.2327.

46   Su K-P, Matsuoka Y, Pae C-U. Omega-3 polyunsaturated fatty acids in prevention of mood and anxiety disorders. *Clinical Psychopharmacology and Neuroscience.* 2015;13(2):129-37.

doi:10.9758/cpn.2015.13.2.129.

47 Song C, Li X, Kang Z, Kadotomi Y. Omega−3 fatty acid ethyl−eicosapentaenoate attenuates IL−1β−induced changes in dopamine and metabolites in the shell of the nucleus accumbens: involved with PLA2 activity and corticosterone secretion. *Neuropsychopharmacology.* 2006; 32(3):736−44. doi:10.1038 /sj.npp.1301117; Healy−Stoffel M, Levant B. N−3 (omega−3) fatty acids: effects on brain dopamine systems and potential role in the etiology and treatment of neuropsychiatric disorders. *CNS and Neurological Disorders-Drug Targets.* 2018;17(3):216−32. do i:10.2174/1871527317666180412153612.

48 Selhub EM, Logan AC, Bested AC. Fermented foods, microbiota, and mental health: ancient practice meets nutritional psychiatry. *Journal of Physiological Anthropology.* 2014;33(1). doi:10.1186/1880−6805−33−2.

49 Sivamaruthi B, Kesika P, Chaiyasut C. Impact of fermented foods on human cognitive function−a review of outcome of clinical trials. *Scientia Pharmaceutica.* 2018;86(2):22. doi:10.3390/scipharm86020022.

50 Kim B, Hong VM, Yang J, et al. A review of fermented foods with beneficial effects on brain and cognitive function. *Preventive Nutrition and Food Science.* 2016;21(4):297−309. doi:10.3746/pnf.2016.21.4.297.

51 Hilimire MR, DeVylder JE, Forestell CA. Fermented foods, neuroticism, and social anxiety: an interaction model. *Psychiatry Research.* 2015;228(2): 203−8. doi:10.1016/j.psychres.2015.04.023.

52 Widiger TA, Oltmanns JR. Neuroticism is a fundamental domain of personality with enormous public health implications. *World Psychiatry.* 2017;16(2):144−45. doi:10.1002/wps.20411.

53 Silva LCA, Viana MB, Andrade JS, Souza MA, Céspedes IC, D'Almeida V. Tryptophan overloading activates brain regions involved with cognition, mood and anxiety. *Anais da Academia Brasileira de Ciências.* 2017;89(1): 273−83. doi:10.1590/0001−3765201720160177.

54 Young SN. How to increase serotonin in the human brain without drugs. *Journal of Psychiatry and Neuroscience.* 2007;32(6):394−99.

55 Lindseth G, Helland B, Caspers J. The effects of dietary tryptophan on affective disorders. *Archives of Psychiatric Nursing.* 2015;29(2):102−7. doi:10.1016/j.apnu.2014.11.008.

56 Wurtman RJ, Hefti F, Melamed E. Precursor control of neurotransmitter synthesis. *Pharmacological Reviews.* 1980;32(4):315−35.

57 Spring B. Recent research on the behavioral effects of tryptophan and carbohydrate. *Nutrition and Health.* 1984;3(1−2):55−67. doi:10.1177/026010 608400300204.

58 Aan het Rot M, Moskowitz DS, Pinard G, Young SN. Social behaviour and mood in everyday life: the effects of tryptophan in quarrelsome individuals. *Journal of Psychiatry and Neuroscience.* 2006;31(4):253−62.

59 Fazelian S, Amani R, Paknahad Z, Kheiri S, Khajehali L. Effect of vitamin D supplement on mood status and inflammation in vitamin D deficient type 2 diabetic women with anxiety: a randomized clinical trial. *International Journal of Preventive Medicine.* 2019;10:17.

60 Anjum I, Jaffery SS, Fayyaz M, Samoo Z, Anjum S. The role of vitamin D in brain health: a mini literature review. *Cureus.* July 2018. doi:10.7759/ cureus.2960.

61 Martin EI, Ressler KJ, Binder E, Nemeroff CB. The neurobiology of anxiety disorders: brain imaging, genetics, and psychoneuroendocrinology. *Psychiatric Clinics of North America.* 2009;32(3):549−75. doi:10.1016/j .psc.2009.05.004; Shin LM, Liberzon I. The neurocircuitry of

fear, stress, and anxiety disorders. Neuropsychopharmacology. 2009;35(1):169−91. doi:10. 1038/npp.2009.83.

62   Naeem Z. Vitamin D deficiency—an ignored epidemic. *International Journal of Health Sciences.* 2010;4(1):v−vi.

63   Kennedy D. B vitamins and the brain: mechanisms, dose and efficacy—a review. *Nutrients.* 2016;8(2):68. doi:10.3390/nu8020068.

64   Cornish S, Mehl−Madrona L. The role of vitamins and minerals in psychiatry. *Integrative Medicine Insights.* 2008;3:33−42.

65   Markova N, Bazhenova N, Anthony DC, et al. Thiamine and benfotiamine improve cognition and ameliorate GSK−3β−associated stress−induced behaviours in mice. *Progress in Neuro-Psychopharmacology and Biological Psy- chiatry.* 2017;75:148−56. doi:10.1016/j.pnpbp. 2016.11.001; Vignisse J, Sambon M, Gorlova A, et al. Thiamine and benfotiamine prevent stress−induced suppression of hippocampal neurogenesis in mice exposed to predation without affecting brain thiamine diphosphate levels. *Molecular and Cellular Neuroscience.* 2017;82:126−36. doi:10.1016/j.mcn.2017.05.005.

66   McCabe D, Lisy K, Lockwood C, Colbeck M. The impact of essential fatty acid, B vitamins, vitamin C, magnesium and zinc supplementation on stress levels in women: a systematic review. *JBI Database of Systematic Reviews and Implementation Reports.* 2017;15(2):402−53.

67   Lewis JE, Tiozzo E, Melillo AB, et al. The effect of methylated vitamin B complex on depressive and anxiety symptoms and quality of life in adults with depression. *ISRN Psychiatry.* 2013;2013:1−7. doi:10.1155/2013/621453.

68   Gautam M, Agrawal M, Gautam M, Sharma P, Gautam A, Gautam S. Role of antioxidants in generalised anxiety disorder and depression. *Indian Journal of Psychiatry.* 2012;54(3):244. doi: 10.4103/0019−5545.102424.

69   Carroll D, Ring C, Suter M, Willemsen G. The effects of an oral multi− vitamin combination with calcium, magnesium, and zinc on psychological well−being in healthy young male volunteers: a double−blind placebo− controlled trial. *Psychopharmacology.* 2000;150(2):220−25. doi:10.1007 /s002130000406; Schlebusch L, Bosch BA, Polglase G, Kleinschmidt I, Pillay BJ, Cassimjee MH. A double−blind, placebo−controlled, double−centre study of the effects of an oral multivitamin−mineral combination on stress. *South African Medical Journal.* 2000;90(12):1216−23.

70   Long S−J, Benton D. Effects of vitamin and mineral supplementation on stress, mild psychiatric symptoms, and mood in nonclinical samples. *Psychosomatic Medicine.* 2013;75(2):144−53. doi:10.1097/psy.0b013e31827d5fbd.

71   Grases G, Pérez−Castelló JA, Sanchis P, et al. Anxiety and stress among science students. Study of calcium and magnesium alterations. *Magnesium Research.* 2006;19(2):102−6.

72   Boyle NB, Lawton C, Dye L. The effects of magnesium supplementation on subjective anxiety and stress—a systematic review. *Nutrients.* 2017;9(5):429. doi:10.3390/nu9050429.

73   Murck H, Steiger A. Mg 2+ reduces ACTH secretion and enhances spindle power without changing delta power during sleep in men−possible therapeutic implications. *Psychopharmacology.* 1998;137(3):247−52. doi:10.1007 /s002130050617.

74   Boyle NB, Lawton C, Dye L. The effects of magnesium supplementation on subjective anxiety and stress—a systematic review. *Nutrients.* 2017;9(5):429. doi:10.3390/nu9050429.

75   Lakhan SE, Vieira KF. Nutritional and herbal supplements for anxiety and anxiety−related

disorders: systematic review. *Nutrition Journal.* 2010;9(1). doi:10.1186/1475−2891−9−42.

76 Crichton−Stuart, C. "What are some foods to ease your anxiety?" Medical News Today. 2018년 8월 1일. 접속경로 https://www.medicalnewstoday.com/articles/322652.php.

77 Noorafshan A, Vafabin M, Karbalay−Doust S, Asadi−Golshan R. Efficacy of curcumin in the modulation of anxiety provoked by sulfite, a food preserva− tive, in rats. *Preventive Nutrition and Food Science.* 2017;22(2):144−48; Ng QX, Koh SSH, Chan HW, Ho CYX. Clinical use of curcumin in depression: a meta−analysis. *Journal of the American Medical Directors Association.* 2017;18(6):503−8. doi:10.1016/j.jamda.2016.12.071.

78 Mao JJ, Xie SX, Keefe JR, Soeller I, Li QS, Amsterdam JD. Long−term chamomile (*Matricaria chamomilla* L.) treatment for generalized anxiety disorder: a randomized clinical trial. *Phytomedicine.* 2016;23(14):1735−42. doi:10.1016/j.phymed.2016.10.012.

79 Koulivand PH, Khaleghi Ghadiri M, Gorji A. Lavender and the nervous system. *Evidence-Based Complementary and Alternative Medicine.* 2013;2013:1−10. doi:10.1155/2013/681304.

제4장 외상 후 스트레스 장애(PTSD)

1 Bisson JI, Cosgrove S, Lewis C, Roberts NP. Post−traumatic stress disorder. *BMJ.* November 2015:h6161. doi:10.1136/bmj.h6161.

2 Lancaster C, Teeters J, Gros D, Back S. Post traumatic stress disorder: over− view of evi−dence−based assessment and treatment. *Journal of Clinical Medicine.* 2016;5(11):105. doi:10.3390/jcm5110105.

3 Chapman C, Mills K, Slade T, et al. Remission from post−traumatic stress disorder in the general population. *Psychological Medicine.* 2011;42(8):1695− 1703. doi:10.1017/s0033291711002856.

4 Rauch SL, Shin LM, Phelps EA. Neurocircuitry models of post traumatic stress disorder and extinction: human neuroimaging research−past, present, and future. *Biological Psychiatry.* 2006;60(4):376−82. doi:10.1016/j. biopsych.2006.06.004.

5 Sherin JE, Nemeroff CB. Post−traumatic stress disorder: the neurobiological impact of psychological trauma. *Dialogues in Clinical Neuroscience.* 2011;13(3):263−78.

6 Andreski P, Chilcoat H, Breslau N. Post−traumatic stress disorder and somatization symptoms: a prospective study. *Psychiatry Research.* 1998;79(2):131−138. doi:10.1016/s0165−1781(98)00026−2.

7 Ng QX, Soh AYS, Loke W, Venkatanarayanan N, Lim DY, Yeo W−S. Systematic review with meta−analysis: the association between post−traumatic stress disorder and irritable bowel syndrome. *Journal of Gastroenterology and Hepatology.* 2018;34(1):68−73. doi:10.1111/jgh.14446.

8 Bravo JA, Forsythe P, Chew MV, et al. Ingestion of *Lactobacillus* strain regulates emotional behavior and central GABA receptor expression in a mouse via the vagus nerve. *Proceedings of the National Academy of Sciences.* 2011;108(38):− 16050−55. doi:10.1073/pnas.1102999108; Bercik P, Park AJ, Sinclair D, et al. The anxiolytic effect of *Bifidobacterium longum* NCC3001 involves vagal pathways for gut−brain communication. *Neurogastroenterology and Motility.* 2011;23(12):1132−39. doi:10.1111/j.1365−2982.2011.01796.x.

9 Hemmings SMJ, Malan−Müller S, van den Heuvel LL, et al. The microbiome in posttraumatic stress disorder and trauma−exposed controls. *Psychosomatic Medicine.* 2017;79(8):936−46.

doi:10.1097/psy.0000000000000512.

10 Lowry CA, Smith DG, Siebler PH, et al. The microbiota, immunoregulation, and mental health: implications for public health. *Current Environmental Health Reports*. 2016;3(3):270–86. doi:10.1007/s40572–016–0100–5.

11 Stiemsma L, Reynolds L, Turvey S, Finlay B. The hygiene hypothesis: current per–spectives and future therapies. *ImmunoTargets and Therapy*. July 2015:143. doi:10.2147/itt.s61528.

12 Eraly SA, Nievergelt CM, Maihofer AX, et al. Assessment of plasma C–reactive protein as a biomarker of posttraumatic stress disorder risk. *JAMA Psychiatry*. 2014;71(4):423. doi:10.1001/jamapsychiatry.2013.4374.

13 Karl JP, Margolis LM, Madslien EH, et al. Changes in intestinal microbiota composition and metabolism coincide with increased intestinal permeability in young adults under prolonged physiological stress. *American Journal of Physiology-Gastrointestinal and Liver Physiology*. 2017;312(6):G559–G571. doi:10.1152/ajpgi.00066.2017.

14 Kalyan–Masih P, Vega–Torres JD, Miles C, et al. Western high–fat diet consu–mption during adolescence increases susceptibility to traumatic stress while selectively disrupting hippocampal and ventricular volumes. *eNeuro*. 2016;3(5):ENEURO.0125–16.2016. doi:10.1523/eneuro.0125–16.2016.

15 Logue MW, van Rooij SJH, Dennis EL, et al. Smaller hippocampal volume in posttraumatic stress disorder: a multisite ENIGMA–PGC study: subcortical volumetry results from posttraumatic stress disorder consortia. *Biological Psychiatry*. 2018;83(3):244–53. doi:10.1016/j.biopsych.2017.09.006.

16 Masodkar K, Johnson J, Peterson MJ. A review of posttraumatic stress disorder and obesity. *Primary Care Companion for CNS Disorders*. January 2016. doi:10.4088/pcc.15r01848.

17 Michopoulos V, Vester A, Neigh G. Posttraumatic stress disorder: a metabolic disorder in disguise? *Experimental Neurology*. 2016;284:220–29. doi:10.1016/j.expneurol.2016.05.038.

18 Vieweg WV, Fernandez A, Julius DA, et al. Body mass index relates to males with posttraumatic stress disorder. *Journal of the National Medical Association*. 2006;98(4):580–86.

19 Violanti JM, Fekedulegn D, Hartley TA, et al. Police trauma and cardiovascular disease: association between PTSD symptoms and metabolic syndrome. *International Journal of Emergency Mental Health*. 2006;8(4):227–37.

20 Vieweg WVR, Julius DA, Bates J, Quinn III JF, Fernandez A, Hasnain M, Pandurangi AK. Posttraumatic stress disorder as a risk factor for obesity among male military veterans. *Acta Psychiatrica Scandinavica*. 2007;116(6): 483–87. doi:10.1111/j.1600–0447.2007.01071.x.

21 Wolf EJ, Sadeh N, Leritz EC, et al. Posttraumatic stress disorder as a catalyst for the association between metabolic syndrome and reduced cortical thickness. *Biological Psychiatry*. 2016;80(5):363–71. doi:10.1016/j. biopsych.2015.11.023.

22 Nowotny B, Cavka M, Herder C, et al. Effects of acute psychological stress on glucose metabolism and subclinical inflammation in patients with posttraumatic stress disorder. *Hormone and Metabolic Research*. 2010;42(10): 746–53. doi:10.1055/s–0030–1261924.

23 Roberts AL, Agnew–Blais JC, Spiegelman D, et al. Posttraumatic stress disorder and incidence of type 2 diabetes mellitus in a sample of women. *JAMA Psychiatry*. 2015;72(3):203. doi:10.1001/jamapsychiatry.2014.2632.

24 Vaccarino V, Goldberg J, Magruder KM, et al. Posttraumatic stress disorder and incidence of type–2 diabetes: a prospective twin study. *Journal of Psychiatric Research*. 2014;56:158–64.

doi:10.1016/j.jpsychires.2014.05.019.

25 Hirth JM, Rahman M, Berenson AB. The association of posttraumatic stress disorder with fast food and soda consumption and unhealthy weight loss behaviors among young women. *Journal of Women's Health.* 2011;20(8): 1141–49. doi:10.1089/jwh.2010.2675.

26 Ho N, Sommers MS, Lucki I. Effects of diabetes on hippocampal neurogenesis: links to cognition and depression. *Neuroscience and Biobehavioral Reviews.* 2013;37(8):1346–62. doi:10.1016/j.neubiorev.2013.03.010.

27 Hettiaratchi UP, Ekanayake S, Welihinda J. Sri Lankan rice mixed meals: effect on glycaemic index and contribution to daily dietary fibre requirement. *Malaysian Journal of Nutrition.* 2011;17(1):97–104.

28 Sugiyama M, Tang AC, Wakaki Y, Koyama W. Glycemic index of single and mixed meal foods among common Japanese foods with white rice as a reference food. *European Journal of Clinical Nutrition.* 2003;57(6):743–52. doi:10.1038/sj.ejcn.1601606.

29 Mallick HN. Understanding safety of glutamate in food and brain. *Indian Journal of Physiology and Pharmacology.* 2007;51(3):216–34.

30 Uneyama H, Niijima A, San Gabriel A, Torii K. Luminal amino acid sensing in the rat gastric mucosa. *American Journal of Physiology-Gastrointestinal and Liver Physiology.* 2006;291(6):G1163–G1170. doi:10.1152/ajpgi.00587.2005; Kondoh T, Mallick HN, Torii K. Activation of the gut–brain axis by dietary glutamate and physiologic significance in energy homeostasis. *American Journal of Clinical Nutrition.* 2009;90(3):832S–837S. doi:10.3945/ajcn.2009.27462v.

31 Lee M. MSG: can an amino acid really be harmful? Clinical Correlations. 2014년 4월 30일. https://www.clinicalcorrelations.org/2014/04/30/msg –can–an–amino–acid–really–be–harmful/. 2019년 9월 30일 접속.

32 Averill LA, Purohit P, Averill CL, Boesl MA, Krystal JH, Abdallah CG. Glutamate dysregulation and glutamatergic therapeutics for PTSD: evidence from human studies. *Neuroscience Letters.* 2017;649:147–55. doi:10.1016/j.neulet.2016.11.064.

33 Brandley E, Kirkland A, Sarlo G, VanMeter J, Baraniuk J, Holton K. The effects of a low glutamate dietary intervention on anxiety and PTSD in veterans with Gulf War illness (FS15–08–19). *Current Developments in Nutrition.* 2019;3(suppl 1). doi:10.1093/cdn/nzz031.fs15–08–19.

34 Ebenezer PJ, Wilson CB, Wilson LD, Nair AR, J F. The anti–inflammatory effects of blueberries in an animal model of post–traumatic stress disorder (PTSD). Scavone C, ed. *PLoS One.* 2016;11(9):e0160923. doi:10.1371/journal .pone.0160923.

35 Alquraan L, Alzoubi KH, Hammad H, Rababa'h SY, Mayyas F. Omega–3 fatty acids prevent post–traumatic stress disorder–induced memory impairment. *Biomolecules.* 2019;9(3):100. doi:10.3390/biom9030100.

36 Nishi D, Koido Y, Nakaya N, et al. Fish oil for attenuating posttraumatic stress symptoms among rescue workers after the Great East Japan Earthquake: a randomized controlled trial. *Psychotherapy and Psychosomatics.* 2012;81(5):315–17. doi:10.1159/000336811.

37 Matsuoka Y, Nishi D, Hamazaki K. Serum levels of polyunsaturated fatty acids and the risk of posttraumatic stress disorder. *Psychotherapy and Psychosomatics.* 2013;82(6):408–10. doi:10.1159/000351993.

38 Barth J, Bermetz L, Heim E, Trelle S, Tonia T. The current prevalence of child sexual abuse worldwide: a systematic review and meta–analysis. *International Journal of Public Health.*

2012;58(3):469-83. doi:10.1007/s 00038-012-0426-1.

39 Miller MW, Sadeh N. Traumatic stress, oxidative stress and post-traumatic stress disorder: neurodegeneration and the accelerated-aging hypothesis. *Molecular Psychiatry.* 2014;19(11): 1156-62. doi:10.1038/mp.2014.111.

40 De Souza CP, Gambeta E, Stern CAJ, Zanoveli JM. Posttraumatic stress disorder-type behaviors in streptozotocin-induced diabetic rats can be pre- vented by prolonged treatment with vitamin E. *Behavioural Brain Research.* 2019;359:749-54. doi:10.1016/j.bbr.2018.09.008.

41 Parker R, Rice MJ. Benefits of antioxidant supplementation in multi-trauma patients. *Romanian Journal of Anaesthesia and Intensive Care.* 2015;22(2):77- 78; Dobrovolny J, Smrcka M, Bienertova-Vasku J. Therapeutic potential of vitamin E and its derivatives in traumatic brain injury-associated dementia. *Neurological Sciences.* 2018;39(6):989-98. doi:10.1007/s10072-018-3398-y.

42 Henderson TA, Morries L, Cassano P. Treatments for traumatic brain injury with emphasis on transcranial near-infrared laser phototherapy. *Neuropsychiatric Disease and Treatment.* August 2015:2159. doi:10.2147/ndt.s65809.

43 Habibi L, Ghorbani B, Norouzi AR, Gudarzi SS, Shams J, Yasami M. The efficacy and safety of add-on ginko TD (ginkgo biloba) treatment for PTSD: results of a 12-week double-blind placebo-controlled study. *Iranian Journal of Psychiatry.* 2007;2(2):58-64. 44.

44 Lee B, Lee H. Systemic administration of curcumin affect anxiety-related behaviors in a rat model of posttraumatic stress disorder via activation of serotonergic systems. *Evidence-Based Complementary and Alternative Medi- cine.* 2018;2018:1-12. doi:10.1155/2018/9041309; Monsey MS, Gerhard DM, Boyle LM, Briones MA, Seli-gsohn M, Schafe GE. A diet enriched with curcumin impairs newly acquired and reactivated fear memories. *Neuropsychopharmacology.* 2014;40(5):1278-88. doi:10.1038/npp.2014.315.

제5장 주의력 결핍 과잉 행동 장애(ADHD)

1 Luo Y, Weibman D, Halperin JM, Li X. A review of heterogeneity in attention deficit/hyperactivity disorder (ADHD). *Frontiers in Human Neuroscience.* 2019;13:42. doi:10.3390/jcm 5110105.

2 Reale L, Bartoli B, Cartabia M, et al. Comorbidity prevalence and treatment outcome in children and adolescents with ADHD. *European Child and Adolescent Psychiatry.* 2017;26(12): 1443-57. doi:10.1007/s00787-017-1005-z.

3 Geffen J, Forster K. Treatment of adult ADHD: a clinical perspective. *Therapeutic Advances in Psychopharmacology.* 2018;8(1):25-32. doi:10.1177/2045125317734977; Culpepper L, Mattingly G. Challenges in identifying and managing attention-deficit/hyperactivity disorder in adults in the primary care setting: a review of the literature. *Primary Care Companion to the Journal of Clinical Psychiatry.* 2010;12(6). doi:10.4088/ PCC.10r00951pur.

4 ADHD가 미칠 수 있는 여러 부정적 양상에 대한 정보는 아래 문헌들을 참고하라: Fredriksen M, Dahl AA, Martinsen EW, Klungsoyr O, Faraone SV, Peleikis DE. Childhood and persistent ADHD symptoms associated with educational failure and long-term occupational disability in adult ADHD. *Attention Deficit and Hyperactivity Disorders.* 2014;6(2):87- 99. doi:10.1007/s12402-014-0126-1; Agarwal R, Goldenberg M, Perry R, Ishak WW. The quality of life of adults

with attention deficit hyperac- tivity disorder: a systematic review. *Innovations in Clinical Neuroscience*. 2012;9(5-6):10-21; Minde K, Eakin L, Hechtman L, et al. The psychosocial functioning of children and spouses of adults with ADHD. *Journal of Child Psychology and Psychiatry, and Allied Disciplines*. 2003;44(4):637-46.

5   Epstein JN, Weiss MD. Assessing treatment outcomes in attention-deficit/ hyperactivity disorder: a narrative review. *Primary Care Companion for CNS Disorders*. 2012;14(6) doi:10.4088/ PCC.11r01336.

6   Curatolo P, D'Agati E, Moavero R. The neurobiological basis of ADHD. *Italian Journal of Pediatrics*. 2010;36(1):79. doi:10.1186/1824-7288-36-79.

7   Lyte M. Microbial endocrinology in the microbiome-gut-brain axis: how bacterial production and utilization of neurochemicals influence behavior. Miller V, ed. *PLoS Pathogens*. 2013;9(11):e1003726. doi:10.1371/journal. ppat.1003726.

8   Desbonnet L, Garrett L, Clarke G, Bienenstock J, Dinan TG. The probiotic *Bifidobacteria infantis:* An assessment of potential antidepressant properties in the rat. Journal of Psychiatric Research. 2008;43(2):164-74. doi:10.1016/j. jpsychires.2008.03.009; Clayton TA. Metabolic differences underlying two distinct rat urinary phenotypes, a suggested role for gut microbial metabolism of phenylalanine and a possible connection to autism. *FEBS Letters*. 2012;586(7):956-61. doi:10.1016/j.febslet.2012.01.049; Gertsman I, Gangoiti JA, Nyhan WL, Barshop BA. Perturbations of tyrosine metabolism promote the indolepyruvate pathway via tryptophan in host and microbiome. *Molecular Genetics and Metabolism*. 2015;114(3):431-37. doi:10.1016/j. ymgme.2015.01.005.

9   Sandgren AM, Brummer RJM. ADHD-originating in the gut? The emergence of a new explanatory model. *Medical Hypotheses*. 2018;120:135-45. doi:10.1016/j.mehy.2018.08.022.

10 Aarts E, Ederveen THA, Naaijen J, et al. Gut microbiome in ADHD and its relation to neural reward anticipation. Hashimoto K, ed. *PLoS One*. 2017;12(9):e0183509. doi:10.1371/journal. pone.0183509.

11 Volkow ND, Wang G-J, Newcorn JH, et al. Motivation deficit in ADHD is associated with dysfunction of the dopamine reward pathway. *Molecular Psychiatry*. 2010;16(11):1147-54. doi:10.1038/mp.2010.97.

12 Ming X, Chen N, Ray C, Brewer G, Kornitzer J, Steer RA. A gut feeling. *Child Neurology Open*. 2018;5:2329048X1878679. doi:10.1177/2329048x18786799.

13 Niederhofer H, Pittschieler K. A preliminary investigation of ADHD symptoms in persons with celiac disease. *Journal of Attention Disorders*. 2006;10(2):200-204. doi:10.1177/1087054706292109.

14 Cruchet S, Lucero Y, Cornejo V. Truths, myths and needs of special diets: attention-deficit/ hyperactivity disorder, autism, non-celiac gluten sensitivity, and vegetarianism. *Annals of Nutrition and Metabolism*. 2016;68(1): 43-50. doi:10.1159/000445393.

15 Jackson JR, Eaton WW, Cascella NG, Fasano A, Kelly DL. Neurologic and psychiatric manifestations of celiac disease and gluten sensitivity. *Psychiatric Quarterly*. 2011;83(1):91-102. doi:10.1007/s11126-011-9186-y.

16 Pynnönen PA, Isometsä ET, Verkasalo MA, et al. Gluten-free diet may alleviate depressive and behavioural symptoms in adolescents with coeliac disease: a prospective follow-up case-series study. *BMC Psychiatry*. 2005;5(1). doi:10.1186/1471-244x-5-14.

17 Ly V, Bottelier M, Hoekstra PJ, Arias Vasquez A, Buitelaar JK, Rommelse NN. Elimination diets'

efficacy and mechanisms in attention deficit hyperactivity disorder and autism spectrum disorder. *European Child and Adolescent Psychiatry.* 2017;26(9):1067–79. doi:10.1007/s00787–017–0959–1.

18 Jianqin S, Leiming X, Lu X, Yelland GW, Ni J, Clarke AJ. Effects of milk containing only A2 beta casein versus milk containing both A1 and A2 beta casein proteins on gastrointestinal physiology, symptoms of discomfort, and cognitive behavior of people with self–reported intolerance to traditional cows' milk. *Nutrition Journal.* 2015;15(1). doi:10.1186/s12937–016–0147–z.

19 Küllenberg de Gaudry D, Lohner S, Schmucker C, et al. Milk A1 β–casein and health–related outcomes in humans: a systematic review. *Nutrition Reviews.* 2019;77(5):278–306. doi:10.1093/nutrit/nuy063.

20 Truswell AS. The A2 milk case: a critical review. *European Journal of Clinical Nutrition.* 2005;59(5):623–631. doi:10.1038/sj.ejcn.1602104; Farrell HM Jr, Jimenez–Flores R, Bleck GT, et al. Nomenclature of the proteins of cows' milk–sixth revision. *Journal of Dairy Science.* 2004;87(6):1641–74. doi:10.3168/jds.s0022–0302(04)73319–6.

21 Dykman KD, Dykman RA. Effect of nutritional supplements on attentional–deficit hyperactivity disorder. *Integrative Physiological and Behavioral Science.* 1998;33(1):49–60.

22 Johnson RJ, Gold MS, Johnson DR, et al. Attention–deficit/hyperactivity disorder: is it time to reappraise the role of sugar consumption? *Postgraduate Medicine.* 2011;123(5):39–49. doi:10.3810/pgm.2011.09.2458.

23 Del–Ponte B, Anselmi L, Assunção MCF, et al. Sugar consumption and attention–deficit/ hyperactivity disorder (ADHD): a birth cohort study. *Journal of Affective Disorders.* 2019;243:290–96. doi:10.1016/j.jad.2018.09.051.

24 Yu C–J, Du J–C, Chiou H–C, et al. Sugar–sweetened beverage consumption is adversely associated with childhood attention deficit/hyperactivity disorder. *Inter-national Journal of Environmental Research and Public Health.* 2016;13(7):678. doi:10.3390/ijerph13070678.

25 Feingold BF. Hyperkinesis and learning disabilities linked to artificial food flavors and colors. *American Journal of Nursing.* 1975;75(5):797–803.

26 Spitler DK. Elimination diets and patient's allergies. A handbook of allergy. *Bulletin of the Medical Library Association.* 1944;32(4):534.

27 Kavale KA, Forness SR. Hyperactivity and diet treatment. *Journal of Learning Disabilities.* 1983;16(6):324–30. doi:10.1177/002221948301600604.

28 Schab DW, Trinh NH. Do artificial food colors promote hyperactivity in children with hyperactive syndromes? A meta–analysis of double–blind placebo–controlled trials. *Journal of Developmental and Behavioral Pediatrics.* 2004;25(6):423–34.

29 Nigg JT, Lewis K, Edinger T, Falk M. Meta–analysis of attention–deficit/ hyperactivity disorder or attention–deficit/hyperactivity disorder symptoms, restriction diet, and synthetic food color additives. *Journal of the American Academy of Child and Adolescent Psychiatry.* 2012;51(1):86–97.e8. doi:10.1016/j.jaac.2011.10.015; Nigg JT, Holton K. Restriction and elimination diets in ADHD treatment. *Child and Adolescent Psychiatric Clinics of North America.* 2014;23(4):937–53. doi:10.1016/j.chc.2014.05.010; Pelsser LM, Frankena K, Toorman J, Rodrigues Pereira R. Diet and ADHD, reviewing the evidence: a systematic review of meta–analyses of double–blind placebo–controlled trials evaluating the efficacy of diet interventions on the behavior of children with ADHD. *PLoS One.* 2017 Jan 25;12(1):e0169277.

doi:10.1371/journal.pone.0169277.

30   Ghanizadeh A, Haddad B. The effect of dietary education on ADHD, a randomized controlled clinical trial. *Annals of General Psychiatry.* 2015;14:12.

31   Ríos−Hernández A, Alda JA, Farran−Codina A, Ferreira−García E, Izquierdo−Pulido M. The Mediterranean diet and ADHD in children and adolescents. *Pediatrics.* 2017;139(2):e20162027. doi:10.1542/peds.2016−2027.

32   San Mauro Martín I, Blumenfeld Olivares JA, Garicano Vilar E, et al. Nutritional and environmental factors in attention−deficit hyperactivity disorder (ADHD): a crosssectional study. *Nutritional Neuroscience.* 2017;21(9):641−47. doi:10.1080/1028415x.2017.1331952.

33   Durá−Travé T, Gallinas−Victoriano F. Caloric and nutrient intake in children with attention deficit hyperactivity disorder treated with extended−release methylphenidate: analysis of a cross−sectional nutrition survey. *JRSM Open.* 2014;5(2):204253331351769. doi:10.1177/2042533313517690.

34   Kennedy DO, Wightman EL, Forster J, Khan J, Haskell−Ramsay CF, Jackson PA. Cognitive and mood effects of a nutrient enriched breakfast bar in healthy adults: a randomised, double−blind, placebo−controlled, parallel groups study. *Nutrients.* 2017;9(12):1332. doi:10.3390/nu9121332.

35   Bidwell LC, McClernon FJ, Kollins SH. Cognitive enhancers for the treatment of ADHD. *Pharmacology Biochemistry and Behavior.* 2011;99(2):262−74. doi:10.1016/j.pbb.2011.05.002; Liu K, Liang X, Kuang W. Tea consumption may be an effective active treatment for adult attention deficit hyperactivity disorder (ADHD). *Medical Hypotheses.* 2011;76(4):461−63. doi:10.1016/j.mehy.2010.08.049.

36   Ioannidis K, Chamberlain SR, Müller U. Ostracising caffeine from the pharmacological arsenal for attention−deficit hyperactivity disorder—was this a correct decision? A literature review. *Journal of Psychopharmacology.* 2014;28(9):830−36. doi:10.1177/0269881114541014.

37   Verlaet A, Maasakkers C, Hermans N, Savelkoul H. Rationale for dietary antioxidant treatment of ADHD. *Nutrients.* 2018;10(4):405. doi:10.3390/ nu10040405.

38   Joseph N, Zhang−James Y, Perl A, Faraone SV. Oxidative stress and ADHD. *Journal of Attention Disorders.* 2013;19(11):915−24. doi:10.1177/1087054713510354.

39   Golub MS, Takeuchi PT, Keen CL, Hendrick AG, Gershwin ME. Activity and attention in zinc−deprived adolescent monkeys. *American Journal of Clinical Nutrition.* 1996;64(6):908−15. doi:10.1093/ajcn/64.6.908.

40   Gao Q, Liu L, Qian Q, Wang Y. Advances in molecular genetic studies of attention deficit hyperactivity disorder in China. *Shanghai Archives of Psychiatry.* 2014;26(4):194−206; Lepping P, Huber M. Role of zinc in the pathogenesis of attention−deficit hyperactivity disorder: implications for research and treatment. CNS Drugs. 2010;24(9):721−28.

41   Cortese S, Angriman M, Lecendreux M, Konofal E. Iron and attention deficit/hyperactivity disorder: what is the empirical evidence so far? A systematic review of the literature. *Expert Review of Neurotherapeutics.* 2012;12(10):1227−40; Curtis LT, Patel K. Nutritional and environmental approaches to preventing and treating autism and attention deficit hyperactivity disorder (ADHD): a review. *Journal of Alternative and Complementary Medicine.* 2008;14(1): 79−85.

42   Kim JY, Kang HL, Kim DK, Kang SW, Park YK. Eating habits and food additive intakes are associated with emotional states based on EEG and HRV in healthy Korean children and

adolescents. *Journal of the American College of Nutrition.* 2017;36(5):335−41.

43   Weyandt LL, Oster DR, Marraccini ME, et al. Prescription stimulant medication misuse:
      where are we and where do we go from here? *Experimental and Clinical Psychopharmacology.*
      2016;24(5):400−414.

6장 치매 및 뇌 안개

1   Farzi A, Fröhlich EE, Holzer P. Gut microbiota and the neuroendocrine system. *Neuro-
     therapeutics.* 2018;15(1):5−22. doi:10.1007/s13311−017−0600−5.

2   Alkasir R, Li J, Li X, Jin M, Zhu B. Human gut microbiota: the links with dementia
     development. *Protein and Cell.* 2017;8(2):90−102. doi:10.1007/s13238−016−0338−6.

3   Tully K, Bolshakov VY. Emotional enhancement of memory: how norepinephrine enables
     synaptic plasticity. *Molecular Brain.* 2010;3:15. doi:10.1186/1756−6606−3−15.

4   Ghacibeh GA, Shenker JI, Shenal B, Uthman BM, Heilman KM. The influence of vagus nerve
     stimulation on memory. *Cognitive and Behavioral Neurology.* 2006;19(3):119−22. doi:10.1097/01.
     wnn.0000213908.34278.7d.

5   Cawthon CR, de La Serre CB. Gut bacteria interaction with vagal afferents. *Brain Research.*
     2018;1693(Pt B):134−39. doi:10.1016/j.brainres.2018.01.012.

6   Scheperjans F, Aho V, Pereira PA, et al. Gut microbiota are related to Parkinson's disease and
     clinical phenotype. *Movement Disorders.* 2015;30(3):350−58.

7   Evidence suggests rosacea may be linked to Parkinson's and Alzheimer's disease. *Nursing
     Standard.* 2016;30(39):14. doi:10.7748/ns.30.39.14.s16.

8   Parodi A, Paolino S, Greco A, et al. Small intestinal bacterial overgrowth in rosacea:
     clinical effectiveness of its eradication. *Clinical Gastroenterology Hepatology.* 2008;6(7):759−64.
     doi:10.1016/j.cgh.2008.02.054.

9   Alkasir R, Li J, Li X, Jin M, Zhu B. Human gut microbiota: the links with dementia
     development. *Protein and Cell.* 2017;8(2):90−102. doi:10.1007/s13238−016−0338−6.

10   Yamashita T, Kasahara K, Emoto T, et al. Intestinal immunity and gut microbiota as thera−
     peutic targets for preventing atherosclerotic cardiovascular diseases. *Circulation Journal.*
     2015;79(9):1882−90. doi:10.1253/circj. CJ−15−0526.

11   Morris MJ, Beilharz JE, Maniam J, Reichelt AC, Westbrook RF. Why is obesity such a
     problem in the 21st century? The intersection of palatable food, cues and reward pathways,
     stress, and cognition. *Neuroscience and Biobehavorial Reviews.* 2015;58:36−45. doi:10.1016/
     j.neubiorev.2014.12.002.

12   Morin JP, Rodríguez−Durán LF, Guzmán−Ramos K, et al. Palatable hyper−caloric foods impact
     on neuronal plasticity. *Frontiers in Behavioral Neuroscience.* 2017;11:19. doi:10.3389/fnbeh.
     2017.00019.

13   Woollett K, Maguire EA. Acquiring "the Knowledge" of London's layout drives structural brain
     changes. *Current Biology.* 2011;21(24):2109−14. doi:10.1016/j.cub.2011.11.018; Noble KG,
     Grieve SM, Korgaonkar MS, et al. Hippocampal volume varies with educational attainment
     across the life−span. *Frontiers in Human Neuroscience.* 2012;6:307. doi:10.3389/ fnhum.
     2012.00307.

14   Stevenson RJ, Francis HM. The hippocampus and the regulation of human food intake.

Psychological Bulletin. 2017;143(10):1011−32. doi:10.1037/bul0000109.

15   Gomez−Pinilla F. The combined effects of exercise and foods in preventing neurological and cognitive disorders. *Preventive Medicine.* 2011;52(suppl 1):S75−80.

16   Mcnay EC, Ong CT, Mccrimmon RJ, Cresswell J, Bogan JS, Sherwin RS. Hippocampal memory processes are modulated by insulin and high−fat−induced insulin resistance. *Neurobiology of Learning and Memory.* 2010;93(4):546−53. doi:10.1016/j.nlm.2010.02.002.

17   Wu A, Ying Z, Gomez−Pinilla F. The interplay between oxidative stress and brain−derived neurotrophic factor modulates the outcome of a saturated fat diet on synaptic plasticity and cognition. *European Journal of Neuroscience.* 2004;19(7):1699−707. doi:10.1111/j.1460−9568.2004.03246.x.

18   Lowe CJ, Reichelt AC, Hall PA. The prefrontal cortex and obesity: a health neuroscience perspective. *Trends in Cognitive Sciences.* 2019;23(4):349−61. doi:10.1016/j.tics.2019.01.005.

19   Hsu TM, Kanoski SE. Blood−brain barrier disruption: mechanistic links between Western diet consumption and dementia. *Frontiers in Aging Neuroscience.* 2014;6:88. doi:10.3389/fnagi.2014.00088.

20   Pistell PJ, Morrison CD, Gupta S, et al. Cognitive impairment following high fat diet consumption is associated with brain inflammation. *Journal of Neuroimmunology.* 2010;219(1−2):25−32. doi:10.1016/j.jneuroim.2009.11.010.

21   Naneix F, Tantot F, Glangetas C, et al. Impact of early consumption of high−fat diet on the mesolimbic dopaminergic system. eNeuro. 2017;4(3). doi:10.1523/ENEURO.0120−17.2017; Valladolid−Acebes I, Merino B, Principato A, et al. High−fat diets induce changes in hippocampal glutamate metabolism and neurotransmission. *American Journal of Physiology, Endocrinology and Metabolism.* 2012;302(4):E396−402. doi:10.1152/ajpendo.00343.2011.

22   Boitard C, Etchamendy N, Sauvant J, et al. Juvenile, but not adult exposure to high−fat diet impairs relational memory and hippocampal neurogenesis in mice. *Hippocampus.* 2012;22(11):2095−100. doi:10.1002/hipo.22032.

23   Nilsson LG, Nilsson E. Overweight and cognition. *Scandinavian Journal of Psychology.* 2009;50(6):660−67. doi:10.1111/j.1467−9450.2009.00777.x.

24   Loprinzi PD, Ponce P, Zou L, Li H. The counteracting effects of exercise on high−fat diet−induced memory impairment: a systematic review. *Brain Sciences.* 2019;9(6).

25   Losurdo G, Principi M, Iannone A, et al. Extra−intestinal manifestations of non−celiac gluten sensitivity: an expanding paradigm. *World Journal of Gastroenterology.* 2018;24(14):1521−30. doi:10.3748/wjg.v24.i14.1521.

26   Rashtak S, Murray JA. Celiac disease in the elderly. *Gastroenterology Clinics of North America.* 2009;38(3):433−46. doi:10.1016/j.gtc.2009.06.005.

27   Lichtwark IT, Newnham ED, Robinson SR, et al. Cognitive impairment in coeliac disease improves on a gluten−free diet and correlates with histological and serological indices of disease severity. *Alimentary Pharmacology and Therapeutics.* 2014;40(2):160−70. doi:10.1111/apt.12809; Casella S, Zanini B, Lanzarotto F, et al. Cognitive performance is impaired in coeliac patients on gluten free diet: a case−control study in patients older than 65 years of age. *Digestive and Liver Disease.* 2012;44(9):729−35. doi:10.1016/j.dld.2012.03.008.

28   Witte AV, Fobker M, Gellner R, Knecht S, Flöel A. Caloric restriction improves memory in elderly humans. *Proceedings of the National Academy of Sciences of the United States of America.* 2009;106(4):1255−60. doi:10.1073/pnas.0808587106.

29   Martin B, Mattson MP, Maudsley S. Caloric restriction and intermittent fasting: two potential diets for successful brain aging. *Ageing Research Reviews.* 2006;5(3):332–53. doi:10.1016/j.arr.2006.04.002; Wang J, Ho L, Qin W, et al. Caloric restriction attenuates beta–amyloid neuropathology in a mouse model of Alzheimer's disease. *FASEB Journal.* 2005;19(6):659–61. doi:10.1096/fj.04–3182fje; Srivastava S, Haigis MC. Role of sirtuins and calorie restriction in neuroprotection: implications in Alzheimer's and Parkinson's diseases. *Current Pharmaceutical Design.* 2011;17(31):3418–33. doi:10.2174/138161211798072526.

30   Leclerc E, Trevizol AP, Grigolon RB, et al. The effect of caloric restriction on working memory in healthy non–obese adults. *CNS Spectrums.* 2019:1–7. doi:10.1017/S1092852918001566.

31   Green MW, Rogers PJ. Impairments in working memory associated with spontaneous dieting behaviour. *Psychological Medicine.* 1998;28(5):1063–70. doi:10.1017/s0033291798007016; Kemps E, Tiggemann M, Marshall K. Relationship between dieting to lose weight and the functioning of the central executive. *Appetite.* 2005;45(3):287–94. doi:10.1016/j.appet.2005.07.002.

32   콩 유래 이소플라본에 대한 더 많은 정보는 다음 웹사이트를 확인하라. 오레곤 주립 대학교(Oregon State University) 웹사이트. https://lpi.oregonstate.edu/mic/dietary–factors /phytochemicals/soy–isoflavones. Accessed November 22, 2016년 11월 22일 접속.

33   Cheng PF, Chen JJ, Zhou XY, et al. Do soy isoflavones improve cognitive function in post–menopausal women? A meta–analysis. *Menopause.* 2015;22(2):198–206. doi:10.1097/GME.0000000000000290.

34   Gleason CE, Fischer BL, Dowling NM, et al. Cognitive effects of soy isoflavones in patients with Alzheimer's disease. *Journal of Alzheimer's Disease.* 2015;47(4):1009–19. doi:10.3233/JAD–142958.

35   Setchell KD, Clerici C. Equol: pharmacokinetics and biological actions. *Journal of Nutrition.* 2010;140(7):1363S–68S. doi:10.3945/jn.109.119784.

36   Fischer K, Melo van Lent D, Wolfsgruber S, et al. Prospective associations between single foods, Alzheimer's dementia and memory decline in the elderly. *Nutrients.* 2018 Jul;10(7):852.

37   Rehm J, Hasan OSM, Black SE, Shield KD, Schwarzinger M. Alcohol use and dementia: a systematic scoping review. *Alzheimer's Research and Therapy.* 2019;11(1):1. doi:10.1186/s13195–018–0453–0.

38   Sabia S, Fayosse A, Dumurgier J, et al. Alcohol consumption and risk of dementia: 23 year follow–up of Whitehall II cohort study. *BMJ.* 2018;362:k2927. doi:10.1136/bmj.k2927.

39   van Gelder BM, Buijsse B, Tijhuis M, et al. Coffee consumption is inversely associated with cognitive decline in elderly European men: the FINE Study. *European Journal of Clinical Nutrition.* 2007;61(2):226–32. doi:10.1038/ sj.ejcn.1602495.

40   Eskelinen MH, Ngandu T, Tuomilehto J, Soininen H, Kivipelto M. Midlife coffee and tea drinking and the risk of late–life dementia: a population– based CAIDE study. *Journal of Alzheimer's Disease.* 2009;16(1):85–91. doi:10.3233/JAD–2009–0920.

41   Wierzejska R. Can coffee consumption lower the risk of Alzheimer's disease and Parkinson's disease? A literature review. *Archives of Medical Science.* 2017;13(3):507–14. doi:10.5114/aoms.2016.63599.

42   Jee SH, He J, Appel LJ, Whelton PK, Suh I, Klag MJ. Coffee consumption and serum lipids: a meta–analysis of randomized controlled clinical trials. *American Journal of Epidemiology.* 2001;153(4):353–62. doi:10.1093/aje/153.4.353.

43 Wierzejska R. Can coffee consumption lower the risk of Alzheimer's disease and Parkinson's disease? A literature review. *Archives of Medical Science*. 2017;13(3):507−14. doi:10.5114/aoms.2016.63599.

44 Rinaldi de Alvarenga JF, Quifer−Rada P, Francetto Juliano F, et al. Using extra virgin olive oil to cook vegetables enhances polyphenol and carotenoid extractability: a study applying the sofrito technique. *Molecules*. 2019 Apr;24(8):1555. doi:10.3390/molecules24081555.

45 Kang H, Zhao F, You L, et al. Pseudo−dementia: a neuropsychological review. *Annals of Indian Academy of Neurology*. 2014;17(2):147−54. doi:10.4103/ 0972−2327.132613.

46 Da Costa IM, Freire MAM, De Paiva Cavalcanti JRL, et al. Supplementation with *Curcuma longa* reverses neurotoxic and behavioral damage in models of Alzheimer's disease: a systematic review. *Current Neuropharmacology*. 2019;17(5):406−21. doi:10.2174/0929867325666180117112610.

47 Seddon N, D'Cunha NM, Mellor DD, McKune AJ, Georgousopoulou EN, Panagiotakos DB, et al. Effects of curcumin on cognitive function—a systematic review of randomized controlled trials. *Exploratory Research and Hypothesis in Medicine*. 2019;4(1):1. doi:10.14218/ERHM.2018.00024.

48 Shoba G, Joy D, Joseph T, Majeed M, Rajendran R, Srinivas PS. Influence of piperine on the pharmacokinetics of curcumin in animals and human volunteers. *Planta Medica*. 1998;64(4):353−56. doi:10.1055/s−2006−957450.

49 Ng TP, Chiam PC, Lee T, Chua HC, Lim L, Kua EH. Curry consumption and cognitive function in the elderly. *American Journal of Epidemiology*. 2006;164(9):898−906. doi:10.1093/aje/kwj267.

50 Mathuranath PS, George A, Ranjith N, et al. Incidence of Alzheimer's disease in India: a 10 years follow−up study. *Neurology India*. 2012;60(6): 625−30. doi:10.4103/0028−3886.105198.

51 Pandit C, Sai Latha S, Usha Rani T, Anilakumar KR. Pepper and cinnamon improve cold induced cognitive impairment via increasing non−shivering thermogenesis; a study. *International Journal of Hyperthermia*. 2018;35(1): 518−27. doi:10.1080/02656736.2018.1511835.

52 Akhondzadeh S, Sabet MS, Harirchian MH, et al. Saffron in the treatment of patients with mild to moderate Alzheimer's disease: a 16−week, randomized and placebo−controlled trial. *Journal of Clinical Pharmacy and Therapeutics*. 2010;35(5):581−88. doi:10.1111/j.1365−2710.2009.01133.x.

53 Diego MA, Jones NA, Field T, et al. Aromatherapy positively affects mood, EEG patterns of alertness and math computations. *International Journal of Neuroscience*. 1998;96(3−4):217−24. doi:10.3109/00207459808986469.

54 Moss M, Oliver L. Plasma 1,8−cineole correlates with cognitive performance following exposure to rosemary essential oil aroma. *Therapeutic Advances in Psychopharmacology*. 2012;2(3):103−13. doi:10.1177/2045125312436573.

55 Moss M, Cook J, Wesnes K, Duckett P. Aromas of rosemary and lavender essential oils differentially affect cognition and mood in healthy adults. *International Journal of Neuroscience*. 2003;113(1):15−38. doi:10.1080/ 00207450390161903.

56 Saenghong N, Wattanathorn J, Muchimapura S, et al. *Zingiberofficinale* improves cognitive function of the middle−aged healthy women. *Evidence-Based Complementary and Alternative Medicine*. 2012;2012:383062. doi:10.1155/2012/383062.

57 Zeng GF, Zhang ZY, Lu L, Xiao DQ, Zong SH, He JM. Protective effects of ginger root

extract on Alzheimer disease-induced behavioral dysfunction in rats. *Rejuvenation Research.* 2013;16(2):124-33. doi:10.1089/rej.2012.1389; Azam F, Amer AM, Abulifa AR, Elzwawi MM. Ginger components as new leads for the design and development of novel multi-targeted anti-Alzheimer's drugs: a computational investigation. *Drug Design, Development and Therapy.* 2014;8:2045-59. doi:10.2147/DDDT.S67778.

58 Lopresti AL. Salvia (sage): a review of its potential cognitive-enhancing and protective effects. *Drugs in R&D.* 2017;17(1):53-64. doi:10.1007/s40268-016-0157-5.

59 Tildesley NT, Kennedy DO, Perry EK, et al. Salvia lavandulaefolia (Spanish sage) enhances memory in healthy young volunteers. *Pharmacology, Biochemistry, and Behavior.* 2003;75(3):669-74; Tildesley NT, Kennedy DO, Perry EK, Ballard CG, Wesnes KA, Scholey AB. Positive modulation of mood and cognitive performance following administration of acute doses of *Salvia lavandulaefolia* essential oil to healthy young volunteers. *Physiology and Behavior.* 2005;83(5):699-709.

60 Kennedy DO, Pace S, Haskell C, Okello EJ, Milne A, Scholey AB. Effects of choline-sterase inhibiting sage (*Salvia officinalis*) on mood, anxiety and performance on a psychological stressor battery. *Neuropsychopharmacology.* 2006;31(4):845-52.

61 Morris MC, Tangney CC, Wang Y, Sacks FM, Bennett DA, Aggarwal NT. MIND diet associated with reduced incidence of Alzheimer's disease. *Alzheimer's and Dementia.* 2015;11(9):1007-14. doi:10.1016/j.jalz.2014.11.009.

62 Challa HJ, Tadi P, Uppaluri KR. DASH Diet (Dietary Approaches to Stop Hypertension) [updated May 15, 2019]. In: StatPearls [internet]. Treasure Island, FL: StatPearls Publishing; 2019 Jan-. 접속 경로: https://www.ncbi.nlm.nih.gov/books/NBK482514/.

63 Morris MC, Tangney CC, Wang Y, Sacks FM, Bennett DA, Aggarwal NT. MIND diet associated with reduced incidence of Alzheimer's disease. *Alzheimer's and Dementia.* 2015;11(9):1007-14. doi:10.1016/j.jalz.2014.11.009.

64 Hosking DE, Eramudugolla R, Cherbuin N, Anstey KJ. MIND not Mediterranean diet related to 12-year incidence of cognitive impairment in an Australian longitudinal cohort study. *Alzheimer's and Dementia.* 2019;15(4):581-89. doi:10.1016/j.jalz.2018.12.011.

65 Agarwal P, Wang Y, Buchman AS, Holland TM, Bennett DA, Morris MC. MIND diet associated with reduced incidence and delayed progression of Parkinsonism in old age. *Journal of Nutrition, Health and Aging.* 2018;22(10):1211-15. doi:10.1007/s12603-018-1094-5.

66 Morris MC, Tangney CC, Wang Y, et al. MIND diet slows cognitive decline with aging. *Alzheimer's and Dementia.* 2015;11(9):1015-22. doi:10.1016/j.jalz .2015.04.011.

67 Theoharides TC, Stewart JM, Hatziagelaki E, Kolaitis G. Brain "fog," inflammation and obesity: key aspects of neuropsychiatric disorders improved by luteolin. *Frontiers in Neuroscience.* 2015;9:225. doi:10.3389/fnins.2015.00225.

68 Rao SSC, Rehman A, Yu S, Andino NM. Brain fogginess, gas and bloating: a link between SIBO, probiotics and metabolic acidosis. *Clinical and Translational Gastroenterology.* 2018;9(6): 162.

69 Harper L, Bold J. An exploration into the motivation for gluten avoidance in the absence of coeliac disease. *Gastroenterology and Hepatology from Bed to Bench.* 2018;11(3):259-68.

70 Kato-Kataoka A, Sakai M, Ebina R, Nonaka C, Asano T, Miyamori T. Soybean-derived phosphatidylserine improves memory function of the elderly Japanese subjects with memory complaints. *Journal of Clinical Biochemistry and Nutrition.* 2010;47(3):246-55. doi:10.3164/

jcbn.10–62.

71   Fioravanti M, Buckley AE. Citicoline (Cognizin) in the treatment of cognitive impairment. *Clinical Interventions in Aging*. 2006;1(3):247–51. doi:10.2147/ciia.2006.1.3.247.

제7장 강박 장애

1   Goodwin GM. The overlap between anxiety, depression, and obsessive–compulsive disorder. *Dialogues in Clinical Neuroscience*. 2015;17(3):249–60.

2   Pallanti S, Grassi G, Sarrecchia ED, Cantisani A, Pellegrini M. Obsessive–compulsive disorder comorbidity: clinical assessment and therapeutic implications. *Frontiers in Psychiatry*. 2011;2. doi:10.3389/fpsyt.2011.00070.

3   Kantak PA, Bobrow DN, Nyby JG. Obsessive–compulsive–like behaviors in house mice are attenuated by a probiotic (Lactobacillus rhamnosus GG). *Behavioural Pharmacology*. 2014;25(1):71–79. doi:10.1097/ fbp.0000000000000013.

4   Jung TD, Jung PS, Raveendran L, et al. Changes in gut microbiota during development of compulsive checking and locomotor sensitization induced by chronic treatment with the dopamine agonist quinpirole. *Behavioural Pharmacology*. 2018;29(2–3; special issue):211–24.

5   Turna J, Grosman Kaplan K, Anglin R, Van Ameringen M. "What's bugging the gut in OCD?" A review of the gut microbiome in obsessive–compulsive disorder. *Depression and Anxiety*. 2015;33(3):171–78. doi:10.1002/da.22454.

6   Gustafsson PE, Gustafsson PA, Ivarsson T, Nelson N. Diurnal cortisol levels and cortisol response in youths with obsessive–compulsive disorder. *Neuropsychobiology*. 2008;57(1–2):14–21. doi:10.1159/000123117.

7   Rees JC. Obsessive–compulsive disorder and gut microbiota dysregulation. *Medical Hypotheses*. 2014;82(2):163–66. doi:10.1016/j.mehy.2013.11.026.

8   Real E, Labad J, Alonso P, et al. Stressful life events at onset of obsessive–compulsive disorder are associated with a distinct clinical pattern. *Depression and Anxiety*. 2011;28(5):367–76. doi:10.1002/da.20792.

9   Holton KF, Cotter EW. Could dietary glutamate be contributing to the symptoms of obsessive–compulsive disorder? *Future Science OA*. 2018;4(3):FSO277. doi:10.4155/fsoa–2017–0105.

10   Vlc'ek P, Polák J, Brunovský M, Horác'ek J. Correction: role of glutamatergic system in obsessive–compulsive disorder with possible therapeutic implications. *Pharmacopsychiatry*. 2017;51(6):e3–e3. doi:10.1055/s–0043–121511.

11   Pittenger C, Bloch MH, Williams K. Glutamate abnormalities in obsessive compulsive disorder: neurobiology, pathophysiology, and treatment. *Pharmacology and Therapeutics*. 2011;132(3):314–32. doi:10.1016/j. pharmthera.2011.09.006.

12   Li Y, Zhang CC, Weidacker K, et al. Investigation of anterior cingulate cortex gamma–aminobutyric acid and glutamate–glutamine levels in obsessive–compulsive disorder using magnetic resonance spectroscopy. *BMC Psychiatry*. 2019;19(1). doi:10.1186/s12888–019–2160–1.

13   Rodrigo L, Álvarez N, Fernández–Bustillo E, Salas–Puig J, Huerta M, Hernández–Lahoz C. Efficacy of a gluten–free diet in the Gilles de la Tourette syndrome: a pilot study. *Nutrients*.

2018;10(5):573. doi:10.3390/ nu10050573.

14 Pennisi M, Bramanti A, Cantone M, Pennisi G, Bella R, Lanza G. Neurophysiology of the "celiac brain": disentangling gut–brain connections. *Frontiers in Neuroscience.* 2017;11. doi:10.3389/ fnins.2017.00498.

15 Weiss AP, Jenike MA. Late–onset obsessive–compulsive disorder. *Journal of Neuro-psychiatry and Clinical Neurosciences.* 2000;12(2):265–68. doi:10.1176/ jnp.12.2.265.

16 Wright RA, Arnold MB, Wheeler WJ, Ornstein PL, Schoepp DD. [3H] LY341495 binding to group II metabotropic glutamate receptors in rat brain. *Journal of Pharmacology and Experi-mental Therapeutics.* 2001;298(2):453–60.

17 Berk M, Ng F, Dean O, Dodd S, Bush AI. Glutathione: a novel treatment target in psychiatry. *Trends in Pharmacological Sciences.* 2008;29(7):346–51. doi:10.1016/j.tips.2008.05.001; Ng F, Berk M, Dean O, Bush AI. Oxidative stress in psychiatric disorders: evidence base and therapeutic implications. *International Journal of Neuropsychopharmacology.* 2008;11(6). doi:10. 1017/ s1461145707008401.

18 Ghanizadeh A, Mohammadi MR, Bahraini S, Keshavarzi Z, Firoozabadi A, Alavi Shoshtari A. Efficacy of N–acetylcysteine augmentation on obsessive compulsive disorder: a multicenter randomized double blind placebo controlled clinical trial. *Iranian Journal of Psychiatry.* 2017;12(2):134–41.

19 Lafleur DL, Pittenger C, Kelmendi B, et al. N–acetylcysteine augmentation in serotonin reuptake inhibitor refractory obsessive–compulsive disorder. *Psychopharmacology.* 2005;184(2):254–56. doi:10.1007/s00213–005–0246–6.

20 Grant JE, Odlaug BL, Won Kim S. N–acetylcysteine, a glutamate modulator, in the treatment of trichotillomania. *Archives of General Psychiatry.* 2009;66(7):756. doi:10.1001/ archgenpsychiatry.2009.60.

21 Berk M, Jeavons S, Dean OM, et al. Nail–biting stuff? The effect of N–acetyl cysteine on nail–biting. *CNS Spectrums.* 2009;14(7):357–60. doi:10.1017/s1092852900023002; Odlaug BL, Grant JE. N–acetyl cysteine in the treatment of grooming disorders. *Journal of Clinical Psychopharma- cology.* 2007;27(2):227–29. doi:10.1097/01.jcp.0000264976.86990.00; Braun TL, Patel V, DeBord LC, Rosen T. A review of N–acetylcysteine in the treatment of grooming disorders. *International Journal of Derm-atology.* 2019;58(4):502–10. doi:10.1111/ijd.14371.

22 Frey R, Metzler D, Fischer P, et al. Myo–inositol in depressive and healthy subjects determined by frontal 1H–magnetic resonance spectroscopy at 1.5 tesla. *Journal of Psychiatric Research.* 1998;32(6):411–20. doi:10.1016/s0022–3956(98)00033–8.

23 Fisher SK, Heacock AM, Agranoff BW. Inositol lipids and signal transduction in the nervous system: an update. *Journal of Neurochemistry.* 1992;58(1):18–38. doi:10.1111/j.1471–4159.1992. tb09273.x.

24 Einat H, Belmaker R. The effects of inositol treatment in animal models of psychiatric disorders. *Journal of Affective Disorders.* 2001;62(1–2):113–21. doi:10.1016/s0165–0327(00) 00355–4.

25 Fux M, Levine J, Aviv A, Belmaker RH. Inositol treatment of obsessive–compulsive disorder. *American Journal of Psychiatry.* 1996;153(9):1219–21. doi:10.1176/ajp.153.9.1219.

26 Fux M, Benjamin J, Belmaker RH. Inositol versus placebo augmentation of serotonin reuptake inhibitors in the treatment of obsessive–compulsive disorder: a double–blind cross–over study. *International Journal of Neuropsychopharmacology.* 1999;2(3):193–95. doi:10.

1017/s1461145799001546.

27 Albelda N, Bar–On N, Joel D. The role of NMDA receptors in the signal attenuation rat model of obsessive–compulsive disorder. Psychopharmacology. 2010;210(1):13–24. doi:10.1007/s00213-010-1808-9; Singer HS, Morris C, Grados M. Glutamatergic modulatory therapy for Tourette syndrome. *Medical Hypotheses.* 2010;74(5):862–67. doi:10.1016/j.mehy.2009.11.028.

28 Greenberg WM, Benedict MM, Doerfer J, et al. Adjunctive glycine in the treatment of obsessive–compulsive disorder in adults. *Journal of Psychiatric Research.* 2009;43(6):664–70. doi:10.1016/j.jpsychires.2008.10.007.

29 Cleveland WL, DeLaPaz RL, Fawwaz RA, Challop RS. High–dose glycine treatment of refractory obsessive–compulsive disorder and body dysmorphic disorder in a 5–year period. *Neural Plasticity.* 2009;2009:1–25. doi:10.1155/2009/768398.

30 Mazzio E, Harris N, Soliman K. Food constituents attenuate monoamine oxidase activity and peroxide levels in C6 astrocyte cells. *Planta Medica.* 1998;64(7):603–6. doi:10.1055/s–2006–957530.

31 Sayyah M, Boostani H, Pakseresht S, Malayeri A. Comparison of *Silybum marianum* (L.) Gaertn. with fluoxetine in the treatment of obsessive–compulsive disorder. *Progress in Neuro-Psychopharmacology and Biological Psychiatry.* 2010;34(2):362–65. doi:10.1016/j.pnpbp.2009.12.016.

32 Hermesh H, Weizman A, Shahar A, Munitz H. Vitamin B12 and folic acid serum levels in obsessive compulsive disorder. *Acta Psychiatrica Scandinavica.* 1988;78(1):8–10. doi:10.1111/j.1600-0447.1988.tb06294.x; Ozdemir O, Turksoy N, Bilici R, et al. Vitamin B12, folate, and homocysteine levels in patients with obsessive–compulsive disorder. *Neuropsychiatric Disease and Treatment.* September 2014:1671. doi:10.2147/ndt.s67668.

33 Sharma V, Biswas D. Cobalamin deficiency presenting as obsessive compulsive disorder: case report. *General Hospital Psychiatry.* 2012;34(5):578. e7–578.e8. doi:10.1016/j.genhosppsych.2011.11.006.

34 Watanabe F, Yabuta Y, Bito T, Teng F. Vitamin B12–containing plant food sources for vegetarians. *Nutrients.* 2014;6(5):1861–73. doi:10.3390/nu6051861.

35 Watanabe F, Katsura H, Takenaka S, et al. Pseudovitamin B12 is the predominant cobamide of an algal health food, spirulina tablets. *Journal of Agricultural and Food Chemistry.* 1999;47(11):4736–41. doi:10.1021/jf990541b.

36 Chimakurthy J,Murthy TE. Effect of curcumin on quinpirole induced compulsive checking: an approach to determine the predictive and construct validity of the model. *North American Journal of Medical Sciences.* 2010;2(2):81–86.

37 Depa J, Barrada J, Roncero M. Are the motives for food choices different in orthorexia nervosa and healthy orthorexia? *Nutrients.* 2019;11(3):697. doi:10.3390/nu11030697.

38 Turner PG, Lefevre CE. Instagram use is linked to increased symptoms of orthorexia nervosa. *Eating and Weight Disorders-Studies on Anorexia, Bulimia and Obesity.* 2017;22(2):277–84. doi:10.1007/s40519-017-0364-2.

39 Contesini N, Adami F, Blake M, et al. Nutritional strategies of physically active subjects with muscle dysmorphia. *International Archives of Medicine.* 2013;6(1):25. doi:10.1186/1755-7682-6-25.

40 Position of the American Dietetic Association, Dietitians of Canada, and the American College of Sports Medicine: nutrition and athletic performance. *Journal of the American Dietetic*

Association. 2009;109(3):509-27. doi:10.1016/j.jada.2009.01.005.

제8장 불면증 및 피로

1   Bhaskar S, Hemavathy D, Prasad S. Prevalence of chronic insomnia in adult patients and its correlation with medical comorbidities. *Journal of Family Medicine and Primary Care.* 2016;5 (4):780. doi:10.4103/2249-4863.201153.

2   Dikeos D, Georgantopoulos G. Medical comorbidity of sleep disorders. *Current Opinion in Psychiatry.* 2011;24(4):346-54. doi:10.1097/ yco.0b013e3283473375.

3   Li Y, Hao Y, Fan F, Zhang B. The role of microbiome in insomnia, circadian distur-bance and depression. *Frontiers in Psychiatry.* 2018;9. doi:10.3389/ fpsyt.2018.00669.

4   Davies SK, Ang JE, Revell VL, et al. Effect of sleep deprivation on the human metabolome. *Proceedings of the National Academy of Sciences of the United States of America.* 2014;111(29):10761-66. doi:10.1073/pnas.1402663111.

5   Johnston JD, Ordovás JM, Scheer FA, Turek FW. Circadian rhythms, metabolism, and chrononutrition in rodents and humans. *Advances in Nutrition.* 2016;7(2):399-406. doi:10. 3945/an.115.010777.

6   Thaiss CA, Zeevi D, Levy M, et al. Transkingdom control of microbiota diurnal oscillations promotes metabolic homeostasis. *Cell.* 2014;159(3): 514-29. doi:10.1016/j.cell.2014.09.048.

7   Thaiss CA, Levy M, Korem T, et al. Microbiota diurnal rhythmicity programs host transcriptome oscillations. *Cell.* 2016;167(6):1495-1510.e12. doi:10.1016/j.cell.2016.11.003.

8   Thaiss et al. Transkingdom control of microbiota diurnal oscillations promotes metabolic homeostasis. *Cell.* 2014;159(3):514-29. doi:10.1016/j .cell.2014.09.048.

9   Kunze KN, Hanlon EC, Prachand VN, Brady MJ. Peripheral circadian misalignment: contributor to systemic insulin resistance and potential intervention to improve bariatric surgical outcomes. *American Journal of Physiology. Regulatory, Integrative and Comparative Physiology.* 2016;311(3): R558-R563. doi:10.1152/ajpregu.00175.2016.

10 Poroyko VA, Carreras A, Khalyfa A, et al. Chronic sleep disruption alters gut microbiota, induces systemic and adipose tissue inflammation and insulin resistance in mice. *Scientific Reports.* 2016;6(1). doi:10.1038/srep35405

11 Vanuytsel T, van Wanrooy S, Vanheel H, et al. Psychological stress and corticotropin-releasing hormone increase intestinal permeability in humans by a mast cell-dependent mechanism. *Gut.* 2013;63(8):1293-99. doi:10.1136/gutjnl-2013-305690.

12 A Demographic Profile of U.S. Workers Around the Clock. Population Reference Bureau 웹사이트. 2008년 9월 18일. https://www.prb.org/working aroundtheclock/. 2019년 10월 3일 접속.

13 Reynolds AC, Paterson JL, Ferguson SA, Stanley D, Wright KP Jr, Dawson D. The shift work and health research agenda: considering changes in gut microbiota as a pathway linking shift work, sleep loss and circadian misalignment, and metabolic disease. *Sleep Medicine Reviews.* 2017;34:3-9. doi:10.1016/j.smrv.2016.06.009.

14 Katagiri R, Asakura K, Kobayashi S, Suga H, Sasaki S. Low intake of vegetables, high intake of confectionary, and unhealthy eating habits are associated with poor sleep quality among middle-aged female Japanese workers. *Journal of Occupational Health.* 2014;56(5):359-68. doi:10.1539/ joh.14-0051-oa.

15   Afaghi A, O'Connor H, Chow CM. High−glycemic−index carbohydrate meals shorten sleep onset. *American Journal of Clinical Nutrition.* 2007;85(2):426−30. doi:10.1093/ajcn/85.2.426.

16   St−Onge M−P, Roberts A, Shechter A, Choudhury AR. Fiber and saturated fat are associated with sleep arousals and slow wave sleep. *Journal of Clinical Sleep Medicine.* 2016;12(1):19−24. doi:10.5664/jcsm.5384.

17   Shechter A, O'Keeffe M, Roberts AL, Zammit GK, Choudhury AR, St−Onge M−P. Alterations in sleep architecture in response to experimental sleep curtailment are associated with signs of positive energy balance. *American Journal of Physiology. Regulatory, Integrative and Comparative Physiology.* 2012;303(9):R883−R889. doi:10.1152/ajpregu.00222.2012.

18   Grandner MA, Jackson N, Gerstner JR, Knutson KL. Dietary nutrients associated with short and long sleep duration. Data from a nationally representative sample. *Appetite.* 2013;64:71−80.

19   Sheehan CM, Frochen SE, Walsemann KM, Ailshire JA. Are U.S. adults reporting less sleep? Findings from sleep duration trends in the National Health Interview Survey, 2004−2017. *Sleep.* 2018;42(2). doi:10.1093/sleep/ zsy221.

20   Ribeiro JA1, Sebastião AM. Caffeine and adenosine. *Journal of Alzheimer's Disease.* 2010;20(suppl 1):S3−15. doi:10.3233/JAD−2010−1379.

21   Drake C, Roehrs T, Shambroom J, Roth T. Caffeine effects on sleep taken 0, 3, or 6 hours before going to bed. *Journal of Clinical Sleep Medicine.* November 2013. doi:10.5664/jcsm.3170.

22   Poole R, Kennedy OJ, Roderick P, Fallowfield JA, Hayes PC, Parkes J. Coffee con−sumption and health: umbrella review of meta−analyses of multiple health outcomes. *BMJ.* November 2017;j5024. doi:10.1136/bmj.j5024.

23   Roehrs T. Ethanol as a hypnotic in insomniacs: self administration and effects on sleep and mood. *Neuropsychopharmacology.* 1999;20(3):279−86. doi:10.1016/s0893−133x(98)00068−2.

24   Feige B, Gann H, Brueck R, et al. Effects of alcohol on polysomnographically recorded sleep in healthy subjects. *Alcoholism: Clinical and Experimental Research.* 2006;30(9):1527−37. doi:10.1111/j.1530−0277.2006.00184.x.

25   Chan JKM, Trinder J, Andrewes HE, Colrain IM, Nicholas CL. The acute effects of alcohol on sleep architecture in late adolescence. *Alcoholism: Clinical and Experimental Research.* June 2013:n/a−n/a. doi:10.1111/acer.12141.

26   Rosales−Lagarde A, Armony JL, del Río−Portilla Y, Trejo−Martínez D, Conde R, Corsi−Cabrera M. Enhanced emotional reactivity after selective REM sleep deprivation in humans: an fMRI study. *Frontiers in Behavioral Neuroscience.* 2012;6. doi:10.3389/fnbeh.2012.00025.

27   Lowe PP, Gyongyosi B, Satishchandran A, et al. Reduced gut microbiome protects from alcohol−induced neuroinflammation and alters intestinal and brain inflammasome expression. *Journal of Neuroinflammation.* 2018;15(1). doi:10.1186/s12974−018−1328−9; Gorky J, Schwaber J. The role of the gut−brain axis in alcohol use disorders. *Progress in Neuro-Psychopharmacology and Biological Psychiatry.* 2016;65:234−41. doi:10.1016/j. pnpbp.2015.06.013.

28   Decoeur F, Benmamar−Badel A, Leyrolle Q, Persillet M, Layé S, Nadjar A. Dietary N−3 PUFA deficiency affects sleep−wake activity in basal condition and in response to an inflammatory challenge in mice. *Brain, Behavior, and Immunity.* May 2019. doi:10.1016/j.bbi.2019.05.016; Alzoubi KH, Mayyas F, Abu Zamzam HI. Omega−3 fatty acids protects against chronic sleep−deprivation induced memory impairment. *Life Sciences.* 2019;227:1−7. doi:10.1016/ j.lfs.2019.04.028.

29 Jahangard L, Sadeghi A, Ahmadpanah M, et al. Influence of adjuvant omega−3−poly−unsaturated fatty acids on depression, sleep, and emotion regulation among outpatients with major depressive disorders−results from a double−blind, randomized and placebo−controlled clinical trial. *Journal of Psychiatric Research.* 2018;107:48−56. doi:10.1016/j.jpsychires.2018.09.016.

30 Yehuda S, Rabinovitz S, Mostofsk DI. Essential fatty acids and sleep: mini−review and hypothesis. *Medical Hypotheses.* 1998;50(2):139−45. doi:10.1016/s0306−9877(98)90200−6.

31 Urade Y, Hayaishi O. Prostaglandin D2 and sleep/wake regulation. *Sleep Medicine Reviews.* 2011;15(6):411−418. doi:10.1016/j.smrv.2011.08.003; Zhang H, Hamilton JH, Salem N, Kim HY. N−3 fatty acid deficiency in the rat pineal gland: effects on phospholipid molecular species composition and endogenous levels of melatonin and lipoxygenase products. *Journal of Lipid Research.* 1998;39(7):1397−403.

32 Papandreou C. Independent associations between fatty acids and sleep quality among obese patients with obstructive sleep apnoea syndrome. *Journal of Sleep Research.* 2013;22(5):569−72. doi:10.1111/jsr.12043.

33 Hartmann E. Effects of L−tryptophan on sleepiness and on sleep. *Journal of Psychiatric Research.* 1982;17(2):107−13. doi:10.1016/0022−3956(82)90012−7.

34 Esteban S, Nicolaus C, Garmundi A, et al. Effect of orally administered l−tryptophan on serotonin, melatonin, and the innate immune response in the rat. *Molecular and Cellular Biochemistry.* 2004;267(1−2):39−46. doi:10.1023/b:mcbi.0000049363.97713.74.

35 Miyake M, Kirisako T, Kokubo T, et al. Randomised controlled trial of the effects of L−ornithine on stress markers and sleep quality in healthy workers. *Nutrition Journal.* 2014;13(1). doi:10.1186/1475−2891−13−53.

36 Adib−Hajbaghery M, Mousavi SN. The effects of chamomile extract on sleep quality among elderly people: a clinical trial. *Complementary Therapies in Medicine.* 2017;35:109−14. doi:10.1016/j.ctim.2017.09.010.

37 Hieu TH, Dibas M, Surya Dila KA, et al. Therapeutic efficacy and safety of chamomile for state anxiety, generalized anxiety disorder, insomnia, and sleep quality: a systematic review and meta−analysis of randomized trials and quasi−randomized trials. *Phytotherapy Research.* 2019;33(6):1604−15. doi:10.1002/ptr.6349.

38 Avallone R, Zanoli P, Corsi L, Cannazza G, Baraldi M. Benzodiazepine−like compounds and GABA in flower heads of *Matricaria chamomilla. Phytotherapy Research.* 1996;10:S177−S179.

39 Zeng Y, Pu X, Yang J, et al. Preventive and therapeutic role of functional ingredients of barley grass for chronic diseases in human beings. *Oxidative Medicine and Cellular Longevity.* 2018;2018:1−15. doi:10.1155/2018/3232080.

40 Zeng Y, Pu X, Yang J, et al. Preventive and therapeutic role of functional ingredients of barley grass for chronic diseases in human beings. *Oxidative Medicine and Cellular Longevity.* 2018;2018:1−15. doi:10.1155/2018/3232080.

41 Chanana P, Kumar A. GABA−BZD receptor modulating mechanism of *Panax quin-quefolius* against 72−h sleep deprivation induced anxiety like behavior: possible roles of oxidative stress, mitochondrial dysfunction and neuroinflammation. *Frontiers in Neuroscience.* 2016;10. doi:10.3389/fnins.2016.00084.

42 Chu Q−P, Wang L−E, Cui X−Y, et al. Extract of *Ganoderma lucidum* potentiates pentobarbital−induced sleep via a GABAergic mechanism. *Pharmacology Biochemistry and Behavior.*

2007;86(4):693–98. doi:10.1016/j. pbb.2007.02.015.

43 Kim HD, Hong K–B, Noh DO, Suh HJ. Sleep–inducing effect of lettuce (*Lactuca sativa*) varieties on pentobarbital–induced sleep. *Food Science and Biotechnology.* 2017;26(3):807–14. doi:10.1007/s10068–017–0107–1.

44 Kelley D, Adkins Y, Laugero K. A review of the health benefits of cherries. *Nutrients.* 2018;10 (3):368. doi:10.3390/nu10030368.

45 Pigeon WR, Carr M, Gorman C, Perlis ML. Effects of a tart cherry juice beverage on the sleep of older adults with insomnia: a pilot study. *Journal of Medicinal Food.* 2010;13(3):579–83. doi: 10.1089/jmf.2009.0096.

46 Losso JN, Finley JW, Karki N, et al. Pilot study of the tart cherry juice for the treatment of insomnia and investigation of mechanisms. *American Journal of Therapeutics.* 2018;25(2):e194– e201. doi:10.1097/mjt.0000000000000584.

47 Sears B. Anti–inflammatory diets. *Journal of the American College of Nutrition.* 2015;34(suppl 1): 14–21. doi:10.1080/07315724.2015.1080105.

48 Pérez–Jiménez J, Neveu V, Vos F, Scalbert A. Identification of the 100 richest dietary sources of polyphenols: an application of the Phenol–Explorer database. *European Journal of Clinical Nutrition.* 2010;64(S3):S112–S120. doi:10.1038/ejcn.2010.221.

49 Mellen PB, Daniel KR, Brosnihan KB, Hansen KJ, Herrington DM. Effect of muscadine grape seed supplementation on vascular function in subjects with or at risk for cardiovascular disease: a randomized crossover trial. *Journal of the American College of Nutrition.* 2010;29(5): 469–75.

50 Ricker MA, Haas WC. Anti–inflammatory diet in clinical practice: a review. *Nutrition in Clinical Practice.* 2017;32(3):318–25. doi:10.1177/0884533617700353.

51 Joseph P, Abey S, Henderson W. Emerging role of nutri–epigenetics in inflammation and cancer. *Oncology Nursing Forum.* 2016;43(6):784–88. doi:10.1188/16.onf.784–788.

52 Cox IM, Campbell MJ, Dowson D. Red blood cell magnesium and chronic fatigue syndrome. *Lancet.* 1991;337(8744):757–60. doi:10.1016/0140 –6736(91)91371–z.

53 Cheng S–M, Yang D–Y, Lee C–P, et al. Effects of magnesium sulfate on dynamic changes of brain glucose and its metabolites during a short–term forced swimming in gerbils. *European Journal of Applied Physiology.* 2007;99(6):695–99. doi:10.1007/s00421–006–0374–7.

54 Watkins JH, Nakajima H, Hanaoka K, Zhao L, Iwamoto T, Okabe T. Effect of zinc on strength and fatigue resistance of amalgam. *Dental Materials.* 1995;11(1):24–33. doi:10.1016/0109– 5641(95)80005–0; Ribeiro SMF, Braga CBM, Peria FM, Martinez EZ, Rocha JJRD, Cunha SFC. Effects of zinc supplementation on fatigue and quality of life in patients with colorectal cancer. *Einstein* (São Paulo). 2017;15(1):24–28. doi:10.1590/s1679–45082017ao3830.

55 Heap LC, Peters TJ, Wessely S. Vitamin B status in patients with chronic fatigue syndrome. *Journal of the Royal Society of Medicine.* 1999;92(4):183–85.

56 Kirksey A, Morré DM, Wasynczuk AZ. Neuronal development in vitamin B6 deficiency. *Annals of the New York Academy of Sciences.* 1990;585(1 Vitamin B6):202–18. doi:10.1111/j.1749– 6632.1990.tb28054.x.

57 Jacobson W, Saich T, Borysiewicz LK, Behan WMH, Behan PO, Wreghitt TG. Serum folate and chronic fatigue syndrome. *Neurology.* 1993;43(12): 2645–47. doi:10.1212/wnl.43.12.2645.

58 Mahmood L. The metabolic processes of folic acid and vitamin B12 deficiency. *Journal of Health Research and Reviews.* 2014;1(1):5. doi:10.4103/2394–2010.143318.

59　Tweet MS, Polga KM. 44-year-old man with shortness of breath, fatigue, and paresthesia. *Mayo Clinic Proceedings*. 2010;85(12):1148-51. doi:10.4065/mcp.2009.0662.

60　Huijts M, Duits A, Staals J, van Oostenbrugge RJ. Association of vitamin B12 deficiency with fatigue and depression after lacunar stroke. De Windt LJ, ed. *PLoS One*. 2012;7(1):e30519. doi:10.1371/journal.pone.0030519.

61　Chan CQH, Low LL, Lee KH. Oral vitamin B12 replacement for the treatment of pernicious anemia. *Frontiers in Medicine*. 2016;3. doi:10.3389/fmed.2016.00038.

62　Does vitamin C influence neurodegenerative diseases and psychiatric disorders? *Nutrients*. 2017;9(7):659. doi:10.3390/nu9070659.

63　Anjum I, Jaffery SS, Fayyaz M, Samoo Z, Anjum S. The role of vitamin D in brain health: a mini literature review. *Cureus*. July 2018. doi:10.7759/cureus.2960.

64　Neale RE, Khan SR, Lucas RM, Waterhouse M, Whiteman DC, Olsen CM. The effect of sunscreen on vitamin D: a review. *British Journal of Dermatology*. July 2019. doi:10.1111/bjd. 17980.

65　Traber MG. Vitamin E inadequacy in humans: causes and consequences. *Advances in Nutrition*. 2014;5(5):503-14. doi:10.3945/an.114.006254.

66　Hsu Y-J, Huang W-C, Chiu C-C, et al. Capsaicin supplementation reduces physical fatigue and improves exercise performance in mice. *Nutrients*. 2016;8(10):648. doi:10.3390/nu8100648.

67　Janssens PLHR, Hursel R, Martens EAP, Westerterp-Plantenga MS. Acute effects of capsaicin on energy expenditure and fat oxidation in negative energy balance. Tomé D, ed. *PLoS One*. 2013;8(7):e67786. doi:10.1371/journal.pone.0067786.

68　Fattori V, Hohmann M, Rossaneis A, Pinho-Ribeiro F, Verri W. Capsaicin: current understanding of its mechanisms and therapy of pain and other pre-clinical and clinical uses. *Molecules*. 2016;21(7):844. doi:10.3390/molecules21070844.

69　Zheng J, Zheng S, Feng Q, Zhang Q, Xiao X. Dietary capsaicin and its anti-obesity potency: from mechanism to clinical implications. *Bioscience Reports*. 2017;37(3):BSR20170286. doi:10.1042/bsr20170286.

70　Gregersen NT, Belza A, Jensen MG, et al. Acute effects of mustard, horseradish, black pepper and ginger on energy expenditure, appetite, ad libitum energy intake and energy balance in human subjects. *British Journal of Nutrition*. 2012;109(3):556-63. doi:10.1017/s0007114512001201.

71　Rahman M, Yang DK, Kim G-B, Lee S-J, Kim S-J. *Nigella sativa* seed extract attenuates the fatigue induced by exhaustive swimming in rats. *Biomedical Reports*. 2017;6(4):468-74. doi:10.3892/br.2017.866; Yimer EM, Tuem KB, Karim A, Ur-Rehman N, Anwar F. *Nigella sativa* L. (black cumin): a promising natural remedy for wide range of illnesses. *Evidence-Based Complementary and Alternative Medicine*. 2019;2019:1-16. doi:10.1155/2019/1528635.

72　Huang W-C, Chiu W-C, Chuang H-L, et al. Effect of curcumin supplementation on physiological fatigue and physical performance in mice. *Nutrients*. 2015;7(2):905-21. doi:10.3390/nu7020905.

1   Insel T. Post by Former NIMH Director Thomas Insel: Transforming Diagnosis. National
    Institute of Mental Health 웹사이트. 2013년 4월 29일. https:// www.nimh.nih.gov/about/
    directors/thomas-insel/blog/2013/transforming -diagnosis.shtml. 2019년 10월 4일 접속.

2   Lynham AJ, Hubbard L, Tansey KE, et al. Examining cognition across the bipolar/
    schizophrenia diagnostic spectrum. *Journal of Psychiatry and Neuroscience.* 2018;43(4):245-53.
    doi:10.1503/jpn.170076.

3   Leboyer M, Soreca I, Scott J, et al. Can bipolar disorder be viewed as a multi-system
    inflammatory disease? *Journal of Affective Disorders.* 2012;141(1):1-10. doi:10.1016/j.jad.2011.
    12.049.

4   Tseng P-T, Zeng B-S, Chen Y-W, Wu M-K, Wu C-K, Lin P-Y. A meta- analysis and
    systematic review of the comorbidity between irritable bowel syndrome and bipolar
    disorder. *Medicine.* 2016;95(33):e4617. doi:10.1097/ md.0000000000004617.

5   Legendre T, Boudebesse C, Henry C, Etain B. Antibiomania: penser au syndrome
    maniaque secondaire à une antibiothérapie. *L'Encéphale.* 2017;43(2):183-86. doi:10.1016/
    j.encep.2015.06.008.

6   Gao J. Correlation between anxiety-depression status and cytokines in diarrhea-
    predominant irritable bowel syndrome. *Experimental and Therapeutic Medicine.* 2013;6(1):93-
    96. doi:10.3892/etm.2013.1101.

7   Liu L, Zhu G. Gut-brain axis and mood disorder. *Frontiers in Psychiatry.* 2018;9. doi:10.3389/
    fpsyt.2018.00223.

8   Evans SJ, Bassis CM, Hein R, et al. The gut microbiome composition associates with bipolar
    disorder and illness severity. *Journal of Psychiatric Research.* 2017;87:23-29. doi:10.1016/
    j.jpsychires.2016.12.007.

9   Lyte M. Probiotics function mechanistically as delivery vehicles for neuroactive compounds:
    microbial endocrinology in the design and use of probiotics. *BioEssays.* 2011;33(8):574-581.
    doi:10.1002/bies.201100024; Barrett E, Ross RP, O'Toole PW, Fitzgerald GF, Stanton C. γ-
    Aminobutyric acid production by culturable bacteria from the human intestine. *Journal of
    Applied Microbiology.* 2012;113(2):411-17. doi:10.1111/j.1365-2672.2012.05344.x.

10 Machado-Vieira R, Manji HK, Zarate Jr CA. The role of lithium in the treatment of bipolar
    disorder: convergent evidence for neurotrophic effects as a unifying hypothesis. *Bipolar
    Disorders.* 2009;11:92-109. doi:10.1111/j.1399-5618.2009.00714.x.

11 Jacka FN, Pasco JA, Mykletun A, et al. Diet quality in bipolar disorder in a population-
    based sample of women. *Journal of Affective Disorders.* 2011;129(1-3):332-37. doi:10.1016/
    j.jad.2010.09.004.

12 Elmslie JL, Mann JI, Silverstone JT, Williams SM, Romans SE. Determinants of overweight
    and obesity in patients with bipolar disorder. *Journal of Clinical Psychiatry.* 2001;62(6):486-91.
    doi:10.4088/jcp.v62n0614.

13 Noguchi R, Hiraoka M, Watanabe Y, Kagawa Y. Relationship between dietary patterns
    and depressive symptoms: difference by gender, and unipolar and bipolar depression.
    Journal of Nutritional Science and Vitaminology. 2013;59(2):115-22. doi:10.3177/jnsv.59.115;
    Noaghiul S, Hibbeln JR. Cross-national comparisons of seafood consumption and rates of
    bipolar disorders. *American Journal of Psychiatry.* 2003;160(12):2222-27. doi:10.1176/appi.

ajp.160.12.2222.

14 Łojko D, Stelmach-Mardas M, Suwalska A. Diet quality and eating patterns in euthymic bipolar patients. *European Review for Medical and Pharmacological Sciences.* 2019;23(3):1221–38. doi:10.26355/eurrev_201902_17016; McElroy SL, Crow S, Biernacka JM, et al. Clinical phenotype of bipolar disorder with comorbid binge eating disorder. *Journal of Affective Disorders.* 2013;150(3):981–86. doi:10.1016/j.jad.2013.05.024.

15 Melo MCA, de Oliveira Ribeiro M, de Araújo CFC, de Mesquita LMF, de Bruin PFC, de Bruin VMS. Night eating in bipolar disorder. *Sleep Medicine.* 2018 Aug;48:49–52. doi:10.1016/j.sleep.2018.03.031.

16 Bauer IE, Gálvez JF, Hamilton JE, et al. Lifestyle interventions targeting dietary habits and exercise in bipolar disorder: a systematic review. *Journal of Psychiatric Research.* 2016;74:1–7. doi:10.1016/j.jpsychires.2015.12.006; Frank E, Wallace ML, Hall M, et al. An integrated risk reduction intervention can reduce body mass index in individuals being treated for bipolar I disorder: results from a randomized trial. *Bipolar Disorders.* 2014;17(4): 424–37. doi:10.1111/bdi.12283.

17 Brietzke E, Mansur RB, Subramaniapillai M, et al. Ketogenic diet as a metabolic therapy for mood disorders: evidence and developments. *Neuroscience and Biobehavioral Reviews.* 2018;94:11–16. doi:10.1016/j.neubio-rev.2018.07.020; Phelps JR, Siemers SV, El-Mallakh RS. The ketogenic diet for type II bipolar disorder. *Neurocase.* 2013;19(5):423–26. doi:10.1080/135 54794.2012.690421.

18 Campbell IH, Campbell H. Ketosis and bipolar disorder: controlled analytic study of online reports. *BJPsych Open.* 2019;5(4). doi:10.1192/bjo.2019.49.

19 Brietzke E, Mansur RB, Subramaniapillai M, et al. Ketogenic diet as a metabolic therapy for mood disorders: evidence and developments. *Neuroscience and Biobehavioral Reviews.* 2018;94:11–16. doi:10.1016/j. neubiorev.2018.07.020.

20 Kim Y, Santos R, Gage FH, Marchetto MC. Molecular mechanisms of bipolar disorder: progress made and future challenges. *Frontiers in Cellular Neuroscience.* 2017;11. doi:10.3389/fncel.2017.00030.

21 Malinauskas BM, Aeby VG, Overton RF, Carpenter-Aeby T, Barber-Heidal K. A survey of energy drink consumption patterns among college students. *Nutrition Journal.* 2007;6(1). doi:10.1186/1475-2891-6-35.

22 Rizkallah É, Bélanger M, Stavro K, et al. Could the use of energy drinks induce manic or depressive relapse among abstinent substance use disorder patients with comorbid bipolar spectrum disorder? *Bipolar Disorders.* 2011;13(5–6):578–80. doi:10.1111/j.1399–5618.2011.00951.x; Kiselev BM, Shebak SS, Milam TR. Manic episode following ingestion of caffeine pills. *Primary Care Companion for CNS Disorders.* June 2015. doi:10.4088/ pcc.14l01764.

23 Winston AP, Hardwick E, Jaberi N. Neuropsychiatric effects of caffeine. *Advances in Psychiatric Treatment.* 2005;11(6):432–39. doi:10.1192/ apt.11.6.432; Lorist MM, Tops M. Caffeine, fatigue, and cognition. *Brain and Cognition.* 2003;53(1):82–94.

24 Kiselev BM, Shebak SS, Milam TR. Manic episode following ingestion of caffeine pills. *Primary Care Companion for CNS Disorders.* June 2015. doi:10.4088/pcc.14l01764.

25 Johannessen L, Strudsholm U, Foldager L, Munk-Jørgensen P. Increased risk of hypertension in patients with bipolar disorder and patients with anxiety compared to background population and patients with schizophrenia. *Journal of Affective Disorders.* 2006;95(1–3):13–17.

doi:10.1016/j. jad.2006.03.027; Rihmer Z, Gonda X, Dome P. Is mania the hypertension of the mood? Discussion of a hypothesis. *Current Neuropharmacology.* 2017;15(3):424–33. doi:10. 2174/1570159x14666160902145635.

26   Dickerson F, Stallings C, Origoni A, Vaughan C, Khushalani S, Yolken R. Markers of gluten sensitivity in acute mania: a longitudinal study. *Psychiatry Research.* 2012;196(1):68–71. doi:10.1016/j.psychres.2011.11.007.

27   Severance EG, Gressitt KL, Yang S, et al. Seroreactive marker for inflammatory bowel disease and associations with antibodies to dietary proteins in bipolar disorder. *Bipolar Disorders.* 2013;16(3):230–40. doi:10.1111/bdi.12159.

28   Goldstein BI, Velyvis VP, Parikh SV. The association between moderate alcohol use and illness severity in bipolar disorder. *Journal of Clinical Psychiatry.* 2006;67(1):102–6. doi:10.4088/ jcp.v67n0114.

29   Jaffee WB, Griffin ML, Gallop R, et al. Depression precipitated by alcohol use in patients with co–occurring bipolar and substance use disorders. *Journal of Clinical Psychiatry.* 2008;70(2):171–76. doi:10.4088/jcp.08m04011; Manwani SG, Szilagyi KA, Zablotsky B, Hennen J, Griffin ML, Weiss RD. Adherence to pharmacotherapy in bipolar disorder patients with and without co–occurring substance use disorders. *Journal of Clinical Psychiatry.* 2007;68(8):1172–76. doi:10.4088/jcp.v68n0802.

30   van Zaane J, van den Brink W, Draisma S, Smit JH, Nolen WA. The effect of moderate and excessive alcohol use on the course and outcome of patients with bipolar disorders. *Journal of Clinical Psychiatry.* 2010;71(7): 885–93. doi:10.4088/jcp.09m05079gry; Ostacher MJ, Perlis RH, Nierenberg AA, et al. Impact of substance use disorders on recovery from episodes of depression in bipolar disorder patients: prospective data from the Systematic Treatment Enhancement Program for Bipolar Disorder (STEP–BD). *American Journal of Psychiatry.* 2010;167(3):289–97. doi:10.1176/appi. ajp.2009.09020299.

31   Bailey DG, Dresser G, Arnold JMO. Grapefruit–medication interactions: forbidden fruit or avoidable consequences? *Canadian Medical Association Journal.* 2012;185(4):309–16. doi:10.1503/cmaj.120951.

32   Noaghiul S, Hibbeln JR. Cross–national comparisons of seafood consumption and rates of bipolar disorders. *American Journal of Psychiatry.* 2003;160(12):2222–27. doi:10.1176/appi.ajp. 160.12.2222.

33   Sarris J, Mischoulon D, Schweitzer I. Omega–3 for bipolar disorder. *Journal of Clinical Psychiatry.* 2011;73(1):81–86. doi:10.4088/jcp.10r06710.

34   Bauer IE, Green C, Colpo GD, et al. A double–blind, randomized, placebo–controlled study of aspirin and N–acetylcysteine as adjunctive treatments for bipolar depression. *Journal of Clinical Psychiatry.* 2018;80(1). doi:10.4088/ jcp.18m12200.

35   Berk M, Turner A, Malhi GS, et al. A randomised controlled trial of a mitochondrial therapeutic target for bipolar depression: mitochondrial agents, N–acetylcysteine, and placebo. *BMC Medicine.* 2019;17(1). doi:10.1186/s12916–019–1257–1.

36   Nierenberg AA, Montana R, Kinrys G, Deckersbach T, Dufour S, Baek JH. L–methylfolate for bipolar I depressive episodes: an open trial proof–of–concept registry. *Journal of Affective Disorders.* 2017;207:429–33. doi:10.1016/j.jad.2016.09.053.

37   Coppen A, Chaudhry S, Swade C. Folic acid enhances lithium prophylaxis. *Journal of Affective Disorders.* 1986;10(1):9–13. doi:10.1016 / 0165–0327(86)90043–1.

38 Sharpley AL, Hockney R, McPeake L, Geddes JR, Cowen PJ. Folic acid supplementation for prevention of mood disorders in young people at familial risk: a randomised, double blind, placebo controlled trial. *Journal of Affective Disorders*. 2014;167:306–11. doi:10.1016/j.jad.2014.06.011.

39 Behzadi AH, Omrani Z, Chalian M, Asadi S, Ghadiri M. Folic acid efficacy as an alternative drug added to sodium valproate in the treatment of acute phase of mania in bipolar disorder: a double–blind randomized controlled trial. *Acta Psychiatrica Scandinavica*. 2009;120(6):441–45. doi:10.1111/j.1600–0447.2009.01368.x.

40 Heiden A, Frey R, Presslich O, Blasbichler T, Smetana R, Kasper S. Treatment of severe mania with intravenous magnesium sulphate as a supplementary therapy. *Psychiatry Research*. 1999;89(3):239–46. doi:10.1016/s0165–1781(99)00107–9.

41 Chouinard G, Beauclair L, Geiser R, Etienne P. A pilot study of magnesium aspartate hydrochloride (Magnesiocard®) as a mood stabilizer for rapid cycling bipolar affective disorder patients. *Progress in Neuro-Psychopharmacology and Biological Psychiatry*. 1990;14(2):171–80. doi:10.1016/0278–5846(90)90099–3.

42 Siwek M, Sowa–Kuc' ma M, Styczen' K, et al. Decreased serum zinc concentration during depressive episode in patients with bipolar disorder. *Journal of Affective Disorders*. 2016; 190:272–77. doi:10.1016/j.jad.2015.10.026.

43 Millett CE, Mukherjee D, Reider A, et al. Peripheral zinc and neopterin concentrations are associated with mood severity in bipolar disorder in a gender–specific manner. *Psychiatry Research*. 2017;255:52–58. doi:10.1016/j. psychres.2017.05.022.

44 Zheng P, Zeng B, Liu M, et al. The gut microbiome from patients with schizophrenia modulates the glutamate–glutamine–GABA cycle and schizophrenia– relevant behaviors in mice. *Science Advances*. 2019;5(2):eaau8317.

45 Severance EG, Prandovszky E, Castiglione J, Yolken RH. Gastroenterology issues in schizophrenia: why the gut matters. *Current Psychiatry Reports*. 2015;17(5). doi:10.1007/s11920–015–0574–0.

46 Benros ME, Mortensen PB, Eaton WW. Autoimmune diseases and infections as risk factors for schizophrenia. *Annals of the New York Academy of Sciences*. 2012;1262(1):56–66. doi:10.1111/j.1749–6632.2012.06638.x; Caso J, Balanzá– Martínez V, Palomo T, García–Bueno B. The microbiota and gut–brain axis: contributions to the immunopathogenesis of schizophrenia. *Current Pharmaceutical Design*. 2016;22(40):6122–33. doi:10.2174/1381612822666160906160911.

47 Dickerson F, Severance E, Yolken R. The microbiome, immunity, and schizophrenia and bipolar disorder. *Brain, Behavior, and Immunity*. 2017;62:46–52. doi:10.1016/j.bbi.2016.12.010.

48 Tsuruga K, Sugawara N, Sato Y, et al. Dietary patterns and schizophrenia: a comparison with healthy controls. *Neuropsychiatric Disease and Treatment*. April 2015:1115. doi:10.2147/ndt. s74760.

49 Yang X, Sun L, Zhao A, et al. Serum fatty acid patterns in patients with schizophrenia: a targeted metabonomics study. *Translational Psychiatry*. 2017;7(7):e1176–e1176. doi:10.1038/tp.2017.152.

50 Dohan FC. Cereals and schizophrenia data and hypothesis. *Act a Psychiatrica Scandinavica*. 1966;42(2):125–52. doi:10.1111/j.1600–0447.1966.tb01920.x.

51 C ˜iháková D, Eaton WW, Talor MV, et al. Gliadin–related antibodies in schizophrenia.

Schizophrenia Research. 2018;195:585–86. doi:10.1016/j. schres.2017.08.051; Kelly DL, Demyanovich HK, Rodriguez KM, et al. Randomized controlled trial of a gluten–free diet in patients with schizophrenia positive for antigliadin antibodies (AGA IgG): a pilot feasibility study. *Journal of Psychiatry and Neuroscience.* 2019;44(4):269–76. doi:10.1503/jpn.180174.

52   Levinta A, Mukovozov I, Tsoutsoulas C. Use of a gluten–free diet in schizophrenia: a systematic review. *Advances in Nutrition.* 2018;9(6):824–32. doi:10.1093/advances/nmy056.

53   Kelly DL, Demyanovich HK, Rodriguez KM, et al. Randomized controlled trial of a gluten–free diet in patients with schizophrenia positive for antigliadin antibodies (AGA IgG): a pilot feasibility study. *Journal of Psychiatry and Neuroscience.* 2019;44(4):269–76. doi:10.1503/jpn.180174.

54   Peet M. Diet, diabetes and schizophrenia: review and hypothesis. *British Journal of Psychiatry.* 2004;184(S47):s102–s105. doi:10.1192/bjp.184.47.s102.

55   Aucoin M, LaChance L, Cooley K, Kidd S. Diet and psychosis: a scoping review. *Neuropsychobiology.* October 2018:1–23. doi:10.1159/000493399.

56   Subramaniam M, Mahesh MV, Peh CX, et al. Hazardous alcohol use among patients with schizophrenia and depression. *Alcohol.* 2017;65:63–69. doi:10.1016/j.alcohol.2017.07.008; Hambrecht M, Häfner H. Do alcohol or drug abuse induce schizophrenia? [in German]. *Nervenarzt.* 1996;67(1):36–45.

57   Soni SD, Brownlee M. Alcohol abuse in chronic schizophrenics: implica–tions for manag–ement in the community. *Acta Psychiatrica Scandinavica.* 1991;84(3):272–76. doi:10.1111/j. 1600–0447.1991.tb03143.x.

58   Messias E, Bienvenu OJ. Suspiciousness and alcohol use disorders in schizophrenia. *Journal of Nervous and Mental Disease.* 2003;191(6):387–90. doi:10.1097/01.nmd.0000071587.92959.ba; Pristach CA, Smith CM. Self–reported effects of alcohol use on symptoms of schizophrenia. *Psychiatric Services.* 1996;47(4):421–23. doi:10.1176/ps.47.4.421.

59   Nesvag R, Frigessi A, Jonsson E, Agartz I. Effects of alcohol consumption and antipsychotic medication on brain morphology in schizophrenia. *Schizophrenia Research.* 2007;90(1–3):52–61. doi:10.1016/j.schres.2006.11.008; Smith MJ, Wang L, Cronenwett W, et al. Alcohol use disorders contribute to hippocampal and subcortical shape differences in schizophrenia. *Schizophrenia Research.* 2011;131(1–3):174–83. doi:10.1016/j.schres.2011.05.014.

60   Amminger GP, Schäfer MR, Papageorgiou K, et al. Long–chain ω–3 fatty acids for indicated prevention of psychotic disorders. *Archives of General Psychiatry.* 2010;67(2):146. doi:10.1001/archgenpsychiatry.2009.192.

61   Akter K, Gallo DA, Martin SA, et al. A review of the possible role of the essential fatty acids and fish oils in the aetiology, prevention or pharmacotherapy of schizophrenia. *Journal of Clinical Pharmacy and Therapeutics.* 2011;37(2):132–39. doi:10.1111/j.1365–2710.2011.01265.x.

62   Fendri C, Mechri A, Khiari G, Othman A, Kerkeni A, Gaha L. Oxidative stress involvement in schizophrenia pathophysiology: a review [in French]. *Encephale.* 2006;32(2 Pt 1):244–52.

63   Yao JK, Leonard S, Reddy R. Altered glutathione redox state in schizophrenia. *Disease Markers.* 2006;22(1–2):83–93. doi:10.1155/2006/248387; Lavoie S, Murray MM, Deppen P, et al. Glutathione precursor, N–acetyl–cysteine, improves mismatch negativity in schizophrenia patients. *Neuropsychopharmacology.* 2007;33(9):2187–99. doi:10.1038/sj.npp.1301624; Witschi A, Reddy S, Stofer B, Lauterburg BH. The systemic availability of oral glutathione. *European Journal of Clinical Pharmacology.* 1992;43(6):667–69. doi:10.1007/bf02284971.

64   Arroll MA, Wilder L, Neil J. Nutritional interventions for the adjunctive treatment of schi-
     zophrenia: a brief review. *Nutrition Journal.* 2014;13(1). doi:10.1186/1475-2891-13-91.

65   Farokhnia M, Azarkolah A, Adinehfar F, et al. N-acetyl cysteine as an adjunct to risperidone
     for treatment of negative symptoms in patients with chronic schizophrenia. *Clinical
     Neuropharmacology.* 2013;36(6):185-92. doi:10.1097/wnf.0000000000000001.

66   Berk M, Copolov D, Dean O, et al. N-acetyl cysteine as a glutathione precursor for schi-
     zophrenia-a double-blind, randomized, placebo-controlled trial. *Biological Psychiatry.*
     2008;64(5):361-68. doi:10.1016/j. biopsych.2008.03.004.

67   Shay KP, Moreau RF, Smith EJ, Smith AR, Hagen TM. Alpha-lipoic acid as a dietary supp-
     lement: molecular mechanisms and therapeutic potential. *Biochimica et Biophysica Acta (BBA)-
     General Subjects.* 2009;1790(10): 1149-60. doi:10.1016/j.bbagen.2009.07.026.

68   Ratliff JC, Palmese LB, Reutenauer EL, Tek C. An open-label pilot trial of alphalipoic acid for
     weight loss in patients with schizophrenia without diabetes. *Clinical Schizophrenia and Related
     Psychoses.* 2015;8(4):196-200. doi:10.3371/ csrp.rapa.030113; Sanders LLO, de Souza Menezes
     CE, Chaves Filho AJM, et al. α-Lipoic acid as adjunctive treatment for schizophrenia. *Journal
     of Clinical Psychopharmacology.* 2017;37(6):697-701. doi:10.1097/jcp.0000000000000800.

69   Seybolt SEJ. Is it time to reassess alpha lipoic acid and niacinamide therapy in schizophrenia?
     Medical Hypotheses. 2010;75(6):572-75. doi:10.1016/j. mehy.2010.07.034.

70   Arroll MA, Wilder L, Neil J. Nutritional interventions for the adjunctive treatment of schi-
     zophrenia: a brief review. *Nutrition Journal.* 2014;13(1). doi:10.1186/1475-2891-13-91.

71   Brown HE, Roffman JL. Vitamin supplementation in the treatment of schizophrenia. *CNS
     Drugs.* 2014;28(7):611-22. doi:10.1007/s40263-014-0172-4.

72   Brown AS, Bottiglieri T, Schaefer CA, et al. Elevated prenatal homocysteine levels as a
     risk factor for schizophrenia. *Archives of General Psychiatry.* 2007;64(1):31. doi:10.1001/
     archpsyc.64.1.31.

73   Kemperman RFJ, Veurink M, van der Wal T, et al. Low essential fatty acid and B-vitamin
     status in a subgroup of patients with schizophrenia and its response to dietary suppl-
     ementation. *Prostaglandins, Leukotrienes and Essential Fatty Acids.* 2006;74(2):75-85. doi:10.1016/
     j.plefa.2005.11.004.

74   Muntjewerff J-W, van der Put N, Eskes T, et al. Homocysteine metabolism and B-vitamins
     in schizophrenic patients: low plasma folate as a possible independent risk factor for
     schizophrenia. *Psychiatry Research.* 2003;121(1): 1-9. doi:10.1016/s0165-1781(03)00200-2.

75   Goff DC, Bottiglieri T, Arning E, et al. Folate, homocysteine, and negative symptoms in
     schizophrenia. *American Journal of Psychiatry.* 2004;161(9): 1705-8. doi:10.1176/appi.ajp.
     161.9.1705.

76   Godfrey PS, Toone BK, Bottiglieri T, et al. Enhancement of recovery from psychiatric illness
     by methylfolate. *Lancet.* 1990;336(8712):392-395. doi:10.1016/ 0140-6736(90)91942-4.

77   Roffman JL, Lamberti JS, Achtyes E, et al. Randomized multicenter investigation of folate plus
     vitamin B12 supplementation in schizophrenia. *JAMA Psychiatry.* 2013;70(5):481. doi:10.1001/
     jamapsychiatry.2013.900.

78   Roffman JL, Petruzzi LJ, Tanner AS, et al. Biochemical, physiological and clinical effects
     of l-methylfolate in schizophrenia: a randomized controlled trial. *Molecular Psychiatry.*
     2017;23(2):316-22. doi:10.1038/mp.2017.41.

79   Ritsner MS, Miodownik C, Ratner Y, et al. L-theanine relieves positive, activation, and

anxiety symptoms in patients with schizophrenia and schizoaffective disorder. *Journal of Clinical Psychiatry*. 2010;72(1):34-42. doi:10.4088/jcp.09m05324gre; Ota M, Wakabayashi C, Sato N, et al. Effect of l-theanine on glutamatergic function in patients with schizophrenia. *Acta Neuropsychiatrica*. 2015;27(5):291-96. doi:10.1017/neu.2015.22.

80 Shamir E, Laudon M, Barak Y, et al. Melatonin improves sleep quality of patients with chronic schizophrenia. *Journal of Clinical Psychiatry*. 2000;61(5):373-77. doi:10.4088/jcp. v61n0509; Anderson G, Maes M. Melatonin: an overlooked factor in schizophrenia and in the inhibition of anti-psychotic side effects. *Metabolic Brain Disease*. 2012;27(2):113-119. doi:10.1007/s11011-012-9307-9.

제10장 성 본능

1   Gunter PAY. Bergson and Jung. *Journal of the History of Ideas*. 1982;43(4):635. doi:10.2307/2709347.

2   Burton ES. Ronald Fairbairn. Institute of Psychoanalysis, British Psycho-analytical Society 웹사이트. 2016. https://psychoanalysis.org.uk/our-authors-and-theorists/ronald-fairbairn. 2019년 10월 3일 접속.

3   Graziottin A. Libido: the biologic scenario. *Maturitas*. 2000;34:S9-S16. doi:10.1016/s0378-5122(99)00072-9.

4   Arias-Carrión O, Stamelou M, Murillo-Rodríguez E, Menéndez-González M, Pöppel E. Dopaminergic reward system: a short integrative review. *International Archives of Medicine*. 2010;3(1):24. doi:10.1186/1755-7682-3-24.

5   Schneider JE. Metabolic and hormonal control of the desire for food and sex: implications for obesity and eating disorders. *Hormones and Behavior*. 2006;50(4):562-71. doi:10.1016/j.yhbeh.2006.06.023.

6   Ramasamy R, Schulster M, Bernie A. The role of estradiol in male reproductive function. *Asian Journal of Andrology*. 2016;18(3):435. doi:10.4103/1008-682x.173932.

7   Cappelletti M, Wallen K. Increasing women's sexual desire: the comparative effectiveness of estrogens and androgens. *Hormones and Behavior*. 2016;78:178-93. doi:10.1016/j.yhbeh. 2015.11.003.

8   Poutahidis T, Springer A, Levkovich T, et al. Probiotic microbes sustain youthful serum testosterone levels and testicular size in aging mice. Schlatt S, ed. *PLoS One*. 2014;9(1):e84877. doi:10.1371/journal.pone.0084877.

9   Hou X, Zhu L, Zhang X, et al. Testosterone disruptor effect and gut microbiome perturbation in mice: early life exposure to doxycycline. *Chemosphere*. 2019;222:722-31. doi:10.1016/j. chemosphere.2019.01.101.

10 Baker JM, Al-Nakkash L, Herbst-Kralovetz MM. Estrogen-gut microbiome axis: physiological and clinical implications. *Maturitas*. 2017;103:45-53. doi:10.1016/j.maturitas.2017.06.025.

11 Hamed SA. Sexual dysfunctions induced by pregabalin. *Clinical Neuropharmacology*. 2018; 41(4):116-22. doi:10.1097/wnf.0000000000000286.

12 Christensen B. Inflammatory bowel disease and sexual dysfunction. *Gastroenterology and Hepatology*. 2014;10(1):53-55.

13 Tremellen K. Gut Endotoxin Leading to a Decline IN Gonadal function(GELD—ING)—a novel theory for the development of late onset hypogonadism in obese men. *Basic and Clinical Andrology.* 2016;26(1). doi:10.1186/s12610—016—0034—7.

14 La J, Roberts NH, Yafi FA. Diet and men's sexual health. *Sexual Medicine Reviews.* 2018;6(1):54—68. doi:10.1016/j.sxmr.2017.07.004.

15 Khoo J, Piantadosi C, Duncan R, et al. Comparing effects of a low—energy diet and a high—protein low—fat diet on sexual and endothelial function, urinary tract symptoms, and inflammation in obese diabetic men. *Journal of Sexual Medicine.* 2011;8(10):2868—75. doi:10.1111/j.1743—6109.2011.02417.x.

16 Levine H, Jørgensen N, Martino—Andrade A, et al. Temporal trends in sperm count: a systematic review and meta—regression analysis. *Human Reproduction Update.* 2017;23(6):646—59. doi:10.1093/humupd/dmx022.

17 Robbins WA, Xun L, FitzGerald LZ, Esguerra S, Henning SM, Carpenter CL. Walnuts improve semen quality in men consuming a Western—style diet: randomized control dietary intervention trial. *Biology of Reproduction.* 2012;87(4). doi:10.1095/biolreprod.112.101634.

18 Salas—Huetos A, Moraleda R, Giardina S, et al. Effect of nut consumption on semen quality and functionality in healthy men consuming a Western—style diet: a randomized controlled trial. *American Journal of Clinical Nutrition.* 2018;108(5):953—62. doi:10.1093/ajcn/nqy181.

19 Grieger JA, Grzeskowiak LE, Bianco—Miotto T, et al. Pre—pregnancy fast food and fruit intake is associated with time to pregnancy. *Human Reproduction.* 2018;33(6):1063—70. doi:10.1093/humrep/dey079.

20 Siepmann T, Roofeh J, Kiefer FW, Edelson DG. Hypogonadism and erectile dysfunction associated with soy product consumption. *Nutrition.* 2011;27(—7—8):859—62. doi:10.1016/j.nut.2010.10.018.

21 Chavarro JE, Toth TL, Sadio SM, Hauser R. Soy food and isoflavone intake in relation to semen quality parameters among men from an infertility clinic. *Human Reproduction.* 2008;23(11):2584—90. doi:10.1093/humrep/ den243.

22 Martinez J, Lewi J. An unusual case of gynecomastia associated with soy product consumption. *Endocrine Practice.* 2008;14(4):415—18. doi:10.4158/ ep.14.4.415.

23 Kotsopoulos D, Dalais FS, Liang YL, Mcgrath BP, Teede HJ. The effects of soy protein containing phytoestrogens on menopausal symptoms in post—menopausal women. *Climacteric.* 2000;3(3):161—67.

24 윌리엄 셰익스피어, 최종철 옮김, 〈맥베스〉, (민음사, 2004). 온라인 접속 경로. https://www.bartleby.com/46/4/23.html.

25 Prabhakaran D, Nisha A, Varghese PJ. Prevalence and correlates of sexual dysfunction in male patients with alcohol dependence syndrome: a cross—sectional study. *Indian Journal of Psychiatry.* 2018;60(1):71. doi:10.4103 /psychiatry.indianjpsychiatry_42_17.

26 George WH, Davis KC, Norris J, et al. Alcohol and erectile response: the effects of high dosage in the context of demands to maximize sexual arousal. *Experimental and Clinical Psychopharmacology.* 2006;14(4):461—70. doi:10.1037/1064—1297.14.4.461.

27 Prabhakaran D, Nisha A, Varghese PJ. Prevalence and correlates of sexual dysfunction in male patients with alcohol dependence syndrome: a cross—sectional study. *Indian Journal of Psychiatry.* 2018;60(1):71. doi:10.4103 /psychiatry.indianjpsychiatry_42_17.

28 Castleman M. The Pros and Cons of Mixing Sex and Alcohol. Psychology Today 웹사이트.

2019년 7월 1일. https://www.psychologytoday.com/us/blog/all —about—sex/201907/the-pros—and—cons—mixing—sex—and—alcohol. 2019년 12월 2일 접속.

29 George WH, Davis KC, Heiman JR, et al. Women's sexual arousal: effects of high alcohol dosages and self—control instructions. *Hormones and Behavior.* 2011;59(5):730—38. doi:10.1016/j.yhbeh.2011.03.006.

30 George WH, Davis KC, Masters NT, et al. Sexual victimization, alcohol intoxication, sexual-emotional responding, and sexual risk in heavy episodic drinking women. *Archives of Sexual Behavior.* 2013;43(4):645—58. doi:10.1007/s10508—013—0143—8.

31 Chen L, Xie Y—M, Pei J—H, et al. Sugar—sweetened beverage intake and serum testosterone levels in adult males 20—39 years old in the United States. *Reproductive Biology and Endo-crinology.* 2018;16(1). doi:10.1186/s12958—018—0378—2.

32 Chiu YH, Afeiche MC, Gaskins AJ, et al. Sugar—sweetened beverage intake in relation to semen quality and reproductive hormone levels in young men. *Human Reproduction.* 2014;29(7):1575—84. doi:10.1093/humrep/deu102.

33 Behre HM, Simoni M, Nieschlag E. Strong association between serum levels of leptin and testosterone in men. *Clinical Endocrinology.* 1997;47(2): 237—40. doi:10.1046/j.1365—2265.1997.2681067.x.

34 Gautier A, Bonnet F, Dubois S, et al. Associations between visceral adipose tissue, infla-mmation and sex steroid concentrations in men. *Clinical Endocrinology.* 2013;78(3):373—78. doi:10.1111/j.1365—2265.2012.04401.x; Spruijt—Metz D, Belcher B, Anderson D, et al. A high—sugar/low—fiber meal compared with a low—sugar/high—fiber meal leads to higher leptin and physical activity levels in overweight Latina females. *Journal of the American Dietetic Association.* 2009;109(6):1058—63. doi:10.1016/j.jada.2009.03.013.

35 Fukui M, Kitagawa Y, Nakamura N, Yoshikawa T. Glycyrrhizin and serum testosterone concentrations in male patients with type 2 diabetes. *Diabetes Care.* 2003;26(10):2962—62. doi:10.2337/diacare.26.10.2962; Armanini D, Bonanni G, Palermo M. Reduction of serum testosterone in men by licorice. *New England Journal of Medicine.* 1999;341(15):1158. doi:10.1056 /nejm199910073411515.

36 Kjeldsen LS, Bonefeld—Jørgensen EC. Perfluorinated compounds affect the function of sex hormone receptors. *Environmental Science and Pollution Research.* 2013;20(11):8031—44. doi:10.1007/s11356—013—1753—3.

37 La Rocca C, Alessi E, Bergamasco B, et al. Exposure and effective dose biomarkers for perfluorooctane sulfonic acid (PFOS) and perfluorooctanoic acid (PFOA) in infertile subjects: preliminary results of the PREVIENI project. *International Journal of Hygiene and Environmental Health.* 2012;215(2):206—11. doi:10.1016/j.ijheh.2011.10.016.

38 Lai KP, Ng AH—M, Wan HT, et al. Dietary exposure to the environmental chemical, PFOS on the diversity of gut microbiota, associated with the development of metabolic syndrome. *Frontiers in Microbiology.* 2018;9. doi:10.3389/fmicb.2018.02552.

39 Monge Brenes AL, Curtzwiler G, Dixon P, Harrata K, Talbert J, Vorst K. PFOA and PFOS levels in microwave paper packaging between 2005 and 2018. *Food Additives and Contaminants: Part B.* 2019;12(3):191—98. doi:10. 1080/19393210.2019.1592238.

40 Ali J, Ansari S, Kotta S. Exploring scientifically proven herbal aphrodisiacs. *Pharmacognosy Reviews.* 2013;7(1):1. doi:10.4103/0973—7847.112832.

41 Chaussee J. The Weird History of Oysters as Aphrodisiacs. *Wired* magazine 웹사이트. 2016년

9월 30일. https://www.wired.com/2016/09/weird -history-oysters-aphrodisiacs/. 2019년
10월 3일 접속.

42 Leonti M, Casu L. Ethnopharmacology of love. *Frontiers in Pharmacology.* 2018;9. doi:10.3389/
fphar.2018.00567.

43 Rupp HA, James TW, Ketterson ED, Sengelaub DR, Ditzen B, Heiman JR. Lower sexual
interest in postpartum women: relationship to amygdala activation and intranasal oxytocin.
Hormones and Behavior. 2013;63(1): 114-21. doi:10.1016/j.yhbeh.2012.10.007.

44 Gregory R, Cheng H, Rupp HA, Sengelaub DR, Heiman JR. Oxytocin increases VTA
activation to infant and sexual stimuli in nulliparous and postpartum women. *Hormones and
Behavior.* 2015;69:82-88. doi:10.1016/j. yhbeh.2014.12.009.

45 Loup F, Tribollet E, Dubois-Dauphin M, Dreifuss JJ. Localization of high-affinity binding
sites for oxytocin and vasopressin in the human brain. An autoradiographic study. *Brain
Research.* 1991;555(2):220-32. doi:10.1016/0006-8993(91)90345-v; RajMohan V, Mohandas E.
The limbic system. *Indian Jour- nal of Psychiatry.* 2007;49(2):132. doi:10.4103/0019-5545.33264.

46 Agustí A, García-Pardo MP, López-Almela I, et al. Interplay between the gut-brain axis,
obesity and cognitive function. *Frontiers in Neuroscience.* 2018;12. doi:10.3389/fnins.2018.
00155.

47 Nehlig A. The neuroprotective effects of cocoa flavanol and its influence on cognitive
performance. *British Journal of Clinical Pharmacology.* 2013;75(3):716-27. doi:10.1111/
j.1365-2125.2012.04378.x; Baskerville T, Douglas A. Interactions between dopamine and
oxytocin in the control of sexual behaviour. In: Neumann ID, Landgraf R, eds. *Advances in
Vasopressin and Oxytocin-From Genes to Behaviour to Disease.* Amsterdam: Elsevier; 2008:277-90.
doi:10.1016/s0079-6123(08)00423-8.

48 Salonia A, Fabbri F, Zanni G, et al. Original research-women's sexual health: chocolate and
women's sexual health: an intriguing correlation. *Journal of Sexual Medicine.* 2006;3(3):476-82.
doi:10.1111/j.1743-6109.2006.00236.x.

49 Slaninová J, Maletínská L, Vondrášek J, Procházka Z. Magnesium and biological activity of
oxytocin analogues modified on aromatic ring of amino acid in position 2. *Journal of Peptide
Science.* 2001;7(8):413-24. doi:10.1002/psc.334.

50 Lopez DS, Wang R, Tsilidis KK, et al. Role of caffeine intake on erectile dysfunction in
US men: results from NHANES 2001-2004. Walter M, ed. *PLoS One.* 2015;10(4):e0123547.
doi:10.1371/journal.pone.0123547.

51 Saadat S, Ahmadi K, Panahi Y. The effect of on-demand caffeine consumption on treating
patients with premature ejaculation: a double-blind randomized clinical trial. *Current
Pharmaceutical Biotechnology.* 2015;16(3): 281-87. doi:10.2174/1389201016666150118133045.

52 Mondaini N, Cai T, Gontero P, et al. Regular moderate intake of red wine is linked to a better
women's sexual health. *Journal of Sexual Medicine.* 2009;6(10):2772-77. doi:10.1111/j.1743-
6109.2009.01393.x.

53 Jenkinson C, Petroczi A, Naughton DP. Red wine and component flavonoids inhibit
UGT2B17 in vitro. *Nutrition Journal.* 2012;11(1). doi:10.1186/1475-2891-11-67.

54 Cassidy A, Franz M, Rimm EB. Dietary flavonoid intake and incidence of erectile dys-func-
tion. *American Journal of Clinical Nutrition.* 2016;103(2): 534-41. doi:10.3945/ajcn.115.122010.

55 Aldemir M, Okulu E, Neşelioğlu S, Erel O, Kayıgil O. Pistachio diet improves erectile
function parameters and serum lipid profiles in patients with erectile dysfunction. *Inter-*

national Journal of Impotence Research. 2011 Jan−Feb;23(1):32−38. doi:10.1038/ijir.2010.33.

56 Molkara T, Akhlaghi F, Ramezani MA, et al. Effects of a food product (based on Daucus carota) and education based on traditional Persian medicine on female sexual dysfunction: a randomized clinical trial. *Electronic Physician.* 2018;10(4):6577−87. doi:10.19082/6577.

57 Maleki−Saghooni N, Mirzaeii K, Hosseinzadeh H, Sadeghi R, Irani M. A systematic review and meta−analysis of clinical trials on saffron (Crocus 357 sativus) effectiveness and safety on erectile dysfunction and semen parameters. *Avicenna Journal of Phytomedicine.* 2018;8(3):198− 209.

58 Wilborn C, Taylor L, Poole C, Foster C, Willoughby D, Kreider R. Effects of a purported aromatase and 5α−reductase inhibitor on hormone profiles in college−age men. *International Journal of Sport Nutrition and Exercise Metabolism.* 2010;20(6):457−65.

59 Maheshwari A, Verma N, Swaroop A, et al. Efficacy of Furosap TM, a novel *Trigonella foenum-graecum* seed extract, in enhancing testosterone level and improving sperm profile in male volunteers. *International Journal of Medical Sciences.* 2017;14(1):58−66. doi:10.7150/ijms.17256; Steels E, Rao A, Vitetta L. Physiological aspects of male libido enhanced by standardized *Trigonella foenum-graecum* extract and mineral formulation. *Phytotherapy Research.* 2011 Sep;25(9):1294−300. doi:10.1002/ptr.3360.

60 Steels E, Rao A, Vitetta L. Physiological aspects of male libido enhanced by standardized *Trigonella foenum-graecum* extract and mineral formulation. *Phytotherapy* Research. 2011 Sep; 25(9):1294−300. doi:10.1002/ptr.3360.

61 Cai T, Gacci M, Mattivi F, et al. Apple consumption is related to better sexual quality of life in young women. *Archives of Gynecology and Obstetrics.* 2014;290(1):93−98. doi:10.1007/s00404− 014−3168−x.

62 Türk G, Sönmez M, Aydin M, et al. Effects of pomegranate juice consumption on sperm quality, spermatogenic cell density, antioxidant activity and testosterone level in male rats. *Clinical Nutrition.* 2008;27(2):289−96. doi:10.1016/j.clnu.2007.12.006.

63 Al−Olayan EM, El−Khadragy MF, Metwally DM, Abdel Moneim AE. Protective effects of pomegranate (*Punica granatum*) juice on testes against carbon tetrachloride intoxication in rats. *BMC Complementary and Alternative Medicine.* 2014;14(1). doi:10.1186/1472−6882− 14−164; Smail NF, Al−Dujaili E. Pomegranate juice intake enhances salivary testosterone levels and improves mood and well−being in healthy men and women. *Endocrine Abstracts.* 2012;28:P313.

64 Sathyanarayana Rao T, Asha M, Hithamani G, Rashmi R, Basavaraj K, Jagannath Rao K. History, mystery and chemistry of eroticism: emphasis on sexual health and dysfunction. *Indian Journal of Psychiatry.* 2009;51(2):141. doi:10.4103/ 0019−5545.49457.

65 Bègue L, Bricout V, Boudesseul J, Shankland R, Duke AA. Some like it hot: testosterone predicts laboratory eating behavior of spicy food. *Physiology and Behavior.* 2015 Feb;139:375− 77. doi:10.1016/j.physbeh.2014.11.061.

66 Banihani SA. Testosterone in males as enhanced by onion (*Allium Cepa* L.). *Biomolecules.* 2019;9(2):75. doi:10.3390/biom9020075.

67 Nakayama Y, Tanaka K, Hiramoto S, et al. Alleviation of the aging males' symptoms by the intake of onion−extracts containing concentrated cysteine sulfoxides for 4 weeks−ran− domized, double−blind, placebo−controlled, parallel−group comparative study. *Japanese Pharmacology and Therapeutics.* 2017;45(4):595−608.

68 Sathyanarayana Rao T, Asha M, Hithamani G, Rashmi R, Basavaraj K, Jagannath Rao K. History, mystery and chemistry of eroticism: emphasis on sexual health and dysfunction. *Indian Journal of Psychiatry.* 2009;51(2):141. doi:10.4103/0019-5545.49457.

69 Pizzorno L. Nothing boring about boron. *Integrative Medicine* (Encinitas). 2015;14(4):35-48.

70 How Much Boron Is Present in Avocado? Organic Facts 웹사이트. https:// www.orga-nicfacts.net/forum/how-much-boron-is-present-in-avocado. 2020년 2월 5일 접속.

71 Patwardhan B. Bridging Ayurveda with evidence-based scientific approaches in medicine. *EPMA Journal.* 2014;5(1). doi:10.1186/1878-5085-5-19.

72 Chauhan NS, Sharma V, Dixit VK, Thakur M. A review on plants used for improvement of sexual performance and virility. *BioMed Research International.* 2014;2014:1-19. doi:10.1155/2014/868062.

73 What Is Ayurveda? The Science of Life. National Ayurvedic Medical Association 웹사이트. https://www.ayurvedanama.org/. 2020년 2월 5일 접속.